LA CIENCIA
DE LA SALUD

VALENTÍN FUSTER

LA CIENCIA DE LA SALUD

Mis consejos para una vida sana
Con la colaboración de Josep Corbella

 Planeta

© Valentín Fuster, 2006
© Josep Corbella, 2006
© Editorial Planeta, S. A., 2006
   Diagonal, 662-664, 08034 Barcelona (España)

Ilustración del interior: Jaime Vicente

Primera edición: marzo de 2006
Depósito Legal: M. 7.145-2006
ISBN 84-08-06620-x
Composición: Anglofort, S. A.
Impresión y encuadernación: Mateu Cromo Artes Gráficas, S. A.
Printed in Spain - Impreso en España

Sumario

La hora de la prevención

Medicina y periodismo, dos trabajos apasionantes. Llegar a primera hora de la mañana al hospital con la perspectiva de investigar las causas de la enfermedad y de ayudar a otras personas, a todos los pacientes que uno verá a lo largo del día, a que sus vidas sean un poco mejores resulta enormemente estimulante. Llegar a la redacción con la perspectiva de ayudar a los lectores a estar informados para que puedan tomar decisiones sobre cuestiones que les afectan —entre ellas, qué hacer para cuidar su salud— supone un reto diario.

También resulta gratificante todo el trabajo de investigación que se hace en los hospitales para comprender cómo funciona el corazón, por qué se producen los infartos, cómo prevenirlos y tratarlos mejor, así como el trabajo que se hace en las redacciones para comunicar estos avances a la sociedad.

Sin embargo, pese a todas estas satisfacciones, resulta frustrante ver cómo el número de personas que sufren infartos no deja de aumentar. Es una de las grandes paradojas de la medicina actual: aunque nunca antes habíamos sabido tanto sobre el corazón y las arterias, y nunca antes habíamos tenido tratamientos tan eficaces como los actuales, nunca habían muerto tantas personas por enfermedades cardiovasculares como ahora. En Europa occidental, el 47 % de las muertes en mujeres y el 39 % en hombres se deben a enfermedades del corazón y las arterias: más que las muertes de todos los cánceres sumados. En el conjunto del mundo, las cifras alcanzan dimensión de catástrofe humanitaria: 14 millones de muertes en 1990, según los datos de la Organización Mundial de la Salud (OMS). Más que la malaria, la tuberculosis y el sida juntos.

Estos datos son la prueba de un fracaso: el fracaso de la prevención. Hoy día los médicos son capaces de salvar al 90 % de los pacientes que llegan a urgencias con un infarto, pero no son capaces de evitar que lo tengan. Y a menos que hagamos algo pronto, el número de víctimas va a seguir aumentando en los próximos años: 25 millones en 2020, según las previsiones de la OMS.

Tal vez lo más coherente que puede hacer ahora un cardiólogo para proteger la salud de los ciudadanos sea involucrarse en la prevención, explicar qué medidas son eficaces y cuáles no lo son, cómo perder peso y no volverlo a ganar, cómo dejar el tabaco y no recaer, qué hay de cierto en la idea de que el vino es bueno para el corazón, en fin, aclarar todas esas dudas ante las que demasiados ciudadanos se sienten desconcertados porque los datos científicos se mezclan a menudo con la charlatanería. Y lo más coherente que puede hacer un periodista especializado en ciencia y salud es ayudar al cardiólogo a transmitir estos conocimientos.

La ciencia de la salud es la consecuencia de esta idea. Está estructurado de manera que se pueda leer de principio a fin como una narración y salpimentado con ejemplos de pacientes anónimos —hemos considerado que, para que el libro sea útil, debe ser agradable de leer—, pero se presta también a que cada lector pueda empezar por los capítulos que más le interesen.

Se trata de un libro de salud que no prohíbe nada (verán que hasta una salchicha de frankfurt puede formar parte de una dieta ideal); que no impone nada (porque cada uno es libre de tomar las decisiones que considere adecuadas sobre cómo llevar su vida); y que presenta los últimos datos científicos sobre cómo prevenir enfermedades cardiovasculares evitables y retrasar el deterioro propio de la edad.

Los objetivos siguen siendo los mismos que los del médico que llega a primera hora al hospital y los del periodista que llega por la mañana a la redacción: que el lector esté lo mejor informado posible sobre su salud para ayudarle a que su vida sea un poco mejor.

VALENTÍN FUSTER y JOSEP CORBELLA

Enero de 2006.

CAPÍTULO UNO

Nunca es demasiado tarde para empezar a cuidarse

Tengo una paciente que, el primer día que llegó a la consulta, me dijo:

—Fui a ver a una dietista pero no he seguido sus consejos. Me apunté a un gimnasio pero sólo conseguí ir tres veces. Ahora le vengo a ver a usted.

Se presentaba a sí misma como un caso perdido. Tenía cincuenta y cinco años y la sensación de que sus mejores días habían pasado. Medía 1,66, pesaba 84 kilos y estaba desanimada por cómo se veía en el espejo. Y desanimada también por no tener la fuerza de voluntad necesaria para seguir una dieta ni para hacer ejercicio. Ni para dejar de fumar. Lo había intentado cuatro veces y las cuatro había fracasado. Su autoestima estaba por los suelos. Sólo le faltaba decir: «le vengo a ver a usted... pero ya sé que no conseguiré hacer caso de lo que me diga».

El suyo era un caso típico, el de la persona que cree que es demasiado tarde para ella. Que, si no fue capaz de empezar a hacer ejercicio a los treinta años, cuando pesaba veinte kilos menos, ¿cómo va a empezar ahora? Era un caso típico y lo que hemos aprendido los médicos a fuerza de ver a pacientes con problemas parecidos es que no son casos perdidos. En absoluto. Tenemos multitud de estudios que demuestran que nunca es tarde para empezar a cuidarse. Personas de cualquier edad aumentan su esperanza de vida y mejoran su calidad de vida cuando empiezan a cuidar su salud. Así que le dije:

—Si no le fue bien con la dietista, no se preocupe. Nos encargaremos de conseguir una dieta equilibrada más adelante. Por ahora lo más importante es que procure comer un poco menos. Procure no llenarse tanto el plato, o no tomar dos platos si con uno le basta, o si va a un restaurante, piense que siempre le sirven más de lo que su cuerpo necesita y que nadie la obliga a acabarse todo lo que le ponen. Por lo del gimnasio, tampoco se preocupe, a muchas personas les cuesta mantener el ritmo de un gimnasio. Pero lo que sí puede hacer es intentar ir a pie allí donde no necesite ir en coche, tratar de caminar un poco cada día. Y vuelva a verme dentro de tres semanas, por favor, no más de tres semanas.

Un descubrimiento inesperado

Esta mujer aún no había tenido ningún problema de corazón serio. Nunca había tenido que ir a urgencias ni que ser hospitalizada por un dolor repentino en el pecho ni por haberse quedado sin habla por una embolia ni por ningún otro problema cardiovascular. Me vino a ver porque estaba preocupada, no porque pensara que estuviera enferma. Sin embargo, aunque nadie la había diagnosticado, y aunque ella no lo sabía, ya estaba enferma.

Hoy día, en los países occidentales, casi todos estamos enfermos sin saberlo. Casi todas las personas adultas tenemos arteriosclerosis, una enfermedad en que las arterias por las que circula la sangre se deterioran poco a poco. Es un proceso que suele ser lento y que puede llevar, décadas más tarde, a un infarto de miocardio o a un ictus, que es igualmente grave. Y es un proceso que empieza en muchas personas alrededor de los veinte años, a veces incluso antes.

Para averiguar hasta qué punto la arteriosclerosis es habitual entre personas jóvenes, una investigación ha analizado recientemente el estado de las arterias de 760 jóvenes de entre quince y treinta y cuatro años muertos en accidentes en Estados Unidos. No se ha analizado a aquellos jóvenes porque estuvieran enfermos sino por lo contrario, porque eran representativos de la población general y se sospechaba que algunos de ellos tendrían ya signos de arteriosclerosis. Lo que nadie sospechaba es que, siendo tan jóvenes, tantos tuvieran ya las arterias dañadas. Casi uno de cada tres tenía un exceso de colesterol malo. Casi uno de cada seis tenía ya hipertensión. Uno de cada siete era obeso. Y uno de cada 25 ya había desarrollado diabetes. Esto en un grupo de personas que eran como los jóvenes de cualquier ciudad de Estados Unidos, que jugaban a béisbol o a basket con sus amigos, eran aficionados a los videojuegos, les gustaba ir al cine o a conciertos y llevaban una vida perfectamente normal sin saber que la enfermedad avanzaba en sus arterias. Junto a la epidemia de arteriosclerosis, parece que teníamos pues una epidemia de ignorancia.

España sigue la tendencia de Estados Unidos

España, por supuesto, no es Estados Unidos. No es aquí donde se inventó la comida rápida. Éste es el paraíso de la dieta mediterránea que, con su aceite de oliva, sus vegetales, su pescado y su vaso de vino al día, tiene efectos beneficiosos para el corazón. Y es cierto, la dieta mediterránea es óptima, no sólo para el corazón, sino para la salud en general. Pero cuando uno mira las estadísticas se da cuenta de que España está siguiendo la tendencia de Estados Unidos. El número de niños españoles con sobrepeso ya supera el 30 %: uno de cada tres. El número de adultos, no ya con sobrepeso, sino con obesidad, es de alrededor del 15 %: uno de cada seis. Son datos preocupantes porque la obesidad está, en la mayoría de los casos, en el origen de la arteriosclerosis: puede haber arteriosclerosis sin obesidad, por ejemplo, en personas que fuman, pero difícilmente hay obesidad sin arteriosclerosis.

No es que sea un problema exclusivo de España. En todos los países del sur de Europa, donde en teoría debería ser fácil seguir la dieta mediterránea, se registra la misma tendencia. También en Portugal y en Grecia uno de cada tres niños de cuatro a once años tiene sobrepeso. Y en Italia el porcentaje de niños con sobrepeso llega al 36 %, la cifra más alta de Europa, según los datos de 2005 de la Red Europea del Corazón. Estas estadísticas son una catástrofe. El estudio de Estados Unidos nos hizo ver que la arteriosclerosis empieza en muchas personas alrededor de los veinte años. Y las estadísticas de los últimos años en los países mediterráneos indican que, si seguimos como hasta ahora, aceptando que el número de niños con sobrepeso siga aumentando sin hacer nada para remediarlo, la veremos aparecer a edades cada vez más tempranas.

Los cuatro consejos básicos

Estos datos nos sitúan a los médicos ante una contradicción. Dedicamos casi todas nuestras energías a tratar de curar a personas que ya están enfermas pero a lo mejor lo más útil que podemos hacer por la salud de los ciudadanos es ayudarles en primer lugar a no caer enfermos. De modo que, ¿qué podemos hacer los médicos para ayudar a todas aquellas personas que se encuentran bien pero en las que tal vez el tren de la arteriosclerosis ya se ha puesto en marcha?

De entrada, podemos dar cuatro consejos básicos: cuidar la dieta; practicar actividad física; no fumar; y acudir al médico cuando sea preciso. Éstas son las cuatro grandes recomendaciones que acordaron hacer en 2004 la Asociación Americana del Corazón, la Asociación Americana de Diabetes y la Sociedad Americana de Cáncer, porque son recomendaciones esenciales para prevenir no sólo las enfermedades cardiovasculares sino también la diabetes y los cánceres.

Pero hemos descubierto en los últimos años que no basta con dar consejos. Además de darlos, tendríamos que conseguir que el mayor número posible de ciudadanos los siguiera. Y no lo estamos consiguiendo. Puede que la mayoría de ciudadanos sepa qué deberían hacer para cuidar su salud, pero la epidemia de obesidad que se registra en España y otros países desarrollados demuestra que no hemos logrado que la mayoría lo haga.

El intervalo de la muerte

Conseguir que se cumplan los consejos: éste es precisamente el reto que tenía yo como médico cuando la paciente volvió a la consulta tres semanas más tarde.

Le había dicho tres semanas porque es un momento crítico en que muchos pacientes que se han estado esforzando por cuidarse, que han conseguido comer menos y hacer más ejercicio, empiezan a tirar la toalla. Durante las tres primeras semanas, la sensación de que uno está haciendo lo que debe suele ser suficiente para seguir adelante, para aguantar cada día un día más. Pero llega un momento, a partir de la cuarta semana, en que muchas personas sólo ven el sacrificio de lo que hacen y no ven los beneficios. Cuando los pacientes sólo ven sacrificio, los planes de cuidar la dieta, de hacer ejercicio o de dejar de fumar, aunque hayan empezado con los mejores propósitos, fracasan. Pero los beneficios, éste es el gran problema, no empiezan a notarse hasta al cabo de tres meses. El período que pasa entre las tres semanas y los tres meses es el intervalo de la muerte, el momento en que muchas personas se preguntan: «¿Para qué me sacrifico tanto si sigo pesando lo mismo y no me encuentro mejor?» Y muchos se rinden.

Por eso le dije que volviera al cabo de tres semanas, porque es el momento en que muchas personas necesitan un plus de motivación para seguir adelante. Viene a ser como una carrera de fondo. Uno tiene que saber que al final le espera la meta, y que es capaz de llegar, para no abandonar a medio camino cuando empieza a cansarse de correr.

La mujer estaba más animada que en la primera visita. Estaba satisfecha por haber conseguido comer menos y caminar un poco cada día. Cada vez que dejaba el coche en el garaje lo vivía como una pequeña victoria. Su autoestima había mejorado y empezaba a tener confianza en sí misma para tomar el control de su propia salud. Éste era un avance muy importante porque, si una persona no tiene autoestima y confianza en sí misma, es difícil que tenga éxito a la hora de hacer cosas que la benefician pero que requieren un esfuerzo.

—Tenga paciencia —le dije—, sobre todo tenga paciencia. Lo que usted está consiguiendo no es fácil. Piense que, aunque usted aún no lo note, sus arterias están empezando a mejorar y le aseguro que, si sigue controlando lo que come y esforzándose por hacer ejercicio, antes de tres meses verá cómo pierde peso y notará que se siente mejor.

Adiós al tabaco: beneficio inmediato

Aproveché aquella visita para hablarle también del tabaco:

—Si deja de fumar ahora —le dije—, al principio seguramente no percibirá que se encuentra mejor. Incluso pensará que se encuentra peor. Pero dejar el tabaco tendrá beneficios muy rápidos para su salud. En sólo tres meses, su riesgo de sufrir un accidente cardiovascular se habrá reducido tanto que se aproximará casi al que tendría si no hubiera fumado nunca. No es fácil superar estos tres meses, ya lo sé, pero si los supera, se dará cuenta de que, además de prevenir problemas de salud graves, también ganará en calidad de vida.

Esto es algo que hemos comprobado en multitud de estudios. El tabaco tiene un efecto perjudicial inmediato para la sangre y las arterias. Y dejar el tabaco tiene un efecto beneficioso también inmediato. Los daños del tabaco en los pulmones pueden ser a más largo plazo, y por eso a veces se dan casos de personas que desarrollan un cáncer de pulmón diez o veinte años después de haber dejado de fumar. Pero sobre el sistema cardiovascular los efectos son muy rápidos. Creemos que esto se debe a que el tabaco tiene una acción inflamatoria muy potente sobre la sangre y las arterias y actúa como detonante de los accidentes cardiovasculares. Cuando se deja de fumar, la dinamita sigue estando allí, porque sigue habiendo arteriosclerosis, pero al mantener apagado el cigarrillo, se evita en muchos casos que estalle la bomba del infarto.

Obesidad: perjuicio inmediato

Algo similar ocurre probablemente con la dieta, aunque es un problema mucho más complejo que el tabaco, en el que entran en juego muchas más sustancias, que son beneficiosas o perjudiciales según el tamaño de las raciones, y los datos son menos concluyentes. El tabaco es más simple: sabemos que es perjudicial desde el primer cigarrillo. Pero con la obesidad también hemos comprobado que los daños pueden ser muy rápidos. Recuerdo el caso de un paciente que cambió de trabajo, pasó de trabajar ocho horas diarias a trabajar doce, lo cual está muy bien si uno lo hace a gusto y no se deja la piel en ello, pero este paciente dejó de practicar actividad física, tuvo problemas con su nuevo jefe y, en cuestión de un año, pasó de tener un ligero sobrepeso a ser una persona obesa. Tres años más tarde sufrió un infarto.

Y cuando uno se pregunta por qué en este paciente la arteriosclerosis fue tan fulminante, cuando por lo general es una enfermedad de evolución lenta que suele progresar durante varias décadas antes de desembocar en un infarto, creo que la explicación es que la obesidad no actúa como una arma letal para el corazón. Actúa como todo un ejército, porque potencia lo que llamamos el colesterol malo, reduce el colesterol bueno, aumenta la tensión arterial, conduce a la diabetes... en resumen, ataca el corazón desde múltiples frentes al mismo tiempo.

Y dado que la obesidad causa estragos en poco tiempo en el sistema cardiovascular de algunas personas, sospechamos que perder peso puede aportar beneficios también en poco tiempo a la hora de prevenir accidentes cardiovasculares. Pero no se han hecho estudios concluyentes sobre esta cuestión y no tenemos datos que nos permitan ser tan categóricos como con el tabaco.

Actividad física: el factor sexo

En cuanto a lo que se consigue con la actividad física, es muy distinto de lo que se consigue al dejar de fumar o al adoptar una dieta saludable. Si al dejar el tabaco el riesgo de muerte prematura se reduce de manera inmediata pero hay que esperar unas semanas o unos meses para que uno note que se encuentra mejor, con la actividad física ocurre exactamente lo contrario. Lo primero que uno nota es que se encuentra mejor, y lo nota antes incluso de que se reduzca de manera apreciable el riesgo de sufrir un accidente cardiovascular.

Pero, cuando el paciente es una mujer, nos encontramos con frecuencia que es más difícil convencerla de que haga actividad física que si es un hombre. Veo a veces en la consulta a hombres que trabajan doce o catorce horas al día y aún encuentran el tiempo de calzarse unas zapatillas y salir a correr. Tienen el tiempo porque tienen la motivación para hacerlo. En cambio, en mujeres esta actitud es excepcional. Lo que vemos en la población femenina es que suelen hacer más actividad física quienes tienen más tiempo para hacerla, no quienes más la necesitan.

Éste es un problema con el que los cardiólogos nos enfrentamos a menudo. Aunque mucha gente ve las enfermedades cardiovasculares como mayoritariamente masculinas, la realidad es que son la primera causa de muerte también en mujeres. Sólo en Europa, más de dos millones de mujeres mueren cada año por enfermedades cardiovasculares, lo que representa un 47 % de las muertes en la población femenina.

De manera que, cuando el paciente es una mujer, y no la veo demasiado motivada para practicar deporte, siempre procuro insistir en lo importante que es para ella que haga algún tipo de ejercicio, y al mismo tiempo intento ponérselo lo más fácil posible. No importa el tipo de actividad física que haga, le digo. Si no hay ninguna que la motive, puede empezar por ir a Central Park y tratar de caminar a paso rápido. Pero es importante que mantenga un ritmo, que lo haga por lo menos durante treinta minutos y por lo menos tres veces por semana.

Para todas las edades

Lo que no cambia según el sexo es que a cualquier edad es beneficioso cuidar la dieta y practicar actividad física. Esto es válido tanto para hombres como para mujeres y desde los niños hasta los ancianos. No hay ningún momento en que la arteriosclerosis esté tan avanzada que ya no valga la pena cuidar la salud. Tenemos estudios hechos en personas mayores de sesenta y cinco años que demuestran que, cuando baja el nivel de colesterol malo en la sangre, se reduce el riesgo de accidentes cardiovasculares y la mortalidad. Y lo mismo se ha observado cuando se trata la hipertensión en personas mayores. Por lo tanto, es probable que a cualquier edad podamos frenar la progresión de la enfermedad.

Con esto no quiero decir que se pueda esperar a que aparezcan los problemas para empezar a cuidarse. Al contrario, cuanto antes empiece uno a cuidarse mejor porque, como norma general, la enfermedad cardiovascular evoluciona en tres etapas. Primero, la persona vive inmersa en lo que llamamos factores de riesgo, como una vida sedentaria y una dieta desequilibrada, que es una etapa que suele iniciarse en la infancia. En una segunda etapa, la arteriosclerosis se extiende lentamente y en silencio, sin provocar síntomas, lo que suele ocurrir entre los veinte y los cuarenta años. Y al final llegan los problemas médicos graves, como una angina de pecho, un infarto o una embolia, lo que suele darse a partir de los cuarenta y cinco años.

Desde luego, es mejor actuar sobre los factores de riesgo en la infancia que no hacer nada hasta que la arteriosclerosis ya ha aparecido. Y es mucho mejor actuar en las primeras fases de la arteriosclerosis que esperar a después del infarto. Pero no hay ningún punto en que uno pueda decir «es demasiado tarde para mí, ya no tengo nada que ganar». Siempre hay algo que ganar. Como en el caso de un paciente que, a los setenta y cinco años, se dio cuenta de que estaba muy mal y me vino a ver. O hacía algo, me dijo, o tenía miedo de no llegar al año siguiente. Y la verdad es que estaba mal. Era un gran fumador, tenía la tensión arterial descontrolada y unos niveles de colesterol estratosféricos. Aquel hombre, que no se preocupó por su salud hasta muy tarde, pero cuando lo hizo se preocupó de verdad, consiguió dejar de fumar, reducir su colesterol y controlar su tensión arterial. Cuatro años más tarde, en una de las visitas, me dijo:

—Doctor, tenía un amigo que fumaba como yo y comía como yo y nunca quiso cuidarse... Murió la semana pasada. Creo que yo estaría igual que él si no hubiera hecho lo que usted me dijo.

Seguí visitándole durante muchos más años, llegó a vivir hasta más allá de los noventa, y es una historia que me gusta porque ilustra que nunca es tarde para empezar a cuidarse. Y también porque ilustra hasta qué punto podemos mejorar y prolongar nuestra vida cuando estamos dispuestos a tomar el control de nuestra propia salud.

En el fondo, es una historia muy parecida a la de aquella otra paciente que había aguantado las primeras tres semanas vigilando lo que comía y consiguiendo dejar el coche en el garaje y salir a caminar un rato cada día. Cuando volvió tres meses después de la primera visita, había conseguido superar el intervalo de la muerte y seguía cuidándose. Había empezado a fumar menos, se sentía satisfecha con ella misma y había empezado a notar cómo se encontraba mejor. De esto hace ya casi cinco años. Después volvió a ver a la dietista y consiguió seguir sus consejos. Volvió a apuntarse a un gimnasio y consiguió ir más de tres veces. Y sigue viniendo a verme. Ha hecho las paces con su cuerpo, ha dejado de castigarlo y al final ha conseguido sentirse a gusto en él.

CAPÍTULO DOS

Nunca es pronto: la prevención empieza en la infancia

Si pudiera volver treinta años atrás, a la década de 1970, una de las cosas que haría distinta es la educación que les di a mis hijos sobre su salud cuando eran pequeños. En aquella época yo era profesor asociado de pediatría en la clínica Mayo, en Rochester (Estados Unidos), y trabajaba mucho con niños. Aún hoy sigo visitando a un gran número de niños con enfermedades cardíacas. Siempre me ha interesado lo que ocurre a estas edades, tanto para ayudar a niños enfermos como para ayudar a niños sanos a sentar las bases de una buena salud para cuando sean mayores.

Pero una de las cosas que yo no sabía cuando mis dos hijos eran pequeños, algo que he aprendido desde que empecé a colaborar con el equipo de «Barrio Sésamo» para asesorarles en cuestiones de salud cardiovascular, es que entre los seis y los diez años aproximadamente hay una oportunidad única para educar a los niños, porque es un período en que tienen ya muy desarrollada la capacidad de razonamiento y son aún receptivos a los argumentos que les puedan dar sus padres sobre hábitos saludables.

Si se espera a que lleguen a la adolescencia para empezar a hablar con ellos de su salud, y es algo habitual en muchas familias, sobre todo para hablar de sexualidad o de drogas, uno se encuentra con que los hijos ya no son tan receptivos a lo que les dicen sus padres. Y si se empieza antes de los seis años, uno puede encontrarse con que los niños sí son receptivos, lo son mucho, pero no tienen aún lo suficientemente desarrollada la capacidad de razonamiento. Es ideal empezar a educar en la salud a edades tempranas pero, más que los razonamientos, lo que funciona en niños pequeños es inculcar costumbres saludables, como comer fruta cada día o aprender a apagar la tele, y predicar con el ejemplo, porque es absurdo esperar que el niño acepte tomar una manzana de postre si sus padres se están zampando a su lado un helado de chocolate.

La gran paradoja es que la gran mayoría de los niños no tienen problemas importantes entre los seis y los diez años y los padres no caen en que es entonces cuando tienen la mayor oportunidad de su vida de hacer algo para preservar su salud. Algo tan fácil como hablar con ellos. Esto fue lo que me ocurrió a mí, que cuando me di cuenta la oportunidad ya había pasado. Y no es que ahora mis hijos tengan problemas de salud, pero si todo esto lo hubiera sabido treinta años antes, algunas cosas las habría hecho distintas.

Me di cuenta trabajando con el equipo de «Barrio Sésamo», que cuida de que los guiones de sus programas sean educativos y que ahora, por ejemplo, está trabajando para prevenir las conductas violentas y las actitudes extremistas enseñando a niños de seis a diez años a ser tolerantes, a aceptar puntos de vista distintos y a respetar a los demás. En el campo de la prevención cardiovascular, para empezar han decidido que en adelante el Monstruo de las Galletas coma fruta y productos vegetales. Las galletas, enseñarán en «Barrio Sésamo», son sabrosas y cualquier niño sano las puede tomar de manera ocasional. Pero las frutas también son sabrosas y personajes buenos como el Monstruo de las Galletas las tomarán a diario.

Desde la guardería

«Barrio Sésamo» ha hecho esta apuesta por la salud de los niños ante el alarmante aumento de la obesidad en la población infantil y ante la avalancha de estudios que demuestran que el infarto que un adulto puede sufrir a los cuarenta y cinco años empieza a gestarse en la infancia. Hoy día sabemos que un elevado porcentaje de jóvenes tienen ya lesiones arterioscleróticas en sus arterias y que, cuanto más desequilibrada es la dieta y menor la actividad física, más probable es que aparezcan estas lesiones. Tenemos estudios que indican que entre el 75 y el 90 % de las enfermedades cardiovasculares se deben a estilos de vida poco saludables que se empiezan a adquirir en la infancia. Tenemos también estudios que prueban que, si se mide la tensión arterial en un grupo de niños, por ejemplo en una clase, aquellos que tienen la tensión más alta en la infancia son los que tienen más probabilidades de ser hipertensos de adultos. Y otros estudios que muestran que, cuanto más tiempo pasa un niño ante una pantalla de televisión o de ordenador, mayor es su riesgo de desarrollar obesidad.

Lo que todos estos estudios nos están diciendo es que hay una relación entre lo que los niños y los adolescentes hacen y la salud que tendrán al llegar a adultos. No tenemos datos suficientes para saber hasta qué punto esta relación es estrecha. Se dan algunos casos de niños con sobrepeso que después, de mayores, tienen un peso normal y, al revés, casos de niños con peso normal que de adultos se vuelven obesos. Por lo tanto, no hay una relación directa que diga que un niño obeso será inevitablemente un adulto obeso, ni que un niño delgado será un adulto delgado. No es tan simple. Pero como norma general, se dan pocos casos de niños obesos que después, cuando crecen, adquieran un peso normal y, por el contrario, muchos de niños con peso normal que más tarde desarrollan obesidad. Esto último ocurre sobre todo en personas que, pese a tener un peso adecuado en la infancia, tienen ya factores de riesgo, como una dieta poco equilibrada o un estilo de vida sedentario.

De modo que lo más importante que pueden hacer los padres para proteger la salud de sus hijos a largo plazo es tratar de inculcarles hábitos saludables desde la guardería, hábitos que van desde empezar a cepillarse los dientes antes de que caigan los de leche hasta abrocharse el cinturón de seguridad al subir al coche o, en el ámbito de la salud cardiovascular, seguir una dieta correcta, practicar actividad física o enseñarles a ver la televisión de manera que no les perjudique. De todos estos hábitos, tal vez el más importante para la salud es tener una dieta correcta.

Aprender a comer

Pero con la dieta de niños y adolescentes nos encontramos con dos grandes problemas. Uno es que a menudo toman una dieta poco variada con exceso de azúcares y grasas saturadas. El otro es que, además de ser poco variada, suele ser excesiva: les damos demasiado de comer o dejamos que coman demasiado.

A los niños no hay que presionarlos para que se acaben todo lo que tienen en el plato cuando ya no tienen más hambre. La vieja idea de que un niño rollizo es un niño sano tal vez tenía algún sentido en el pasado, cuando había niños flacos y desnutridos. Pero hoy día la desnutrición infantil prácticamente ha desaparecido en España y ha aparecido el problema contrario: la sobrenutrición infantil. Y, más que educar a los niños para que se acaben todo lo que se les pone en el plato, deberíamos educarles para lo contrario: para que no se lo acaben cuando no tienen más hambre. Puede que algunos padres piensen que no es un problema de hambre sino de disciplina: «te lo acabas porque lo digo yo». Pero obligar a comer a un niño cuando no tiene hambre no es disciplinarle, es perjudicarle.

También es errónea la vieja idea de que los niños necesitan una dieta distinta de los adultos, con abundante carne y productos lácteos, porque están en edad de crecimiento. En realidad, el cuerpo de una persona adulta también está en construcción permanente y debe fabricar millones de células cada día para sustituir a las que mueren. Y los distintos estudios que han analizado si la dieta que los cardiólogos recomendamos a los adultos perjudica el crecimiento de los niños han llegado a la conclusión de que no.

Así, la dieta ideal para niños y adolescentes debe basarse en frutas, vegetales, cereales, preferentemente integrales, legumbres, pescados, carnes y lácteos. Dado que las principales fuentes de grasas saturadas en las dietas infantiles suelen ser la leche entera, el queso y las carnes, es aconsejable optar por la leche desnatada o semidesnatada, por quesos bajos en grasas y por carnes magras o, en el caso del pollo, quitarle la piel. Por el contrario, no se aconseja limitar el consumo de grasas insaturadas como las del aceite de oliva, los frutos secos o el pescado.

Ésta viene a ser la dieta ideal hacia la que tendríamos que aproximarnos. La realidad, sin embargo, es que tendemos a alejarnos de ella. En las dos últimas décadas se ha registrado un deterioro de la alimentación de niños y adolescentes, con un aumento del consumo de refrescos, más alimentos procesados y menos preparados en casa, más frituras, más calorías pero al mismo tiempo menos alimentos ricos en nutrientes, menos frutas, menos vegetales, con excepción de las patatas, eso sí, muchas patatas fritas, que se han convertido en uno de los principales alimentos de origen vegetal, mucha sal, mucha más de la que conviene, demasiado azúcar, sobre todo en edades preescolares, demasiado poco calcio... En fin, un panorama desastroso.

Y no es que haya que prohibir los refrescos de cola, la bollería industrial, el pastel de los domingos o las chucherías de la fiesta de cumpleaños. Prohibirlos sería absurdo, y hasta contraproducente, porque los niños desearían tomar aún más lo que tuvieran vetado. Pero tomar donuts cada día o alimentarse de bolsas de patatas fritas es igualmente absurdo. Tal vez deberíamos dejar de ver todos estos productos como alimentos de consumo diario y volver a tratarlos como lo que eran no hace tantos años, complementos ocasionales de una dieta por otra parte equilibrada. Y tal vez también deberíamos, por el bien de los niños, recuperar la hora de la comida o de la cena, o si no por lo menos la del desayuno, como un punto de encuentro familiar. Podríamos aprovechar cuando vamos al supermercado o cuando preparamos la comida en casa para hablar con ellos del valor de los alimentos. Y deberíamos darles ejemplo, más con la actitud de «haz lo que yo hago» que con la de «haz lo que yo digo», para ayudarles a adquirir una dieta saludable.

Aprender a moverse

Si las tendencias de la dieta infantil son un desastre, las de la actividad física no son mucho mejores. La actividad física aporta múltiples beneficios en niños y adolescentes y ofrecerles la posibilidad de practicar algún tipo de actividad física, que no tiene por qué ser un deporte competitivo o un ejercicio programado sino que puede ser algo tan sencillo como salir en bicicleta o jugar a la pelota a la hora del recreo, es seguramente la mejor manera que tenemos de ayudarles a crecer sanos y felices.

Sabemos que la actividad física ayuda a evitar el sobrepeso, que reduce la tensión arterial, que aumenta el colesterol bueno, que mejora el bienestar psicológico de los niños, que les ayuda a adquirir confianza en sí mismos y a mejorar su autoestima. Sabemos también que los niños sedentarios tienden a convertirse en adultos sedentarios, mientras que los niños físicamente activos tienen más probabilidades de seguir siendo físicamente activos de mayores. Todo esto está demostrado en multitud de estudios. Las pruebas de que la actividad física es beneficiosa son tan irrefutables que la Asociación Americana del Corazón recomienda que todos los niños mayores de cuatro años y todos los adolescentes practiquen por lo menos 30 minutos al día de una actividad física moderada y divertida y por lo menos 30 minutos de actividad intensa un mínimo de tres veces por semana.

Pero cuando uno mira las estadísticas, los resultados son descorazonadores. En Estados Unidos, y España sigue la misma tendencia, una encuesta realizada en adolescentes en 2003 reveló que un 30 % de los chicos y un 40 % de las chicas no habían practicado ningún tipo de actividad física en los últimos siete días. No es que hubieran hecho menos de la que se recomienda, que no hubieran llegado a los 60 minutos diarios, es que no habían hecho nada ni un solo día en toda la semana.

Y cuando uno se pregunta por qué ocurre esto, se encuentra con que hay muchas causas y muy difíciles de resolver. Por un lado, los niños y adolescentes de hoy juegan menos al aire libre que los de hace una generación y emplean su tiempo de ocio en actividades más sedentarias como mirar la tele o jugar con el ordenador, ésta es la razón más evidente. Pero ¿por qué miran tanto la tele los niños? En el fondo, aquí nos encontramos con un problema urbanístico, y es que en muchas zonas de grandes ciudades faltan áreas de juego lo bastante grandes y seguras para que los niños puedan correr al aire libre. Otro problema urbanístico es que los niños tienden a ir más en coche, y menos a pie o en bicicleta, que en el pasado. Después nos encontramos con un problema de organización familiar, y es que ha aumentado el número de familias en que trabajan el padre y la madre, lo cual por otra parte es un gran avance, y también el número de familias monoparentales, en las que los niños viven sólo con la madre o sólo con el padre, y todo ello limita la capacidad de los adultos de facilitar que sus hijos practiquen actividad física.

Sería injusto responsabilizar a los niños y adolescentes si practican poca actividad física, porque parece que todo se confabula para impedirles que se mantengan activos. La experiencia demuestra que, si se les ofrece la posibilidad de hacer ejercicio, y se hace de manera que este ejercicio les resulte gratificante, todos los niños se mantienen activos.

Lo primero que se puede hacer en casa y en la escuela para estimular a los niños a mantenerse activos es plantearlo como una diversión y no como una competición. Aquí no se trata de forjar campeones sino personas sanas. Si hay algún tipo de competitividad, tiene que ser con uno mismo desde el punto de vista de la superación personal: «cuanto mejor lo hagas, mejor para ti». Los niños que se sienten presionados para ganar un partido, que convierten la victoria en la motivación principal para hacer deporte, lo abandonan completamente cuando empiezan a perder o cuando se hacen mayores.

También es importante ayudar a los niños a descubrir qué es lo que más les gusta. No todos los niños tienen los mismos gustos, es algo tan evidente que sorprende que a veces no se tenga en cuenta, y no se puede obligar a un niño a jugar a tenis si a él lo que le interesa es el fútbol. Forzar a un niño a hacer una actividad física que no le gusta es el peor favor que se le puede hacer porque puede acabar rechazando esa actividad y, por extensión, todas las demás.

Si a un niño no le atrae nada en especial, lo mejor suele ser dejarle probar actividades distintas y recordarle que no tiene por qué ser un deporte con unas reglas, que vale desde ir en patines hasta salir de excursión por el monte. Al final, a todos los niños les gusta practicar una actividad u otra.

Incluso aquellos niños que se sienten torpes, que tienen dificultades de coordinación, o que tienen sobrepeso, o alguna minusvalía, acaban encontrando casi siempre una actividad que les gusta y les beneficia. Éstos son probablemente los niños que más se benefician de la actividad física, porque ganan en autoestima y en confianza en sí mismos. Así que antes que decir «mi hijo no vale para el deporte» y rendirse, es preferible seguir buscando actividades alternativas hasta encontrar alguna que le guste.

Aprender a ver la tele

Otra estrategia eficaz para ayudar a los niños y adolescentes a mantenerse físicamente activos es, en lugar de potenciar directamente la actividad física, tratar de limitar las actividades sedentarias. Se han hecho numerosas investigaciones sobre los efectos de la televisión en la salud infantil y casi todas apuntan en la misma línea. Sobre los ordenadores se han hecho menos porque se trata de un fenómeno más reciente, pero las conclusiones van en la misma dirección. Cuantas más horas pasan los niños y adolescentes mirando la tele, más probabilidades tienen de desarrollar sobrepeso u obesidad, ya sea porque comen mientras miran la tele o porque ven anuncios de alimentos hipercalóricos que después van a buscar al supermercado. Además, cuantas más horas pasan ante la tele o el ordenador, menos horas pasan haciendo actividades en general más educativas como jugar, leer, estar con los amigos o hacer los deberes. Otra conclusión preocupante es que los niños a los que se deja mirar la tele sin la supervisión de los adultos aceptan la violencia, que tanto se prodiga en el mundo de la ficción, sin comprender hasta qué punto daña y mata a personas reales en el mundo real. Pueden acabar pensando además que es correcto utilizar la fuerza, como hacen a veces los buenos de las películas, para resolver problemas.

Y no es que la televisión no pueda ser educativa. Al contrario, si se utiliza bien, puede ser una herramienta educativa excelente, como en el caso de «Barrio Sésamo» o de otros programas de calidad. El problema es que demasiado a menudo se utiliza mal.

Para ayudar a utilizarla de manera que no perjudique a los niños y adolescentes, la Asociación Americana de Pediatría ha difundido una serie de recomendaciones dirigidas a las familias, que empiezan por limitar el tiempo que los niños pasan sentados ante la tele o el ordenador a un máximo de una o dos horas al día; por no permitir que tengan la tele encendida mientras hacen los deberes; por evitar instalar televisores en las habitaciones de los niños; y por ayudarles a elegir los programas que ven. La asociación también recomienda que los adultos traten de ver la tele con los niños y adolescentes cuando les sea posible; que aprovechen lo que sale en la pantalla para iniciar conversaciones sobre sexualidad, drogas o violencia, o sobre lo que está bien o lo que está mal según los valores de cada familia; que les ayuden a entender que los anuncios se hacen para que compremos productos que la mayoría de las veces no necesitamos; y que les enseñen a apagar la tele cuando haya acabado el programa que querían ver.

Aprender a decir no

Todo esto puede parecer ideal cuando se presenta así escrito en un libro, pero el gran problema es trasladar estos consejos a la vida real y conseguir que los hijos acaben haciendo caso de lo que les dicen sus padres. Es habitual que, cuando una pareja se entera de que su hijo fuma, trate de hablar con él, se preocupe de explicarle lo perjudicial que resulta fumar y, después de todos los esfuerzos, se encuentre con que su hijo sigue fumando igual que antes.

Lo que conviene recordar en estos casos es que la estrategia para conseguir que un niño o un adolescente lleve una vida saludable varía según la edad. En niños menores de seis años lo que mejor funciona es dar ejemplo, de modo que el niño vea que lo normal, lo que se hace en su casa, es no fumar, comer fruta cada día o salir de excursión los fines de semana. Tenemos encuestas hechas en guarderías que muestran que los hijos de fumadores tienden a decir que fumar está bien y que fumarán cuando sean mayores.

En niños de unos seis a diez años, aunque las edades exactas varían según cada niño, es donde más eficaz resulta hablar de los daños del tabaco, enseñar que no probar ni una calada es la mejor manera de no convertirse en adicto a los cigarrillos y mostrar cómo los anuncios engañan a los fumadores haciéndoles creer que si fuman serán más fuertes. Ésta es la edad en que más convendría hablar del cuerpo humano en las escuelas, porque es la edad en que los niños son más receptivos cuando se les habla de su salud.

Pero, con adolescentes, hablar de los daños que causa el tabaco sirve de poco. Los adolescentes ya saben que el tabaco es perjudicial, pero estos efectos perjudiciales son tan a largo plazo que los ignoran, mientras que los efectos a corto plazo, como sentirse mayores o sentirse integrados en un grupo de amigos, les importan más. Los estudios que se han hecho sobre por qué empiezan a fumar los jóvenes indican que lo que más influye es la presión de los compañeros. Así que lo mejor que pueden hacer los padres es enseñar a sus hijos a saber decir no aunque el resto del grupo les presione para que digan sí. Y recordar que a estas edades lo que digan los padres a veces importa menos que lo que hagan personas a quienes los jóvenes ven como modelos, como deportistas, cantantes, hermanos mayores o líderes del grupo de amigos.

Lo que estamos haciendo en «Barrio Sésamo» es precisamente tratar de ayudar a los niños a saber decir no. Los programas enseñarán que fumar es lo más fácil y que saber decir no es más difícil. Pondremos mucho énfasis en este punto: fumar no os hace parecer más fuertes; al contrario, demostráis que sois fuertes si no fumáis. Es lo mismo que ocurre con el alcohol, la marihuana o las relaciones sexuales cuando no son deseadas: lo fácil es ceder a la presión del grupo, pero la persona fuerte es aquella que, cuando los demás le quieren llevar por donde ella no quiere ir, sabe decir: «yo por ahí no voy».

CAPÍTULO TRES

Chequeos. Qué debo saber sobre mi salud

Un día me vino a ver un hombre de cuarenta y dos años que hacía deporte, que comía sano, que no fumaba, vamos, un hombre que se cuidaba, pero que de vez en cuando tenía palpitaciones, notaba cómo el corazón empezaba a latirle con fuerza, y estaba preocupado porque había leído que un 10 % de los infartos llegan a traición, lo cual es cierto, y matan a personas que hasta el día antes pensaban que estaban perfectamente sanas. Este hombre se había tomado la tensión arterial y la tenía normal, se había mirado el colesterol en un análisis de sangre y también lo tenía normal, y quería saber si había alguna prueba que le pudiera ayudar a saber si su corazón estaba sano.

—Mire, por las palpitaciones no se preocupe —le dije—. Hay muchísima gente que tiene palpitaciones y muy pocos casos que sean importantes. Vamos a comprobar que usted no sea uno de esos casos, pero lo más probable es que no lo sea.

—¿Pero hay alguna prueba que me pueda indicar qué riesgo corro de sufrir un infarto? —insistió—. ¿Tal vez una tomografía computerizada? ¿O una prueba de esfuerzo?

—En realidad sí las hay. Podemos estimar el riesgo que cualquier persona tiene de sufrir un infarto en los próximos diez años con lo que llamamos la escala de Framingham. No es difícil de calcular, en seguida le explico cómo funciona. El riesgo nunca es cero. Ni yo tengo riesgo cero, aunque sea cardiólogo. Pero para calcular bien cuál es su riesgo, y conseguir que sea lo más bajo posible, no sólo frente a enfermedades cardiovasculares sino también frente a cánceres y diabetes, lo mejor no es ni una tomografía computerizada ni una prueba de esfuerzo. Lo mejor es hacerse de manera periódica las ocho pruebas que han consensuado la Asociación Americana del Corazón, la Sociedad Americana de Cáncer y la Asociación Americana de Diabetes.

Estas pruebas vienen a ser la ITV del cuerpo humano, las revisiones que todo el mundo debería hacerse a partir de ciertas edades para asegurarse de que no va a sufrir una avería inesperada.

Control del peso

La prueba número uno es el control del peso, porque el sobrepeso y la obesidad son lo que más influye de cara a desarrollar diabetes y trastornos cardiovasculares. De hecho, tres de cada cuatro casos de diabetes, así como la mitad de los casos de hipertensión, se dan en personas obesas.

Y no es que la obesidad por si sola sea una enfermedad. Uno puede estar obeso y encontrarse perfectamente bien, e incluso no llegar a sufrir nunca un trastorno de salud grave relacionado con su obesidad. Pero un exceso de grasa en el cuerpo desencadena una cascada de reacciones bioquímicas que, en no pocos casos, acaban en un servicio de urgencias.

Las asociaciones médicas recomiendan que todo el mundo se controle el peso a partir de los veinte años cada vez que vaya al médico de cabecera. A aquellas personas que se encuentran bien y no suelen ir nunca al médico, lo cual es frecuente entre los veinte y los cuarenta años, puede bastarles con subirse a una báscula una vez al año. Para quien tiene un peso normal, no hace falta más.

Por el contrario, si alguien tiene tendencia a ganar peso con facilidad, o está intentando perder peso, le puede convenir tener una báscula en casa para pesarse más a menudo. Pero tampoco es recomendable hacerlo a diario. Con pesarse una vez por semana, preferentemente por la mañana al levantarse, y preferentemente desnudo, es suficiente.

El problema de tener la báscula en casa es que, aunque es útil y cómoda para controlar el peso, resulta tan fácil pesarse que puede llegar a convertirse en una obsesión. Y en realidad tanto engordar como adelgazar son procesos lentos en los que no sirve de nada pesarse cada día. Cuando una persona se pesa cada mañana y nota cambios de peso importantes de un día para otro, estos cambios suelen deberse a que ha variado la cantidad de agua que tiene en el cuerpo, o la cantidad de alimentos ingeridos en las horas anteriores, más que a la cantidad de grasa. Las únicas personas a las que se recomienda que se pesen a diario son las que toman diuréticos, porque deben asegurarse de que toman la dosis adecuada del fármaco y no retienen o eliminan un exceso de agua. Pero para quien no toma diuréticos, una vez por semana basta.

Lo que hay que mirar, para saber si uno tiene un peso adecuado, es lo que llamamos el índice de masa corporal (IMC). No basta con subirse a la báscula, mirarse al espejo y decir «¡72 kilos, estoy estupendo!». Porque 72 kilos pueden ser poco o mucho según si una persona es más alta o más baja. El IMC indica precisamente si un peso es adecuado según la altura de cada persona.

Se calcula dividiendo el peso (en kilos) por el cuadrado de la altura (en metros). Por ejemplo, el paciente que tenía en la consulta, que pesaba 70 kilos y medía 1,70 metros, tenía un IMC de 70 dividido por 2,89 (1,70 × 1,70), lo que era igual a 24,2. Era un IMC óptimo.

Un IMC inferior a 18,5 hubiera indicado bajo peso, lo cual puede ser tan grave como el exceso de peso. Entre 25 y 30 hubiera indicado sobrepeso. Por encima de 30, obesidad. Y por encima de 40, obesidad mórbida. Pero entre 18,5 y 25, la franja en que se encontraba aquel paciente, el IMC se consideraba ideal.

(En la página 53 se incluye una tabla de índices de masa corporal donde los lectores podrán encontrar si su peso es adecuado en función de su altura. Los valores indicados son válidos para adultos, pero no para niños y adolescentes, ya que en etapas de crecimiento los límites del bajo peso, el sobrepeso y la obesidad varían según la edad.)

Las ocho pruebas fundamentales

Pruebas recomendadas por la Asociación Americana del Corazón, la Sociedad Americana del Cáncer y la Asociación Americana de Diabetes.

Edad	20	25	30	35	40	45	50
Índice de masa corporal (IMC)	Cada visita periódica al médico de cabecera						
Tensión arterial	Cada visita periódica al médico de cabecera (o por lo menos una vez cada dos años)						
Perfil de lípidos (colesterol)	Cada 5 años si los resultados son normales						
Análisis de glucosa en la sangre						Cada 3 años	
Análisis clínico de las mamas y mamografía	Análisis de las mamas cada tres años				Mamografía y análisis de las mamas cada año		
Citología ginecológica	Cada año		Cada 1 a 3 años (según el resultado de años anteriores y la técnica de análisis)				
Cribado de cáncer colorrectal						La frecuencia depende del tipo de test que el paciente prefiera	
Detección precoz de cáncer de próstata (test del PSA y/o tacto rectal)						Ofrecer la posibilidad de hacer las pruebas, informando a los pacientes de los pros y contras, cada año	

Tensión arterial

La segunda prueba que se recomienda a todo el mundo es la de la tensión arterial, que mide la presión con la que la sangre circula por el interior de las arterias. Una tensión demasiado baja puede hacer que no llegue suficiente sangre al cerebro y la persona sufra mareos o desmayos. Pero una tensión demasiado alta, que es un problema más frecuente y en general más grave, puede lesionar la delicada pared de las arterias, sobre todo en el corazón, los riñones y los ojos.

Todo esto ocurre sin que la persona se dé cuenta de que tiene la tensión alta, de ahí que a la hipertensión se la llame la asesina silenciosa. Y lo de asesina no es ninguna exageración: según la Organización Mundial de la Salud, más de siete millones de personas mueren cada año en el mundo por la hipertensión, lo que la convierte en el factor de riesgo que más muertes causa, por delante del tabaco con sus cinco millones de víctimas y los cuatro millones y medio de vidas que se lleva el exceso de colesterol.

Es un problema tan grave y tan frecuente, y en muchas personas tan traidor, que las asociaciones médicas recomiendan que toda persona mayor de veinte años se tome la tensión por lo menos una vez cada dos años. La máxima, lo que llamamos la tensión sistólica, que corresponde al momento en que el corazón se contrae y expulsa la sangre a presión, debe ser inferior a 120 milímetros de mercurio. La mínima, o tensión diastólica, que corresponde al momento en que el corazón se relaja, debe ser inferior a 80.

Superar estos valores alguna vez, cuando uno se toma la tensión, no tiene por qué ser grave. Hay muchas situaciones en que personas sanas los superan. Pero si alguna vez se rebasan, conviene volver a tomarse la tensión al día siguiente o unos días más tarde. En caso de duda, lo ideal es tomársela una vez al día, varios días seguidos, y a horas distintas cada día. Hacerlo no cuesta nada: en cualquier farmacia se puede tomar uno la tensión de manera fácil y rápida. Si después de tomársela varias veces resulta que repetidamente se superan los 120 de máxima o los 80 de mínima, cualquiera de las dos, conviene ir al médico porque probablemente se tiene lo que llamamos prehipertensión. Y si se superan los 140 de máxima o los 90 de mínima, los umbrales de la hipertensión, conviene ir cuanto antes porque, aunque uno se siga encontrando bien, tiene una bomba de relojería que puede estallar en cualquier momento.

Tenemos bien calculado el riesgo de que estalle la bomba. Si una persona menor de cuarenta y cinco años tiene una máxima de entre 130 y 140, y ningún otro factor de riesgo, como colesterol elevado o tabaquismo, tiene un riesgo del 2 % de sufrir un accidente cardiovascular en un plazo de diez años. Si la máxima se sitúa entre 150 y 160, el riesgo se duplica a un 4 %.

Un 4 % puede parecer poca cosa, pero significa que una de cada veinticinco de estas personas que se encuentran bien, que gozan de una salud aparentemente óptima y que no llegan a los cuarenta y cinco años tendrán un accidente cardiovascular antes de llegar a los cincuenta y cinco. A medida que se hagan mayores, además, el riesgo aumentará. De modo que, si hasta los cuarenta y cinco años era del 4 %, a los cincuenta y cinco está ya en el 20 % y a partir de los sesenta en el 25 %. Este 25 % significa que una de cada cuatro, sin ningún otro factor de riesgo, sufrirá un accidente cardiovascular por culpa de la hipertensión. Y si le añadimos dos factores de riesgo más, como obesidad y diabetes, el porcentaje llega al 50 %: una de cada dos.

Los distintos tipos de colesterol

La tercera prueba que se recomienda a partir de los veinte años es lo que llamamos un perfil de lípidos, que es un análisis de sangre que informa sobre los distintos tipos de colesterol y sobre los triglicéridos. Si los resultados del análisis son correctos, no hace falta volverse a hacer otro hasta al cabo de cinco años. En los casos en que los niveles de colesterol no son adecuados, se suele aconsejar al paciente que coma menos grasas saturadas, es decir, menos alimentos de origen animal, como carnes, quesos o embutidos, y se vuelva a hacer otro análisis unos meses más tarde para ver si el cambio de dieta es suficiente para contener el colesterol en unos niveles aceptables o si es conveniente iniciar un tratamiento con fármacos.

Los valores que consideramos correctos en la actualidad

son un máximo de 100 miligramos por decilitro de sangre (mg/dl) para el colesterol LDL y un mínimo de 50 mg/dl para el HDL. Para el colesterol total, lo ideal es no superar los 200 mg/dl.

Estos valores son muy inferiores a los que recomendábamos hace apenas cinco años, cuando aceptábamos valores de colesterol total de hasta 240 y de LDL de hasta 140. Los hemos revisado a la baja después de descubrir que, cuando el LDL baja de 140 a 100, el riesgo de sufrir un accidente cardiovascular se reduce de manera apreciable. Por lo tanto, estábamos aceptando como válidos niveles de colesterol que en realidad eran peligrosos. No sabemos aún, aunque se han iniciado investigaciones para aclararlo, si bajando el LDL de 100 a 75 conseguiremos reducir aún más el riesgo de accidente cardiovascular. Pero, a la espera de tener los resultados de estas investigaciones, muchos cardiólogos creemos que el nivel ideal de LDL se acabará situando entre 50 y 75, y el de colesterol total, entre 150 y 175.

Otra novedad importante de los últimos cinco años es que cada vez damos menos importancia al colesterol total y cada vez más al análisis por separado de los distintos tipos de colesterol. Muchos laboratorios siguen midiendo el colesterol total porque es más barato y sólo miden los distintos tipos de colesterol por separado en los casos en que el nivel total es alarmante. Pero en el colesterol total se suman por un lado el HDL, lo que llamamos el colesterol bueno, que ayuda a prevenir accidentes cardiovasculares, y por otro lado el LDL y el VLDL, que contribuyen a causarlos. Y puede ocurrir que una persona tenga un colesterol total normal, pero tenga un LDL demasiado alto, un HDL demasiado bajo y por lo tanto un riesgo elevado de sufrir un infarto. Por este motivo, el Programa Nacional de Educación sobre el Colesterol de Estados Unidos recomienda desde 2001 que se analicen por separado los distintos tipos de colesterol.

Análisis de glucosa en la sangre

Al control del peso, del colesterol y de la presión arterial debe añadírseles, a partir de los cuarenta y cinco años, un análisis del nivel de glucosa (un tipo de azúcar) en la sangre. La prueba, que debe hacerse en ayunas, es lo que llamamos un análisis de glucemia.

Si los resultados son correctos, el análisis debe repetirse cada tres años. Si son incorrectos, significa que el organismo no regula de manera adecuada el nivel de azúcar en la sangre, por lo que nos encontramos ante un probable caso de diabetes que debe ser tratado por un médico.

Cuando uno mira las cifras de la diabetes en España, que afecta a más de un 5 % de la población, más de dos millones de personas en total, se da cuenta de hasta qué punto es importante esta prueba. Porque una diabetes que no recibe un tratamiento adecuado porque no se diagnostica a tiempo, lo cual es muy habitual, evoluciona de manera inexorable hacia complicaciones cardiovasculares, problemas renales, lesiones oculares y daños en el sistema nervioso. Se estima que una de cada cinco personas que tienen diabetes a los cincuenta y dos años sufrirá un accidente cardiovascular antes de cumplir los sesenta y dos, lo que da una idea de hasta qué punto es peligrosa esta enfermedad cuando no se trata correctamente. Y el riesgo aumenta con la edad: por encima de los sesenta, casi una de cada tres sufrirá un accidente cardiovascular en el plazo de una década.

Para descartar que haya diabetes, el nivel de glucosa en la sangre debe estar por debajo de 110 miligramos por decilitro. Al igual que ha ocurrido con el colesterol y con la tensión arterial, el límite máximo que consideramos aceptable ha bajado en los últimos años. Cuando yo estudiaba medicina, nos parecían normales niveles de 300 para el colesterol, máximas de 150 para la tensión arterial y valores de 140 para la glucosa en sangre. Hoy, cuando nos llega un paciente con este perfil, lo consideramos inmediatamente como un paciente de alto riesgo.

Los números básicos de la salud

Índice de masa corporal (en Kg/m²)

Bajo peso	**18,5**	Peso ideal	**25**	Sobrepeso	**30**	Obesidad	**40**	Obesidad mórbida

Tensión arterial (en mm Hg)

Máxima	Óptima	**120**	Prehipertensión	**140**	Hipertensión de grado 1	**160**	Hipertensión de grado 2
Mínima	Óptima	**80**	Prehipertensión	**90**	Hipertensión de grado 1	**100**	Hipertensión de grado 2

Colesterol (en mg/dl)

LDL	Correcto	**100**	Aceptable en personas sanas	**130**	Excesivo
HDL	Bajo	**40**	Normal	**50**	Óptimo	**60**	Excelente
Total		Óptimo		**200**			Excesivo

Glucemia (en mg/dl)

Correcto	**110**	Excesivo

Contra el cáncer: diagnóstico precoz

Con estas cuatro pruebas —índice de masa corporal, tensión arterial, colesterol y glucemia— podemos prevenir de manera bastante eficaz el riesgo de sufrir un accidente cardiovascular, diabetes y algunos tipos de cáncer. Pero hay otras cuatro pruebas que las sociedades médicas recomiendan específicamente para prevenir las muertes por cuatro de los cánceres más comunes.

La más conocida es el examen de las mamas. Para poder detectar cualquier cáncer de mama en sus primeras fases, cuando las posibilidades de tratarlo con éxito son altas, se recomienda que los ginecólogos examinen las mamas de todas las mujeres mayores de veinte años una vez cada tres años. En esta franja de edad, de veinte a cuarenta años, los cánceres de mama son muy poco frecuentes, pero los pocos que hay suelen ser virulentos, por lo que es fundamental que el diagnóstico sea precoz. A partir de los cuarenta años, cuando empiezan a registrarse más casos de cáncer de mama, se recomienda que el examen sea anual y se complemente con una mamografía, también anual.

Para prevenir el cáncer de cuello de útero, o cáncer de cérvix, se aconseja una citología ginecológica anual a las mujeres de veinte a treinta años sexualmente activas. A partir de los treinta años, y si los resultados de las citologías anteriores han sido correctos, la prueba puede espaciarse cada tres años. La citología permite detectar lesiones precancerosas causadas por el virus del papiloma humano, que se transmite por vía sexual y que está en el origen del cáncer de cérvix. Se han empezado a desarrollar tests que ya no analizan si hay células anormales en el cuello del útero, sino directamente si hay virus del papiloma, y que podrían complementar las citologías convencionales en los próximos años. También se han empezado a desarrollar vacunas contra el virus del papiloma que podrían convertir el cáncer de cérvix, que es muy frecuente en algunas regiones, en una enfermedad residual. De modo que las recomendaciones para prevenir el cáncer de cuello de útero cambiarán probablemente en los próximos años. Pero por ahora siguen basándose en citologías periódicas en mujeres sexualmente activas.

En hombres, para facilitar un diagnóstico precoz del cáncer de próstata, se aconseja informar a los pacientes de la eficacia y las limitaciones del test del PSA (o Antígeno Prostático Específico) y de la prueba del tacto rectal. El test del PSA analiza en la sangre el nivel de una proteína segregada por la próstata, que está elevada en casos de cáncer pero que también puede elevarse por otros motivos. El tacto rectal permite detectar si hay alguna masa anómala en la próstata, pero tampoco es concluyente. En ambas técnicas, cualquier sospecha de un posible tumor debe complementarse con una biopsia, que en la mayoría de los casos resulta normal. Dada la falta de precisión tanto del test del PSA como del tacto rectal, las sociedades médicas recomiendan ofrecer una vez al año a todos los hombres mayores de cincuenta años la posibilidad de hacerse las pruebas. Pero no les recomiendan hacérselas: es cada paciente quien, tras haber sido informado de los pros y los contras de las dos técnicas, debe decidir si quiere hacerse alguna de las dos o no.

Finalmente, para diagnosticar precozmente el cáncer colorrectal, uno de los más frecuentes en España y otros países occidentales, es muy eficaz la colonoscopia. Se trata de una técnica de imagen que permite observar el interior del colon, ver si hay pólipos o tumores y extraer muestras de tejido para analizarlo. Aquí los resultados sí que son concluyentes y las sociedades médicas recomiendan la prueba a partir de los cincuenta años, tanto para hombres como para mujeres. Pero dado que la prueba resulta desagradable para mucha gente, las recomendaciones no indican con qué frecuencia debe repetirse sino que dicen que la frecuencia debe tener en cuenta las preferencias de cada persona.

Pruebas innecesarias

—Entonces, ¿no me aconseja ni la tomografía computerizada ni la prueba de esfuerzo? —preguntó el paciente.

—Si usted tuviera un riesgo alto de accidente cardiovascular, se las aconsejaría. Pero en personas como usted, que no tienen ningún factor de riesgo importante, estas pruebas no aportan casi nada. Por desgracia, no tenemos aún ninguna prueba que le pueda dar el tipo de garantía que usted busca, la garantía de que mañana no va a sufrir un infarto. Sólo le podemos decir que es muy poco probable que lo sufra. Le podemos llegar a asegurar que tiene menos de un 0,1 % de probabilidades de sufrir un infarto en los próximos doce meses y menos de un 1 % en los próximos diez años. Pero no le podemos garantizar cero.

Era un paciente bien informado, de eso no cabe duda. La tomografía computerizada es una técnica de imagen que permite ver el estado de las arterias coronarias de manera no invasiva, es decir, sin exponer al paciente a radiaciones y sin causarle ninguna molestia importante. En personas de alto riesgo es útil para evaluar el nivel de arteriosclerosis en las coronarias. Pero los estudios que se han hecho hasta ahora en poblaciones de bajo riesgo no han mostrado que la técnica sea capaz de predecir la probabilidad de infarto. Puede que en los próximos años la técnica se perfeccione y se demuestre su utilidad en personas que tienen un peligro cardiovascular bajo. Pero por ahora sólo la recomendamos en pacientes de riesgo medio o alto.

Algo similar ocurre con las pruebas de esfuerzo, en las que monitorizamos el corazón del paciente mientras practica una actividad física intensa. Varios estudios han confirmado que, si el resultado de la prueba de esfuerzo es anormal, hay un mayor riesgo de sufrir un accidente cardiovascular en los años siguientes. Por eso la prueba de esfuerzo se recomienda, por ejemplo, a hombres mayores de cuarenta y cinco años y mujeres mayores de cincuenta y cinco que empiezan a practicar deporte tras haber llevado una vida sedentaria durante años. La diferencia entre hombres y mujeres se debe a que los accidentes cardiovasculares empiezan a aparecer a edades más tempranas en la población masculina que en la femenina. Sin embargo, cuando ofrecemos la prueba a un paciente de bajo riesgo, incluso si el resultado de la prueba es anormal, al salir de la consulta sigue siendo un paciente de bajo riesgo. De modo que la prueba sirve de poco, si no es para que el paciente salga más preocupado de lo que ha entrado.

Preocupados por el pulso

—¿Y las palpitaciones —insistió el paciente—, si las tuviera usted no estaría preocupado?

—La gran mayoría de las palpitaciones son completamente benignas —traté de tranquilizarle—. Hay mucha gente que se preocupa por el pulso, porque es lo que más percibe del funcionamiento de su corazón, pero tiene una importancia mucho menor. Salvo en casos extremos, no hay relación entre que el pulso sea más o menos rápido y el riesgo cardiovascular. Tampoco es importante si el corazón tarda más o menos en recuperar su ritmo normal después de hacer un esfuerzo; hay atletas en los que el pulso sube y baja muy rápido, y otros en que no, y no tiene ninguna importancia de cara a la salud. Y tampoco importan las palpitaciones en las que uno nota a veces que el corazón le late muy fuerte, son algo completamente normal.

Hay otros casos, pocos, en que los trastornos del pulso sí son importantes y merecen una visita al médico. Un pulso muy lento, de menos de 50 latidos por minuto, en personas mayores de sesenta años puede provocar vahídos, la sensación de que uno va a caerse porque no le llega suficiente sangre al cerebro, y puede justificar la implantación de un marcapasos. Pulsos muy rápidos que empiezan sin motivo aparente también merecen una consulta porque pueden ser debidos a lo que llamamos una fibrilación auricular. También conviene ir al médico si una taquicardia se prolonga y si la taquicardia o las palpitaciones se acompañan de sensación de falta de aire o de mareos. Pero fuera de estos casos excepcionales, no hay que darle mayor importancia al pulso.

El veredicto de Framingham

Antes de acabar la consulta le enseñé al paciente una escala de Framingham y le expliqué cómo funcionaba. Es un test en el que, cuantos más puntos se suman, mayor es el riesgo de sufrir un accidente cardiovascular en un plazo de diez años. No hace falta ser cardiólogo para saber utilizarlo; se ha incluido el test al final de este capítulo para que cualquier lector pueda calcular cuál es su riesgo.

—En su caso —le dije—, cuarenta y dos años le dan cero puntos. Su colesterol total es de 175 y le suma tres puntos. Como no fuma, cero puntos por el tabaco. El colesterol HDL, el bueno, lo tiene en 61, lo cual es muy alto y le resta un punto. Y cero puntos de tensión arterial, porque la máxima no le llega a 130.

Cómo saber qué riesgo tengo.
Escala de Framingham

Los cardiólogos emplean la escala de Framingham para calcular el riesgo aproximado que tiene una persona de sufrir un infarto de miocardio en los diez años siguientes. Para conocer su riesgo, sume los puntos que lo correspondan en las cinco primeras tablas y vea el resultado en la tabla final.

Edad	Puntos
20-34	-9
35-39	-4
40-44	0
45-49	3
50-54	6
55-59	8
60-64	10
65-69	11
70-74	12
75-79	13

Colesterol Total (mg/dl)	Puntos según edad				
	20-39	40-49	50-59	60-69	70-79
<160	0	0	0	0	0
160-199	4	3	2	1	0
200-239	7	5	3	1	0
240-279	9	6	4	2	1
≥280	11	8	5	3	1

	Puntos según edad				
	20-39	40-49	50-59	60-69	70-79
No fumador	0	0	0	0	0
Fumador	8	5	3	1	1

Colesterol HDL (mg/dl)	Puntos
≥60	-1
50-59	0
40-49	1
<40	2

Diabetes	Sí	No
	4	0

Tensión arterial máxima (mm Hg)	Si no está en tratamiento	Si está en tratamiento
<120	0	0
120-129	0	1
130-139	1	2
140-159	1	2
≥160	2	3

Riesgo de evento coronario en los próximos 10 años

Puntos totales	Riesgo (%)
<0	<1
0	1
1	1
2	1
3	1
4	1
5	2
6	2
7	3
8	4
9	5
10	6
11	8
12	10
13	12
14	16
15	20
16	25
≥17	≥30

Fuentes: Instituto Nacional del Corazón, los Pulmones y la Sangre (EE.UU.) y Asociación Americana del Corazón

Cómo saber qué riesgo tengo.
Escala de Framingham

Edad	Puntos
20-34	-7
35-39	-3
40-44	0
45-49	3
50-54	6
55-59	8
60-64	10
65-69	12
70-74	14
75-79	16

Riesgo de evento coronario en los próximos 10 años

Puntos totales	Riesgo (%)
<9	<1
9	1
10	1
11	1
12	1
13	2
14	2
15	3
16	4
17	5
18	6
19	8
20	11
21	14
22	17
23	22
24	27
≥25	≥30

Colesterol Total (mg/dl)	Puntos según edad 20-39	40-49	50-59	60-69	70-79
<160	0	0	0	0	0
160-199	4	3	2	1	1
200-239	8	6	4	2	1
240-279	11	8	5	3	2
≥280	13	10	7	4	2

	Puntos según edad 20-39	40-49	50-59	60-69	70-79
No fumador	0	0	0	0	0
Fumador	9	7	4	2	1

Colesterol HDL (mg/dl)	Puntos
≥60	-1
50-59	0
40-49	1
<40	2

Diabetes	Sí	No
	4	0

Tensión arterial máxima (mm Hg)	Si no está en tratamiento	Si está en tratamiento
<120	0	0
120-129	1	3
130-139	2	4
140-159	3	5
≥160	4	6

Fuentes: Instituto Nacional del Corazón, los Pulmones y la Sangre (EE.UU.) y Asociación Americana del Corazón

Resultado total: cero más cero más cero más tres menos uno, le quedan dos puntos, que significa que tiene usted un riesgo bajo de sufrir un accidente cardiovascular, un riesgo del 1 % en los próximos diez años. Espero haberle tranquilizado.

CAPÍTULO CUATRO

Peso ideal. Por qué es tan difícil mantenerlo

Durante muchos años hemos estado muy equivocados sobre qué hace la grasa en el cuerpo humano. La veíamos como un tejido pasivo que se limitaba a almacenar energía por si algún día la necesitábamos. No pensábamos que sirviera para nada más. Pero todo cambió en 1994 cuando en la Universidad Rockefeller de Nueva York se descubrió que las células grasas producen leptina, una hormona que actúa como un termostato de la grasa del cuerpo.

La leptina indica al cerebro si hay mucha o poca grasa almacenada, de modo que el cerebro pueda regular la cantidad de calorías que ingerimos o la cantidad que gastamos. Entre las muchas hormonas que regulan el apetito, es una de las más importantes.

Desde 1994 se han descubierto muchas otras sustancias que las células grasas producen, que son decisivas a la hora de gestionar nuestra cuenta corriente de calorías y que además regulan distintas funciones de nuestro organismo. Hoy sabemos que, a través de estas sustancias, las células de la grasa mantienen un diálogo permanente con múltiples órganos, no sólo con el cerebro, sino también con el hígado, los músculos, el sistema inmunitario... Y esto explica que el exceso de grasa en el cuerpo tenga tantos efectos y tan variados sobre la salud.

Efectos secundarios del progreso

Cuando uno se para a pensar sobre esta nueva visión de la grasa como un tejido activo, que nos pilló a todos por sorpresa en 1994, en realidad no es tan sorprendente. La capacidad de almacenar grasa es vital para muchos animales. A uno le viene en seguida a la cabeza el ejemplo de los osos polares, que engordan decenas de kilos en verano para prepararse para el invierno. Pero también para los humanos la gestión de las reservas de grasa ha sido vital durante cientos de miles de años de evolución, cuando la comida era escasa, y el riesgo de morir por falta de alimento, elevado. Y no es tan extraño que la grasa haya evolucionado para desempeñar un papel activo y ayudar al organismo a sobrevivir en períodos de escasez.

Uno de los precios que pagamos por el progreso es que hemos heredado de nuestros ancestros un cuerpo bien adaptado a la escasez de alimentos, pero seguramente mal adaptado a una situación de opulencia como la que tenemos en la actualidad. Y debemos hacer un esfuerzo consciente por limitar lo que comemos porque nuestros instintos, que vienen de los cazadores recolectores que pasaban hambre en la sabana o en la jungla hace cientos de miles de años, nos llevan a comer más de lo que necesitamos y alimentos distintos de los que nos convienen.

Al mismo tiempo, hemos heredado un cuerpo bien adaptado a una vida nómada con mucha actividad física, pero mal adaptado a una vida sedentaria como la que mucha gente lleva actualmente, en la que ya no hace falta levantarse del sofá ni para cambiar el canal de la tele.

Así que la epidemia de obesidad que tenemos hoy día, porque es una auténtica epidemia, se debe seguramente a que en los países desarrollados aún no hemos aprendido a vivir en una situación en la que tenemos más de lo que necesitamos. No sólo con los alimentos o con el mando a distancia, se trata de un problema cultural mucho más profundo. También con el instinto por acumular, eso lo veo cada día en Nueva York, más coches, más vestidos, más poder, más acciones de tal o cual empresa, más canales de tele en cada casa, este instinto de querer siempre más, más, más, y al final, si uno no se para a pensar «bueno, ¿qué me hace falta a mí de verdad?», se mete en una especie de carrera sin sentido que le puede llevar a acumular mucho y en el fondo a tener muy poco. En el campo de la salud, esta incapacidad de pararnos a pensar qué nos hace falta realmente, qué necesita nuestro cuerpo, en lugar de dar rienda suelta a nuestros apetitos, es lo que nos está llevando a unas tasas de obesidad sin precedentes en la historia y a la actual explosión de enfermedades cardiovasculares.

Y no es un problema exclusivo de Nueva York o de Estados Unidos. Aprender a vivir en la opulencia es una asignatura pendiente en todo el mundo. En España, donde tan fácil debería ser seguir una dieta mediterránea, la obesidad afecta a un 23 % de las mujeres y a un 18 % de los hombres, lo que significa que aproximadamente una de cada cinco personas adultas es obesa. Seguro que algunos de estos casos son genéticos, casos de personas que siguen todas las recomendaciones de salud y sin embargo tienen un índice de masa corporal desorbitado, pero la gran mayoría tienen su origen en los excesos de la dieta y en la falta de actividad física. Algo debemos de estar haciendo muy mal cuando nunca había habido tantos millones de personas haciendo régimen como ahora y sin embargo el número de personas con obesidad sigue aumentando en todo el mundo.

¿Cuál es el peso ideal?

Para saber si uno tiene un peso adecuado, lo mejor es calcular su índice de masa corporal (IMC). Como hemos visto en el capítulo 3, el IMC se calcula dividiendo el peso en kilos por la altura en metros al cuadrado y, si el resultado se sitúa entre 18,5 y 25, el peso se considera correcto. Así, para una persona que mida 1,80 metros, cualquier peso situado entre 60 y 81 kilos se considera ideal.

Un IMC situado entre 25 y 30 se considera sobrepeso. Por encima de 30 se habla de obesidad. Y por encima de 40, de obesidad mórbida. En el otro extremo, un IMC inferior a 18,5 denota bajo peso.

El IMC es la manera más directa que tenemos de evaluar el peso de cualquier persona adulta. No es una medida perfecta porque no discrimina entre hombres y mujeres, ni refleja con exactitud qué porcentaje del peso de una persona está formado por grasa, ni tiene en cuenta que la grasa abdominal es más perjudicial que la de los muslos y tampoco tiene en cuenta si una persona es más o menos corpulenta.

Pero es una medida con la que cualquier persona puede calcular de manera rápida y sencilla si tiene un peso adecuado o no. Para facilitar el cálculo, que no es complicado pero requiere lápiz y papel o una calculadora, en la página 53 se ha incluido una tabla donde los lectores pueden comprobar si tienen un peso adecuado, excesivo o insuficiente.

Conviene recordar que las cifras que se indican en la tabla no son válidas para niños y adolescentes, ya que el IMC óptimo varía según la edad en etapas de crecimiento. Así, el IMC medio se sitúa en 16,5 para niños de dos años, baja a 15,5 entre los dos y los seis años y vuelve a subir después.

Pero en adultos no hay duda. Un IMC superior a 25 indica sobrepeso, y un IMC superior a 30, obesidad. Esto es válido tanto para hombres como para mujeres, tanto para personas corpulentas como delgadas y para adultos de cualquier edad.

¿Tengo un peso adecuado? Tabla de índice de masa corporal

Para saber si una persona tiene un peso adecuado, los médicos calculan su índice de masa corporal (IMC). En la columna de la izquierda se explica la fórmula para que cualquier lector pueda calcular su IMC a partir de su peso y su altura. En la tabla de la derecha se indica, para alturas de 1,50 m a 2,00 m, si un peso (en kilos) es adecuado, insuficiente o excesivo.

El índice de masa corporal (IMC) se calcula a partir de la siguiente fórmula:

$$IMC = \frac{Peso \ (en \ kg)}{Altura^2 \ (en \ m)}$$

Por ejemplo: una persona que mide 1,75 y pesa 75 kg calculará su índice de masa corporal de la siguiente manera:

$$IMC = \frac{75}{1,75^2} = 24,5$$

Un IMC inferior a 18,5 indica bajo peso

Un IMC de 18,5 a 25 es óptimo

Un IMC de 25 a 30 indica sobrepeso

Un IMC de 30 a 40 indica obesidad

Un IMC superior a 40 indica obesidad mórbida

Altura	Bajo peso	Peso ideal	Sobrepeso	Obesidad	Obesidad mórbida
1,50	Menos de 42	42-56	56-67	67-90	Más de 90
1,51	Menos de 42	42-57	57-68	68-91	Más de 91
1,52	Menos de 43	43-58	58-69	69-92	Más de 92
1,53	Menos de 43	43-59	59-70	70-94	Más de 94
1,54	Menos de 44	44-59	59-71	71-95	Más de 95
1,55	Menos de 44	44-60	60-72	72-96	Más de 96
1,56	Menos de 45	45-61	61-73	73-97	Más de 97
1,57	Menos de 46	46-62	62-74	74-99	Más de 99
1,58	Menos de 46	46-62	62-75	75-100	Más de 100
1,59	Menos de 47	47-63	63-76	76-101	Más de 101
1,60	Menos de 47	47-64	64-77	77-102	Más de 102
1,61	Menos de 48	48-65	65-78	78-104	Más de 104
1,62	Menos de 49	49-66	66-79	79-105	Más de 105
1,63	Menos de 49	49-66	66-80	80-107	Más de 107
1,64	Menos de 50	50-67	67-81	81-108	Más de 108
1,65	Menos de 50	50-68	68-82	82-109	Más de 109
1,66	Menos de 51	51-69	69-83	83-110	Más de 110
1,67	Menos de 52	52-70	70-84	84-112	Más de 112
1,68	Menos de 52	52-71	71-85	85-113	Más de 113
1,69	Menos de 53	53-71	71-86	86-114	Más de 114
1,70	Menos de 53	53-72	72-87	87-116	Más de 116
1,71	Menos de 54	54-73	73-88	88-117	Más de 117
1,72	Menos de 55	55-74	74-89	89-118	Más de 118
1,73	Menos de 55	55-75	75-90	90-120	Más de 120
1,74	Menos de 56	56-76	76-91	91-121	Más de 121
1,75	Menos de 57	57-77	77-92	92-122	Más de 122
1,76	Menos de 57	57-77	77-93	93-124	Más de 124
1,77	Menos de 58	58-78	78-94	94-125	Más de 125
1,78	Menos de 59	59-79	79-95	95-127	Más de 127
1,79	Menos de 59	59-80	80-96	96-128	Más de 128
1,80	Menos de 60	60-81	81-97	97-130	Más de 130
1,81	Menos de 61	61-82	82-98	98-131	Más de 131
1,82	Menos de 61	61-83	83-99	99-132	Más de 132
1,83	Menos de 62	62-84	84-100	100-134	Más de 134
1,84	Menos de 63	63-85	85-102	102-135	Más de 135
1,85	Menos de 63	63-86	86-103	103-137	Más de 137
1,86	Menos de 64	64-86	86-104	104-138	Más de 138
1,87	Menos de 65	65-87	87-105	105-140	Más de 140
1,88	Menos de 65	65-88	88-106	106-141	Más de 141
1,89	Menos de 66	66-89	89-107	107-143	Más de 143
1,90	Menos de 67	67-90	90-108	108-144	Más de 144
1,91	Menos de 67	67-91	91-109	109-146	Más de 146
1,92	Menos de 68	69-92	92-111	111-147	Más de 147
1,93	Menos de 69	69-93	93-112	112-149	Más de 149
1,94	Menos de 70	70-94	94-113	113-151	Más de 151
1,95	Menos de 70	70-95	95-114	114-152	Más de 152
1,96	Menos de 71	71-96	96-115	115-154	Más de 154
1,97	Menos de 72	72-97	97-116	116-155	Más de 155
1,98	Menos de 73	73-98	98-118	118-157	Más de 157
1,99	Menos de 73	73-99	99-119	119-158	Más de 158
2,00	Menos de 74	74-100	100-120	120-160	Más de 160

¿Es inocuo un sobrepeso moderado?

No todos estamos cortados por el mismo patrón, es evidente, y puede que el peso óptimo no sea el mismo para una persona de complexión fuerte que para una menos musculosa. Por eso, al hablar de peso ideal no damos un único valor del IMC sino todo un abanico que abarca de 18,5 a 25 y que ofrece un margen suficiente para acomodar a todo el mundo. Para una altura de 1,80 metros, por ejemplo, hay un margen de variación de 21 kilos, entre los 60 y los 81, en el que cualquier peso se considera adecuado.

Dentro de esta franja se puede hablar todo lo que se quiera sobre si una persona se siente mejor, o se ve mejor, con 62 kilos, con 72 o con 80. No hay argumentos para decir que, dentro de la franja del peso ideal, un peso sea mejor que otro. Lo que no es discutible es que, para una altura de 1,80, por encima de los 81 kilos empieza el sobrepeso. Me encuentro a veces con pacientes que dicen: «es que tengo una complexión tan fuerte que me parece difícil que pueda rebajar mi IMC a 25». De acuerdo, puede que resulte difícil, pero no es un objetivo imposible.

Si uno quiere preservar la salud, está claro que 25 es la frontera a partir de la que empieza el riesgo cardiovascular. Entre 25 y 30, en la franja del sobrepeso, el riesgo no es inmediato y no justifica que uno se obsesione. Pero un sobrepeso moderado puede desembocar a largo plazo, a diez o quince años vista, en una resistencia a la insulina y una diabetes. Es habitual, además, que la persona que tiene sobrepeso a los treinta años acabe teniendo obesidad a los cincuenta. De modo que es mejor atajar el problema de entrada, procurando recuperar un IMC inferior a 25, que esperar a que se agrave.

Incluso aquellas personas que piensan que su IMC natural está por encima de 25 salen ganando si lo reducen. Cuando llega

a la consulta un niño que, por razones genéticas, tiene hipercolesterolemia, es decir, un exceso de colesterol en la sangre, no decimos «este niño es así, es su estado natural» y nos quedamos cruzados de brazos, sino que tratamos de ayudarle a controlar el
colesterol. Con el sobrepeso ocurre lo mismo. Sabemos que es un
factor de riesgo cardiovascular importante, y seguramente los niños que a los diez años ya tienen sobrepeso están predispuestos a
desarrollar hipertensión o diabetes de mayores, así que es mejor
actuar pronto que quedarse cruzados de brazos esperando a ver si
tienen un infarto a los cuarenta y cinco.

El impacto de la obesidad

El motivo por el que el sobrepeso y la obesidad son tan perjudiciales para la salud es que las células grasas segregan una gran variedad de sustancias que en exceso resultan dañinas. Hemos descubierto, por ejemplo, que las células grasas liberan citoquinas
que alteran el metabolismo del colesterol en el hígado, lo que
eleva el nivel en la sangre del colesterol LDL (el malo), eleva
también los triglicéridos y reduce el colesterol HDL (el bueno).
Además, las citoquinas provocan una constricción de las arterias
y un aumento de la tensión arterial. Interfieren con la acción de
la insulina, lo que aumenta el nivel de glucosa en la sangre y empuja el organismo hacia la diabetes. Y, en un efecto perverso, le están diciendo al cerebro «tengo más hambre, come más», de modo
que la obesidad tiende a llevar a más obesidad.

Por supuesto, aún no lo sabemos todo sobre la grasa. Y es posible que parte de lo que decimos ahora lo tengamos que matizar
o corregir en el futuro. Pero ya sabemos que, mientras una persona delgada puede tener 40.000 millones de células grasas, una persona obesa puede tener el doble o el triple, más de 100.000 millones de células en total, que además son casi el doble de grandes
que las de la persona delgada y segregan más citoquinas.

Así, cuando nos llega a la consulta un paciente que ha ganado mucho peso en poco tiempo, por lo general sus triglicéridos y su colesterol malo han aumentado, al igual que su tensión arterial, mientras que su colesterol bueno se ha reducido y en el análisis de glucosa nos podemos encontrar con que acaba de iniciar una diabetes. Estos efectos se observan sobre todo en aquellas personas en que la obesidad tiene silueta de manzana, con una gran acumulación de grasa en el abdomen, mientras que cuando tiene silueta de pera, con la grasa acumulada en los muslos, es menos dañina. No sabemos exactamente a qué se debe la diferencia, pero creemos que es porque las células grasas son distintas según la parte del cuerpo donde se acumulan, y las del abdomen son mucho más activas que las de los muslos a la hora de segregar sustancias perjudiciales. Por ello, una circunferencia de cintura de más de 102 centímetros en hombres o de 80 en mujeres indica sobrepeso y riesgo cardiovascular.

Más allá del impacto sobre la salud del corazón, la obesidad también aumenta el riesgo de sufrir algunos de los cánceres más frecuentes, como el de colon, el de próstata o el de mama, así como otros cánceres no tan frecuentes, como los de útero, ovario o páncreas. También eleva el riesgo de complicaciones durante o después de una intervención quirúrgica. En mujeres puede causar complicaciones en un embarazo. Aumenta el riesgo de varices, apnea del sueño y cálculos biliares. Empeora el dolor en personas con artritis. Y hay estudios psiquiátricos que la han relacionado con un mayor riesgo de depresión y de baja autoestima.

En el otro plato de la balanza, los efectos positivos de la obesidad son mínimos. El único problema de salud que parece ayudar a prevenir es la osteoporosis, una enfermedad en la que los huesos se debilitan y aumenta el riesgo de fracturas, seguramente porque la musculatura y el esqueleto se fortalecen para adaptarse al exceso de peso. Pero en conjunto la medida más importante que una persona puede tomar para cuidar su salud, además de dejar el tabaco si es fumadora, es no ganar peso.

¿Se puede comer rápido y sin embargo comer bien?

La gran pregunta, por supuesto, es cómo no ganarlo. Aquí nos encontramos con la paradoja de que hay personas a las que les resulta fácil mantenerse delgadas pese a comer mucho mientras que otras tienden a ganar peso aun comiendo poco. La verdad es que aún no sabemos muy bien cómo funcionan estos mecanismos que regulan el peso corporal, es una área de investigación muy activa en la actualidad. Se ha visto que algunas personas queman calorías de manera más eficiente que otras. Además, los mecanismos que regulan el hambre en el cerebro no están calibrados igual para todo el mundo, de modo que algunas personas tienden a tener más hambre que otras y les cuesta más controlar el apetito. Pero no conocemos con suficiente detalle cómo funcionan estos mecanismos y las recomendaciones que podemos hacer tienen un valor limitado. Puede ocurrir, y de hecho ocurre, que una recomendación que le va bien a una persona no le vaya bien a otra.

Como recomendación general, la experiencia indica que, para mantener un peso adecuado o reducir un peso excesivo, es útil organizarse un horario de comidas estructurado. Importa poco si se adopta el horario mediterráneo, con su gran comida al mediodía y su siesta, o se prefiere el horario anglosajón, con un desayuno potente y un almuerzo ligero. Lo importante al final del día, más que la hora a la que se ha comido, es cuánto se ha comido y si la dieta ha sido equilibrada.

Se ha hablado mucho, a este respecto, de la importancia de tomarse un buen desayuno, un desayuno completo, para no tener hambre después a media mañana y acabar sucumbiendo a la primera tentación hipercalórica o pegándose un atracón a la hora de comer. Por mi experiencia, no se puede dar un consejo sobre un desayuno que sea válido para todo el mundo. Si uno tiene un peso adecuado y estable, yo le diría que mejor que no cambie. Si desayuna poco, no hay ningún problema en seguir desayunando poco. Si desayuna fuerte, tampoco hay ningún problema. Y si uno tiene sobrepeso, un desayuno fuerte no le ayudará a perder kilos, aunque siempre es mejor desayunar bien a primera hora que desayunar mal a media mañana.

Más importante que la manera de desayunar es la manera de comer a mediodía. Aquí el problema es que hoy día muchas personas tienen poco tiempo para comer, es otro efecto secundario del progreso. Al tener poco tiempo, tienden a ingerir alimentos altos en calorías para llenar el depósito lo más rápido posible. Y es un error. Se puede comer rápido y sin embargo comer bien, pero para ello hay que vigilar que la rapidez no vaya en detrimento de la calidad de la comida. Yo personalmente nunca como en más de quince minutos cuando estoy en el hospital. Pero que tenga sólo quince minutos no significa que tenga que tomarme un sándwich de tres pisos atiborrado de mayonesa y llenarme a un ritmo de cien calorías por minuto. Puedo tomarme una ensalada de pasta, o una ración de pescado, o cualquier plato sin excesivas grasas saturadas que me saciará igual y no me llevará a ganar peso.

En el otro extremo, tan peligrosas como las comidas rápidas pueden ser las comidas demasiado largas. Se puede comer perfectamente en una hora, nadie necesita más. Y está muy bien quedarse a disfrutar de una sobremesa, pero la sobremesa se acompaña a menudo de una segunda ración de postre, de otro cortado, de una copa de coñac... en suma, de más calorías. Tenemos comprobado que las comidas copiosas, sobre todo si son ricas en grasas animales y en azúcares, tienen un efecto agresivo para la pared de las arterias y, en personas que ya tienen factores de riesgo cardiovascular importantes, el subidón de triglicéridos que se produce tras un gran banquete puede ser suficiente para desencadenar un infarto. Sin llegar a este desenlace catastrófico, que es excepcional, la repetición de comidas copiosas con frecuencia también puede tener repercusiones negativas importantes para la salud cardiovascular.

En cualquier caso, si uno tiene un horario estructurado, en lugar de comer cada día a horas distintas, es más difícil que haga incursiones a las máquinas expendedoras de alimentos o a la pizzería de la esquina a cualquier hora para aguantar hasta la próxima comida decente, que nunca sabe cuándo llegará. Las personas que ganan mucho peso en poco tiempo, eso lo veo cada día en la consulta, son casi siempre personas que no llevan horarios estructurados.

Actividad física contra el estrés y la obesidad

Aquí tiene una gran influencia el estrés, que induce a mucha gente a utilizar la comida como automedicación sedante. En mi propio hospital tenemos una gran máquina expendedora de alimentos que cada día se vacía. La llenan hasta los topes por las mañanas a primera hora y unas horas después vuelve a no quedar nada. Y no porque las personas que trabajan en el hospital estén desnutridas, sino porque muchas aprovechan los momentos en que se pueden levantar de la silla para ir a la nevera y pillar una chocolatina o unas patatas fritas.

Otra reacción habitual ante el estrés, y que también contribuye a sumar kilos, es meterse casi cada noche en un restaurante con amigos al salir del trabajo. O llegar a casa, arrasar la nevera y prepararse una copa, con todas las calorías del alcohol, porque uno tiene la sensación de que es el único momento de relax que tiene en todo el día. Todas éstas son reacciones muy humanas a las presiones a las que todos estamos sometidos en nuestra vida diaria. Estamos en una sociedad muy competitiva y llegar relajado al final del día no resulta fácil para casi nadie.

Pero si uno se siente estresado, más que desahogarse a través de la comida o del alcohol, yo le aconsejaría que hiciera deporte o algún tipo de actividad física. Para ello va a tener que romper con la dinámica que lleva de no hacer nada a ganar peso y de ganar peso a no hacer nada. Pero si consigue romper este círculo vicioso, se dará cuenta de que la actividad física, sobre todo si puede organizarse para practicarla a mediodía antes de comer, no induce a comer más sino a comer menos. Por un lado, porque reduce el estrés y la tendencia a comer más allá del hambre que se tiene. Pero también porque hace que se liberen sustancias que inhiben el apetito en el cerebro. Estos efectos beneficiosos, sumados a las calorías que se queman directamente por la actividad física, pueden convertirse en la mejor manera de evitar que las células de la grasa, esas células que cada día estamos aprendiendo a conocer mejor, se multipliquen en número, aumenten de tamaño y empiecen a dispensar citoquinas y otras sustancias perjudiciales a discreción.

CAPÍTULO CINCO

A dieta. Cómo perder peso (y no volverlo a ganar)

—Lo he probado todo, doctor —me dice un día una paciente—. Dietas bajas en carbohidratos, dietas bajas en grasas, durante un tiempo me hice casi vegetariana, algunas veces lo he intentado sola, otras he acudido a una dietista, y siempre acabo igual. Las primeras semanas consigo bajar peso y en los meses siguientes vuelvo a recuperarlo. Ya no sé qué hacer.

He visto a muchos pacientes, hombres y mujeres, que se quejan de este problema, de lo difícil que resulta conseguir un peso adecuado y mantenerlo, y algunos de ellos, no todos, al final han encontrado la manera de hacerlo, lo que significa que el problema, por lo menos para algunos, tiene solución. A todos les he ayudado en lo que he podido. Pero no ha habido ni uno solo de estos casos en que resolver el problema dependiera de mí; siempre ha dependido de ellos mismos. Aquí no estamos hablando de recetar un fármaco o de poner un marcapasos, sino de lo que cada uno hace con su vida: de los alimentos que come, de la actividad física que practica, de la voluntad que tiene... Y es un error muy frecuente pensar que perder peso o no depende de la dieta. Si adelgazamos, decimos que la dieta es buena. Si no adelgazamos, decimos que la dieta no funciona. Es como si la dieta fuera responsable de lo que dice la báscula. Pero en realidad la responsabilidad de lo que hacemos con nuestro cuerpo es nuestra. Actuar como si no fuéramos responsables es la manera perfecta de perder el control de la propia salud.

Dietas que no funcionan

Me he pasado cuatro o cinco años estudiando los distintos tipos de dietas para adelgazar, lo que defienden unas y otras, la eficacia de cada una a corto plazo, la eficacia a largo plazo, y al final me he acabado convenciendo de que todas mezclan una parte de verdad con una parte de mentira. En ninguna de ellas he encontrado una base científica sólida. En ninguna he encontrado una eficacia aceptable. Si se desarrollara un fármaco que tuviera la eficacia y los efectos secundarios de algunas de las dietas que se promocionan hoy día, no se autorizaría su venta. Diríamos que los efectos secundarios son inaceptables para una eficacia tan baja. Pero con las dietas no somos tan rigurosos como con los fármacos y tenemos todo un abanico de opciones para intentar perder peso de la manera que más nos guste. Digo intentar, no conseguir. Seguramente por eso hay tantos tipos de dietas distintos, porque todas están en entredicho.

Una de las cosas que he descubierto estudiando las dietas, y que más me ha sorprendido, es que dietas que proponen estrategias totalmente distintas para perder peso acaban teniendo resultados muy parecidos. Con la dieta Atkins, por ejemplo, que prohíbe los carbohidratos pero permite barra libre de grasas y proteínas, siete de cada diez personas siguen con la dieta un mes después de empezarla; al cabo de seis meses, sin embargo, ya sólo son tres de cada diez. Con la dieta Zone, que permite que un 40 % de las calorías que se ingieren vengan de los carbohidratos y restringe las grasas a un máximo de un 30 %, el resultado es el mismo: siete de cada diez al cabo de un mes y tres de cada diez al cabo de seis meses. Son sólo dos ejemplos, pero los resultados son parecidos en todas las dietas que se han evaluado, lo que sugiere que la perseverancia a la hora de seguir una dieta es más importante que el tipo de dieta que uno elige.

Cuando se mira la eficacia de los distintos tipos de dieta para perder peso a largo plazo, nos encontramos con que más del

90 % de las personas vuelven a recuperar todos los kilos que han perdido. No conozco ninguna dieta para adelgazar que se base en cambiar el equilibrio de los alimentos, que diga arriba las proteínas, abajo los carbohidratos, o viva los frutos secos y el chocolate, que tenga una tasa de fracaso inferior al 90 %. Esta cifra es un desastre. Si un antibiótico fallara en el 90 % de los pacientes, dudo que ningún médico lo recetara.

Pero dentro de este gran fracaso, hay una minoría de personas que sí consiguen adelgazar y no volver a recuperar después el peso perdido. Y si dietas distintas tienen una eficacia parecida, tal vez el motivo por el que unas personas responden mejor que otras no está en la dieta, sino en las propias personas. Es decir, la variable importante no es el tipo de dieta sino el tipo de persona. Así que en lugar de preguntarnos qué dieta es más eficaz como hemos venido haciendo hasta ahora, tal vez deberíamos empezar a preguntarnos qué hace que unas personas tengan éxito y otras no al intentar adelgazar.

La norma básica: poco a poco

Perder peso no es fácil, eso lo sabe cualquiera que lo haya intentado en serio. Y mantenerse después es aún más difícil.

A mí, la experiencia con los pacientes me ha enseñado que para perder peso no hay nada más eficaz que perderlo poco a poco. Es algo que no puede plantearse como un sprint; es una carrera de fondo en la que es preciso mantenerse motivado durante meses para no rendirse y llegar a la meta que uno quiere.

Así que cuando me llega un paciente obeso y me pregunta qué tiene que hacer para adelgazar, le suelo decir:

—Usted debe perder un kilo al mes, no más.

—¿Sólo un kilo? —se extrañan a veces—. El último médico al que fui me dijo que debía perder diez kilos lo antes posible.

Los médicos no estamos todos de acuerdo en cómo hay que perder peso, es una asignatura que tenemos pendiente. Pero si a estos pacientes se les dice que tienen que adelgazar lo antes posible, al cabo de un año seguirán estando igual, porque se ven incapaces de hacerlo. Así que, cuando un paciente está diez kilos por encima de lo que debería, le digo:

—Tiene un año para perderlos.

Si veo que es una persona emocionalmente fuerte, le pido incluso que baje sólo medio kilo al mes. Cuanto más despacio baje, mejores serán los resultados a largo plazo. Si veo que es vulnerable, le puedo pedir que baje hasta dos kilos al mes para que vea resultados pronto y se sienta motivado para seguir adelante. Pero esto es lo máximo que llego a pedir, dos kilos al mes.

Y no pido que hagan cosas extraordinarias. No pido que vayan con calculadora al supermercado para contar calorías ni que se pesen cada mañana. Al contrario, les aconsejo que no lo hagan.

Esta estrategia de aconsejar a los pacientes que bajen peso poco a poco me ha dado muy buenos resultados. Desde luego, hay maneras más rápidas de adelgazar. Cada primavera me encuentro con personas preocupadas porque se acerca la época de ir a la playa y se ven mal en el espejo, o porque no les gusta cómo les queda un vestido para una boda, y entonces hacen un esfuerzo y bajan cinco kilos en un mes. Este esfuerzo les soluciona el problema del bañador o de la boda, pero no les soluciona el sobrepeso porque al final del verano vuelven a recuperar todo lo que habían perdido. Si a estas mismas personas las convences para que bajen los cinco kilos en un año, y es muy difícil convencerlas porque entonces no les solucionas el problema del bañador, que para ellas es el más urgente, en muchos casos les acabas resolviendo el sobrepeso, que es más importante.

En el fondo, la gran diferencia entre perder peso rápido o perderlo poco a poco está en la motivación. Es fácil motivarse durante un mes para perder peso antes del verano, pero ser capaz de mantenerse motivado un mes tras otro durante uno o dos años, perdiendo los kilos uno a uno, que es lo que da mejores resultados a largo plazo, es más difícil.

En cuanto a las dietas que abogan por bajar mucho peso muy rápido, pueden llegar incluso a ser peligrosas. He visto a enfermos que han sufrido un infarto tras seguir una dieta drástica y conseguir una pérdida de peso radical. Creían que estaban haciendo lo mejor para su salud y acaban en el hospital. No sabemos si este problema afecta a muchas o pocas de las personas que siguen dietas drásticas porque no se han hecho investigaciones para averiguarlo, y tampoco sabemos por qué ocurre exactamente. Personalmente, creo que debe de ser porque la grasa de las arterias se desmorona y provoca microlesiones en el interior de los vasos sanguíneos, y estas microlesiones a su vez hacen que se formen coágulos de sangre que en algunos casos acaban en un infarto. Pero no lo sé con certeza porque no se ha investigado. Lo que sí sé es que estas personas que siguen dietas radicales están haciendo de conejillos de indias con su cuerpo, porque someten su organismo a una situación sobre la que sabemos poco y que puede llegar a ser muy dañina. Yo lo desaconsejo totalmente.

Tampoco aconsejo de entrada que se tomen fármacos para adelgazar. Tenemos una larga historia de fármacos que se han tomado para perder peso en el pasado con consecuencias a veces dramáticas, como algunas anfetaminas, la hormona tiroidea o la fenfluramina, que en lugar de prevenir problemas cardíacos los provocaba. En la actualidad tenemos toda una nueva generación de fármacos adelgazantes más avanzados, pero ninguno de ellos está libre de efectos secundarios graves si se utilizan mal, por lo que se restringen a pacientes muy concretos y deben tomarse bajo supervisión médica.

En busca del origen del problema

Una vez tenemos claro que adelgazar va a ser un proceso lento, el paso siguiente es averiguar por qué se tiene exceso de peso. Éste es un paso muy importante en el que se juega en gran parte el éxito del intento de adelgazar. Si uno averigua por qué le cuesta perder peso, sabrá mejor qué tiene que hacer para perderlo. Y la causa no siempre es evidente. Puede ser una causa genética, y en este caso no podremos eliminar el origen del problema. Pero también puede ser, y es lo que veo en la mayoría de mis pacientes, que haya causas emocionales que inducen al sobrepeso, situaciones que muchas veces la persona sobrelleva sin ser consciente del impacto que tienen sobre su salud.

En la consulta se ven situaciones muy diversas, problemas en el trabajo, problemas con la pareja o con los hijos, problemas económicos, en fin, todo el abanico de agresiones emocionales que pueden inducir a una persona a comer más, a cuidarse menos, a tomar más alcohol, a descuidarse, y si uno ha intentado perder peso sin éxito en el pasado y quiere intentarlo de nuevo, lo mejor que puede hacer es pararse a pensar qué es lo que falla en su vida, qué es lo que le impide perder peso y decidir si quiere ponerle remedio o prefiere seguir igual. Éste es un esfuerzo de reflexión personal que debe hacer cada uno, detenerse a pensar sobre sí mismo, tratar de ver la relación entre su estado emocional y su índice de masa corporal.

Recuerdo un paciente que una vez, después de hablar de su situación personal, me dijo:

—Mire, doctor, yo no puedo perder peso. Con la vida que llevo, las comidas de trabajo, el ritmo de Wall Street, no hace falta ni que lo intente. Ya sé que debería, pero no me lo puedo permitir.

No era un caso fácil, porque era una persona que no controlaba su ritmo de vida, sino que había adaptado su vida al ritmo de la ciudad. Pero no era el primer ejecutivo de Wall Street que tenía como paciente y alguno de los anteriores, aunque no todos, había conseguido perder peso y no volverlo a ganar.

—Creo que puedo ayudarle a perder peso sin que tenga que renunciar a su ritmo de vida —le dije—. ¿Quiere que lo intentemos?

Consejos prácticos

Lo que necesitan pacientes como éste, que se dejan llevar por la inercia de lo que les rodea, son pequeñas estrategias para reducir el número de calorías que ingresan en el cuerpo y aumentar las que gastan. Viene a ser como una cuenta corriente. Si ingresas más calorías de las que gastas, aumenta el saldo en la báscula. Si gastas más e ingresas menos, adelgazas la cuenta corriente, que es lo que nos interesa en casos de sobrepeso y obesidad.

Para conseguirlo, lo ideal sería que quisieran recuperar el control de sus vidas. Pero no todo el mundo quiere. Si uno se encuentra razonablemente bien, aunque tenga el colesterol disparado y un índice de masa corporal estratosférico, suele pensar que el trabajo es prioritario y que la salud puede esperar. Así que, si uno no quiere cambiar el ritmo de vida que lleva, una suma de pequeñas estrategias también puede ser eficaz de cara a perder peso.

—Lo primero que yo haría en su lugar —le dije— es pedir dos primeros platos, en lugar de primero y segundo, cuando vaya a un restaurante. Los primeros suelen llevar menos calorías que los segundos y es una medida para empezar a bajar peso que cuesta poco esfuerzo. También le aconsejo que no se acabe todo lo que ponen en el plato, acostúmbrese a dejarse la mitad. O pídale al camarero que le sirva sólo la mitad.

Éste es un consejo que algunas personas encuentran chocante, porque entra en contradicción con nuestra cultura de acabarnos todo lo que nos sirven, y con la idea de que, como nos lo van a cobrar de todos modos, mejor nos lo acabamos. Dejar la mitad en el plato parece un despilfarro. Pero la mayoría de los restaurantes, y esto ocurre tanto en Estados Unidos como en otros países, sirven cantidades mayores que las que nuestro cuerpo necesita y comer fuera de casa se ha convertido en una de las principales causas de la actual epidemia de obesidad. Puede que sea un consejo poco ortodoxo, pero a mí esta recomendación de dejarse la mitad de lo que nos sirven en los restaurantes me ha dado muy buen resultado con mis pacientes.

—Y el último consejo que le daría es que procure reducir el consumo de alcohol. Las bebidas alcohólicas llevan una cantidad de calorías enorme. Piense que una lata de cerveza tiene aproximadamente las mismas calorías que un bistec de ternera. Pero no cambie la cerveza por un refresco, porque entonces cambiará calorías en forma de alcohol por calorías en forma de azúcar. Si quiere bajar peso, lo mejor es que tome agua con las comidas.

—¿No me aconseja que tome menos grasas? —se extrañó.

Y no, no se lo aconsejé. Reducir las grasas es útil sobre todo para bajar el colesterol, más que para bajar el peso —a menos que se ingieran en exceso y sean la causa inicial del sobrepeso—. Para adelgazar, lo importante es reducir las cantidades de alimentos que se toman. Ésta es una confusión muy frecuente, creer que hay que hacer lo mismo para bajar el colesterol que para bajar el peso.

Si uno tiene una dieta desequilibrada con un exceso de grasas, sí que conviene reducirlas. Pero si la dieta es equilibrada, no conviene cambiarla, sólo comer menos. Porque si uno recorta las grasas de manera drástica, lo que acaba haciendo es aumentar los carbohidratos, con lo cual puede acabar aumentando de peso, que es justo lo contrario de lo que se proponía. Si, al revés, uno recorta drásticamente los carbohidratos, como propone la dieta Atkins, o como la gente que dice «no voy a tomar carbohidratos en dos semanas», puede que pierda peso, pero lo que ocurre entonces es que el cuerpo quema proteínas en lugar de quemar carbohidratos, es decir, quema lo que no debería.

Tampoco aconsejo a los pacientes que cuenten las calorías que ingieren. En teoría, un hombre adulto necesita unas 2.500 calorías diarias, y una mujer, unas 2.000. Pero estos datos son medias estadísticas que no son válidas para todo el mundo ni para todos los días. En la práctica, unas personas necesitan más calorías que otras y una misma persona puede necesitar más calorías unos días que otros. Además, es complicado calcular con precisión el número de calorías que uno ingiere. Yo, personalmente, no sé exactamente cuántas calorías tomo al día. Es un cálculo tan complicado, y con un margen de error tan grande, que sirve de poco de cara a controlar el peso. Para lo que más sirve es para obsesionarse con lo que uno toma. Así que no lo aconsejo, no vale la pena.

Por lo tanto, para perder peso no es preciso aplicarle ningún recorte drástico a la dieta, y tampoco obsesionarse. Basta con moderación, sentido común y paciencia, porque los resultados no serán inmediatos. Si una persona está motivada para perder peso, ésta es la mejor receta. Y si no está motivada, no lo conseguirá ni con sentido común ni con dietas drásticas.

Éxito a largo plazo

Además de reducir la cantidad de alimentos que se toman, para conseguir resultados a largo plazo es aconsejable practicar actividad física. Y no es que la actividad física por sí sola ayude a perder mucho peso: las personas que se apuntan a un gimnasio sin cambiar su dieta no suelen conseguir pérdidas de peso significativas, lo que demuestra que para bajar peso lo primero no es correr más sino comer menos.

Pero para evitar el efecto ascensor, y no volver a recuperar después el peso perdido, ahí sí que la actividad física tiene una gran utilidad. Es lo que dicen los estudios: las personas que combinan dieta y actividad física consiguen mantener la pérdida de peso a largo plazo con mucha más facilidad que aquellas que sólo hacen dieta.

No sabemos por qué ocurre esto exactamente, ya que las calorías que se queman teóricamente con el ejercicio no son suficientes para explicar los resultados de los estudios. Puede ser en parte porque el tejido muscular que se gana al hacer actividad física quema más calorías que el tejido graso que se pierde, de modo que a lo mejor no pesamos mucho menos pero nuestro metabolismo es más eficiente de cara a no ganar peso. Seguramente influye también un efecto psicológico indirecto, y es que la actividad física actúa como un antídoto contra el estrés, de modo que uno tiene menos necesidad de comer de manera compulsiva. Y tal vez el efecto más importante, cuando una persona incorpora la actividad física a su vida diaria, es que se produce un cambio de actitud que la lleva a cuidarse más.

No es fácil conseguir este cambio de actitud, es incluso más difícil que conseguir que una persona coma menos o que tome menos alcohol. La reacción espontánea de muchos pacientes cuando se les aconseja que hagan actividad física es la de «doctor, no tengo tiempo». Pero nunca es verdad, todo el mundo tiene tiempo para lo que considera importante. Cuando alguien dice que le falta tiempo para hacer algo, lo que le falta en realidad es la motivación para hacerlo.

Conozco a personas con agendas tremendamente apretadas, personas que prácticamente no tienen tiempo libre, y que sin embargo encuentran veinte o treinta minutos cada día para mantenerse físicamente activas. Cuando Javier Pérez de Cuéllar era secretario general de las Naciones Unidas, llevaba siempre en la maleta unos pequeños aparatos de gimnasia y hacía ejercicio a diario. Javier Solana, el Alto Comisionado para la Política Exterior y la Seguridad Común de la Unión Europea, camina un mínimo de dos o tres kilómetros cada día, esté en el país que esté. Si Pérez de Cuéllar y Solana encuentran el tiempo para hacer actividad física, cualquiera puede encontrarlo. Si quiere.

Querer es poder

Por mi experiencia con los pacientes, las personas que consiguen una pérdida de peso importante y son capaces de mantenerla después, estoy hablando de pérdidas de diez, veinte y hasta treinta kilos, son casi siempre personas que llegan a un punto en que se replantean su vida. Que dicen «así no puedo seguir» y toman una decisión radical. Convierten la salud en una prioridad y empiezan a vigilar lo que comen, a hacer ejercicio, a cuidarse.

Esto no significa que nunca más vayan a ganar peso. Habrá momentos en que pasarán una temporada difícil y a lo mejor vuelven a ganar unos kilos. A mí me ha ocurrido. En épocas en que he ido estresado, he hecho menos deporte, he comido peor, he ganado peso. Esto es humano. La voluntad personal por cuidarse se ve con frecuencia amenazada por las presiones de todo lo que nos rodea. Y hay momentos en que las presiones son tan fuertes que uno no puede más y cede, esto le puede ocurrir a todo el mundo. Pero cuanto más fuerte sea la voluntad personal, más resistente será a las presiones externas. Y si uno tiene claro que para él su salud es prioritaria, estos pocos kilos que acaba de ganar los volverá a perder en cuanto recupere la calma.

Así que lo que le ocurría a aquella paciente que decía que lo había probado todo y siempre volvía a ganar los kilos que perdía es que había hecho muchos intentos, pero no había hecho ninguno en serio. Había seguido dietas como una cigarra en primavera, probando ahora esto, ahora aquello, abriendo un paréntesis de unos meses en su vida, unos meses durante los que se ponía a dieta, para después volver a vivir igual que antes. Pero en ningún momento se había parado a analizar qué había en su vida que la indujera a ganar peso ni se le había ocurrido que estas dietas intermitentes no solucionan el origen del problema, que en realidad no son más que un parche, y que si quería perder peso y por una vez no volverlo a recuperar a lo mejor debía replantearse algunos aspectos de su vida.

CAPÍTULO SEIS

Colesterol. ¿Cuántos huevos puedo tomar?

Un nivel de colesterol que sale demasiado alto en un análisis de sangre rutinario es, para muchas personas, la primera señal de que algo no va del todo bien en su sistema cardiovascular. Son a menudo personas jóvenes, que se encuentran bien, que no son conscientes de que haya ningún peligro inminente para su salud, y tienen razón en que no es inminente, aunque sí que hay un peligro, y que no suelen estar predispuestas a introducir grandes cambios en sus vidas. Algún pequeño retoque, de acuerdo, pero no más.

Lo que hago cuando me encuentro con alguno de estos casos en la consulta es informarles del riesgo que corren y decirles qué haría yo si estuviera en su lugar. Nunca trato de imponerles algo que no quieran, incluso cuando tienen un problema más grave y urgente que un colesterol de 250; nunca lucho con ellos. Les digo: «con un colesterol de 250, y teniendo en cuenta que usted tiene cuarenta y siete años, corre un riesgo de un 6 % de tener un infarto o algún otro accidente cardiovascular mayor en los próximos diez años. Un 6 % significa que, si en esta habitación hubiera 16 personas con su mismo nivel de colesterol, sólo 16 personas, una sufriría un accidente cardiovascular. Y en veinte años, sería una de cada seis».

Pero no ordeno al paciente «usted tiene que hacer esto, usted tiene que hacer lo otro». Procuro informarle lo mejor posible para que tome la decisión que crea más apropiada sobre cómo llevar su vida, y respeto la decisión que toma. Creo que a los pacientes hay que apoyarles y respetarles, más que coaccionarles.

Tres tipos de colesterol

Para tomar una decisión informada, es útil saber algunas cosas básicas sobre el colesterol. Por ejemplo, que no podríamos vivir sin colesterol. Aunque el colesterol tiene mala imagen y lo vemos a menudo como un producto indeseable, cada una de los miles de millones de células del cuerpo humano necesita colesterol para construir su membrana, que viene a ser la piel de la célula. Sin colesterol, no podríamos sintetizar hormonas sexuales como los estrógenos o la testosterona, ni la aldosterona que regula la tensión arterial, ni construir algunos de los componentes básicos de las neuronas de nuestro cerebro. Es tan vital que el cuerpo humano se encarga de fabricar la mayor parte del colesterol que necesita, sobre todo en el hígado, y sólo una pequeña parte, alrededor del 20 %, procede de los alimentos que comemos. El problema, por lo tanto, no es que tengamos colesterol; es que el estilo de vida de las sociedades modernas favorece que tengamos unos niveles de colesterol inadecuados.

También es útil saber que los análisis de sangre distinguen distintos tipos de colesterol que actúan de manera distinta en el cuerpo humano. En realidad, el colesterol es el mismo pero, como es una grasa que no se disuelve en la sangre, necesita un vehículo con el que pueda circular por el interior de los vasos sanguíneos. Lo que cambia entre los distintos tipos de colesterol es el taxi que coge para desplazarse de un lugar a otro del cuerpo.

Cuando una persona se hace un análisis, uno de los resultados indica el nivel de colesterol total, que es en realidad la suma de tres fracciones del colesterol: el LDL más el HDL más el

VLDL. Los resultados suelen expresarse en miligramos de colesterol por decilitro de sangre (mg/dl), aunque en algunos laboratorios se expresan en milimoles por litro (mmol/l). Para pasar de mmol/l a mg/dl, basta con multiplicar el resultado por 38,6.

El colesterol LDL, llamado el colesterol malo, es el taxi que hace el viaje de ida desde el hígado a los distintos órganos donde repara las membranas de las células y fabrica hormonas vitales. Por el camino deja pequeños depósitos de colesterol en el endotelio, que es la pared que recubre el interior de las arterias. Cuanto más LDL hay en la sangre, más se deposita en las arterias. Y cuanto mayores son estos depósitos, mayor es el riesgo de que un día alguno cause un infarto. De ahí que al LDL se le considere el malo de la película.

El colesterol HDL hace el viaje de vuelta: recoge el exceso de colesterol malo de las arterias y lo lleva de regreso al hígado, donde es reciclado o eliminado. Actúa como un microscópico camión de la basura que ayuda a mantener una buena higiene en el interior de las arterias y a prevenir infartos. De ahí que se le considere el colesterol bueno.

En cuanto al VLDL, no sólo transporta colesterol sino también otros pasajeros. Digamos que más que un taxi es un minibús. El colesterol que viaja en VLDL se considera poco relevante comparado con el que va en LDL o en HDL. La importancia del VLDL reside en que transporta también triglicéridos —otro tipo de grasas que se ha asociado, al igual que el colesterol LDL, a un mayor riesgo de infarto.

El nombre HDL, por si alguien tiene curiosidad, es el acrónimo inglés de Lipoproteína de Alta Densidad (High-Density Lipoprotein) y refleja que una pequeña cantidad de colesterol circula por la sangre envuelto en una coraza de proteínas. En el LDL (Lipoproteína de Baja Densidad, que viene del inglés Low-Density Lipoprotein) ocurre lo contrario: mucho colesterol va envuelto en una cubierta de proteínas ligera como papel de seda. En cuanto al VLDL (Lipoproteína de Muy Baja Densidad, del inglés Very-Low-Density Lipoprotein), es aún más esponjoso.

LDL, una arma de destrucción masiva

De estos distintos tipos de colesterol, el que más se ha investigado y el que tenemos más claro cómo manejar es el LDL: el malo. Por su capacidad de infiltrarse en la pared de las arterias coronarias que alimentan el corazón y de formar allí una placa de grasa, lo que llamamos una placa de ateroma, que puede crecer hasta ulcerar la pared de la arteria y originar un coágulo de sangre, el colesterol LDL es uno de los culpables más habituales de los infartos.

Además de acumularse en la placa de ateroma, el LDL actúa como un instigador de infartos estimulando directamente la coagulación de la sangre. Y constriñe las pequeñas arterias del corazón, lo que estrangula aún más la llegada de sangre a las células del corazón. Es, en suma, un multidelincuente.

Y el corazón no es la única víctima de los excesos del LDL. La placa de ateroma puede formarse en cualquier arteria, obstruyéndola u originando un coágulo. En las piernas puede provocar una enfermedad vascular periférica, que ocasiona dolor al caminar hasta el punto de obligar al paciente a pararse y que es a menudo la antesala de un accidente cardiovascular mayor. En el cerebro puede provocar un infarto cerebral, en el que una arteria se tapona y se produce una destrucción masiva de neuronas que puede llegar a ser mortal. O bien puede producirse una embolia, cuando un coágulo que se desprende de una arteria lejana circula por la sangre hasta ir a encallar en una arteria del cerebro, lo que también causa una destrucción masiva de neuronas.

Viaje al centro de una arteria

En una arteria sana, la sangre circula sin encontrar obstáculos.

El colesterol se acumula en placas de grasa en la pared de la arteria. Estas placas reducen el diámetro por el que puede circular la sangre.

En algunos casos se forma un coágulo sobre la placa de grasa. Si el coágulo se desprende, puede dar lugar a una embolia.

Cuando un coágulo obstruye totalmente una arteria, la sangre deja de circular y se produce un infarto.

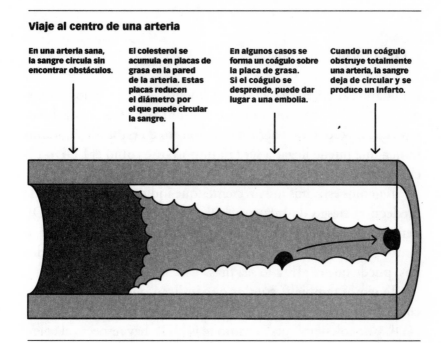

Con este expediente, el LDL se ha convertido en la diana prioritaria de los tratamientos para controlar el colesterol. Si hace veinte años nos contentábamos con medir el colesterol total sin preocuparnos por analizar el LDL, y hace diez años aceptábamos como normal un LDL de 160, ahora que sabemos cómo actúa aconsejamos que el LDL esté por debajo de 100 para todas las personas con enfermedad cardiovascular.

Para las personas a las que no se ha diagnosticado ninguna enfermedad cardiovascular, se acepta, aunque no se aconseja, que el LDL pueda llegar hasta 130. Un nivel de 130 a 160 sería ya un semáforo ámbar, una llamada de atención incluso para personas sin ningún otro problema de salud. Y un nivel superior a 160 se considera hoy un riesgo inaceptable para cualquier persona, un semáforo rojo, un nivel en el que hay que actuar porque se está jugando a la ruleta rusa con el colesterol.

HDL, brigada de limpieza

En cuanto al colesterol HDL, el bueno, lo conocemos menos que el LDL y no tenemos aún un conjunto de recomendaciones tan claras, pero lo que hemos descubierto en estos últimos años indica que puede llegar a ser tan importante como el LDL o incluso más.

Tenemos estudios muy recientes que indican que, a la hora de predecir el riesgo de infarto de una persona, el nivel del HDL permite un pronóstico tan o más preciso que el del LDL. Por lo tanto, los dos tipos de colesterol son importantes pero, entre los dos, puede que el HDL lo sea más.

Tenemos también estudios que indican que, tan importante como la cantidad total de HDL, es la relación entre los niveles de HDL y de colesterol total: cuanto más HDL hay respecto al colesterol total, menor es el riesgo cardiovascular. Así, una persona con un colesterol total de 180 y un HDL de 60 (una relación de 3 a 1), tiene un riesgo de infarto insignificante; pero si con el total de 180 tiene un HDL de 36 (una relación de 5 a 1), su riesgo es mucho mayor, aun cuando el nivel de colesterol total sea el mismo.

Y después tenemos los estudios sobre todas las acciones beneficiosas que el HDL tiene en el organismo. La más importante, como hemos visto antes, es que actúa como una brigada de limpieza que retira el colesterol malo de las arterias. Pero además tiene un efecto antioxidante que probablemente reduce la arteriosclerosis. Evita que allí donde el colesterol LDL forma una placa de ateroma acudan moléculas y células que agraven la lesión. Y probablemente ayuda a prevenir la formación de coágulos de sangre como los que causan los infartos. En suma, si el LDL era un multidelincuente, el HDL viene a ser un multiprotector.

Con todos estos efectos beneficiosos, cuanto más alto sea el nivel de HDL, mejor. Así, un HDL superior a 60 se considera óptimo, un auténtico seguro de salud. Entre 50 y 60 se considera normal. De 40 a 50 se considera bajo. Y por debajo de 40, peligroso.

Si una persona no tiene ninguna enfermedad cardiovascular diagnosticada ni ningún otro factor de riesgo importante, se puede llegar a aceptar que el nivel baje hasta 35. Pero entre 30 y 35 estaríamos otra vez en ámbar. Y por debajo de 30, nos encontraríamos de nuevo jugando a la ruleta rusa.

Cuando hay factores de riesgo importantes, como tabaquismo o hipertensión, deberíamos ser más estrictos y poner el semáforo rojo en 35. Y si hay una enfermedad cardiovascular diagnosticada, ser aún más rigurosos y no aceptar valores inferiores a 40.

Cómo controlar el colesterol con la dieta

Sabiendo todo esto, ¿qué recomendarle a aquel paciente de cuarenta y siete años al que le acaban de detectar un colesterol de 250? Si sólo tiene este dato, si sólo sabe el nivel de colesterol total, debe hacerse un nuevo análisis de sangre con un perfil de lípidos completo para conocer sus niveles de LDL, de HDL y de triglicéridos. Lo ideal es hacerse el análisis en ayunas porque, después de comer, el LDL sube y el HDL baja. Además, el nivel de triglicéridos también fluctúa después de las comidas, de modo que lo mejor es no haber comido ni bebido nada excepto agua en las últimas doce horas antes del análisis.

Si los resultados confirman que el colesterol total se sitúa alrededor de 250, cuando lo recomendable es que no llegue a 200, y que el LDL está en niveles peligrosos, el mejor consejo que se le puede dar es que trate de corregir aquellos aspectos de su estilo de vida que le hacen tener un LDL elevado, empezando por la dieta. Hay algunas personas en que la hipercolesterolemia, como llamamos al exceso de colesterol, tiene un origen genético o es consecuencia de otra enfermedad. En otros casos, la estrategia que asegura un máximo beneficio con un mínimo riesgo y un mínimo coste es intentar llevar una vida más sana.

Lo primero que conviene corregir de la dieta suele ser el abuso de grasas saturadas, como las que predominan en la carne de vacuno o los productos lácteos elaborados con leche entera. Pero al reducir las grasas saturadas no sólo hacemos bajar el LDL tal como queríamos, sino que además se reduce el HDL, cosa que no queríamos. Es decir, se reduce tanto el colesterol malo como el colesterol bueno.

Para mantener un buen nivel de HDL, debemos recurrir a un tipo de grasa que potencie más el colesterol bueno que el colesterol malo. Estas grasas saludables abundan en el aceite de oliva, en algunos frutos secos como nueces y avellanas y en pescados grasos como el salmón o la sardina.

Por lo tanto, nos encontramos con la paradoja de que, para tener unos niveles de colesterol saludables, conviene tener una dieta generosa en grasas, pero no en grasas saturadas como las de las carnes rojas y la leche, sino en grasas insaturadas como las del pescado o el aceite de oliva. (Para una información más completa sobre las grasas, véase el capítulo 10.)

En cambio, eliminar grasas y sustituirlas por carbohidratos, un error frecuente entre personas que tratan de reducir sus niveles de colesterol, lleva a reducir sobre todo el colesterol bueno y aumentar el riesgo cardiovascular. Para no cometer errores y orientarse en el laberinto de las grasas, en ocasiones puede ser aconsejable una consulta a un especialista en nutrición a la hora de corregir la dieta para controlar el colesterol.

Doctor, ¿puedo tomar huevos?

Otro error común es pensar que, para reducir los niveles de colesterol en la sangre, lo más importante es reducir el colesterol de la dieta, cuando lo esencial es reducir las grasas saturadas. Si uno abusa de quesos, huevos, embutidos o marisco, que son todos ellos alimentos ricos en colesterol, moderar estos excesos le ayudará a reducir su nivel de colesterol en la sangre. De hecho, se recomienda tomar un máximo de 300 miligramos de colesterol diarios, que es aproximadamente la cantidad que hay en un huevo. Pero cuanto menos colesterol tomemos, más sintetizará nuestro organismo. Y llegará un punto en que, aunque apliquemos recortes cada vez más drásticos al colesterol de la dieta, ya no conseguiremos reducir más el colesterol de la sangre.

Personalmente, estoy en contra de tomar medidas drásticas con la dieta. Creo que imponer restricciones drásticas es incitar a los pacientes a no cumplirlas y que sólo están justificadas en casos excepcionales. A casi todos mis pacientes les digo que una vez por semana pueden comer lo que les apetezca. Sin restricciones. Es beneficioso desde un punto de vista psicológico, porque les hace más llevadero vigilar lo que comen los otros seis días de la semana. Y no creo que les perjudique porque el metabolismo no cambia de un día para otro, tiene un ritmo de adaptación más lento, y si un día se comete un exceso, el organismo lo supera sin dificultad.

Así que cuando un paciente me pregunta: «Doctor, ¿puedo tomar huevos?» «Pues claro que puede tomar huevos», le digo. El huevo es en realidad un alimento muy completo, porque contiene todos los nutrientes que un embrión necesita para su desarrollo. Que tenga tanto colesterol es una prueba de la enorme importancia que tiene el colesterol para los seres vivos. Lo único que les pido a los pacientes a los que les gustan los huevos es que sean razonables, que no empiecen a tomar huevos con beicon cada día para desayunar. Pero si les apetece tomar un par de huevos por semana, les digo, no creo que les vaya a pasar nada. Y si les preocupa la gran cantidad de colesterol que hay en la yema, a partir del tercer huevo tienen la opción de tomar sólo la clara, que no lleva colesterol.

Estrategias para aumentar el buen colesterol

Además de reducir las grasas saturadas de la dieta, en aquellos casos en que el exceso de colesterol se acompaña de sobrepeso o de obesidad, que son la mayoría, se aconseja adelgazar. No sólo porque el exceso de peso es el punto de partida hacia otros problemas de salud como la hipertensión o la diabetes, sino porque es perjudicial para la propia gestión del colesterol.

Cuanto mayor es el índice de masa corporal, esto se ha comprobado en distintos estudios, más bajo es el nivel de HDL y más alto el de triglicéridos. Y una buena estrategia para que el HDL se recupere y pueda limpiar las arterias de multidelincuentes es tratar de recuperar un IMC inferior a 25.

Para conseguirlo, ya no se trata sólo de rebajar las grasas saturadas de la dieta sino de reducir la factura total de calorías, tanto las que vienen de las grasas, como las de los carbohidratos —sobre todo las de los azúcares— y las del alcohol.

Al mismo tiempo, si el paciente es fumador, puede aumentar su HDL alrededor de un 10 % dejando el tabaco.

Pero lo mejor que uno puede hacer para conseguir una buena propina de HDL es practicar actividad física. Ejercicios aeróbicos como correr o nadar pueden elevar el nivel de HDL alrededor de un 5 %. Y no hace falta ser un gran atleta para conseguir este beneficio. Lo que cuenta, más que la intensidad del ejercicio, es con qué frecuencia y durante cuánto rato se practica. Puede ser suficiente caminar a paso rápido para elevar el HDL, pero conviene hacer un mínimo de tres sesiones por semana, y de por lo menos 30 minutos cada una, para conseguir un beneficio apreciable. Y si son cinco aún mejor. Parece que, para conseguir los máximos beneficios de la actividad física, mejor son cinco sesiones de media hora que tres de una hora.

Cuándo recurrir a los fármacos

Seis semanas después de recomendar todas estas medidas, conviene hacer un nuevo análisis para ver cómo han evolucionado los niveles de colesterol en la sangre. Como norma general, el colesterol suele tardar entre dos y tres semanas en empezar a bajar a partir del momento en que se corrige la dieta, así que seis semanas es un tiempo suficiente para ver los primeros resultados.

Si estos resultados son insuficientes, conviene complementar los cambios que se hayan introducido en la dieta y en la actividad física con suplementos de fibra, y ver los resultados pasadas otras seis semanas. Estos productos son útiles para inhibir la absorción de grasas en el aparato digestivo y para potenciar la sensación de saciedad, de modo que ayudan a reducir tanto la cantidad de grasas saturadas que pasan a la sangre como la cantidad de calorías que se ingieren.

La idea básica es que la dieta y la actividad física son la primera línea de tratamiento para corregir niveles de colesterol preocupantes. Con el tiempo, adoptando hábitos saludables se pueden llegar a conseguir reducciones de 30 a 55 mg/dl en el colesterol total.

Pero hay un grupo amplio de personas en las que estas medidas no son suficientes, ya sea porque su nivel de colesterol inicial era muy elevado, o porque su hipercolesterolemia no se debe a hábitos poco saludables que se puedan corregir sino que tiene un origen genético, o simplemente porque no siguen las recomendaciones de los médicos. También hay un grupo amplio de pacientes que ya tienen una enfermedad cardiovascular diagnosticada y en los que se recomienda de entrada un tratamiento agresivo para reducir el colesterol.

Para todas estas personas tenemos en la actualidad fármacos muy eficaces frente al colesterol LDL. Estos fármacos no sustituyen a las recomendaciones sobre dieta y actividad física sino que las complementan.

Los más importantes son las estatinas, que inhiben la producción de colesterol en el hígado, de modo que se reduce la cantidad de LDL en la sangre, lo que propicia que salga el LDL acumulado en las paredes de las arterias y reduce de manera sustancial el riesgo de infarto. Las estatinas tienen también un efecto anticoagulante y un efecto antiinflamatorio que reducen aún más el riesgo de accidente cardiovascular y que, además, parece que pueden ser útiles frente a otras enfermedades como el alzheimer o la esclerosis múltiple.

Hoy día las estatinas están recomendadas para todos los pacientes con enfermedad cardiovascular diagnosticada con un LDL superior a 130; para todas las personas con dos o más factores de riesgo con un LDL superior a 160; y para cualquier persona con un LDL superior a 190 aunque no tenga ningún otro factor de riesgo.

Pero los cardiólogos estamos debatiendo ahora si estos niveles son aún demasiado elevados, porque hemos visto que el riesgo de accidente cardiovascular se reduce de manera sustancial cuando reducimos el LDL de 130 a 100, y sigue reduciéndose cuando lo bajamos de 100 a 70. Aún no sabemos en qué nivel de LDL el riesgo es mínimo porque no hemos llegado por debajo de 70 en ninguna investigación, pero mi opinión personal es que en un futuro próximo recetaremos estatinas a muchas más personas que hasta ahora, empezando por todos los pacientes con enfermedad diagnosticada aunque tengan un nivel de LDL inferior a 100.

Incluso con las recomendaciones actuales, sólo toman estatinas una minoría de las personas a las que les convendría tomarlas. En Estados Unidos, por ejemplo, sólo una de cada tres personas que reúnen los criterios para que se les receten estatinas las está tomando. En el conjunto del mundo, la proporción es de una de cada ocho: de los 200 millones de personas que deberían tomar estatinas, las toman 25 millones.

Los datos que tenemos de España no son mejores. Según un estudio que se ha hecho en las comunidades de Madrid, Castilla-León y Galicia, siete de cada diez personas mayores de sesenta y cinco años tienen hipercolesterolemia. Entre los afectados, sólo uno de cada tres sabe que tiene unos niveles de colesterol excesivos. Y entre los que lo saben, sólo uno de cada tres está en tratamiento con fármacos. Y el hecho de que sean mayores de sesenta y cinco años no justifica que no reciban tratamiento, porque en este grupo de edad reducir el colesterol a niveles aceptables aumenta de manera notable la esperanza de vida.

Así que cuando llega un paciente a la consulta preocupado porque acaba de descubrir que tiene un colesterol de 250, en lugar de decirle que tiene un problema, lo mejor es hacerle ver que tiene una solución. A algunos pacientes incluso se les puede decir:

—¿250? ¡Enhorabuena, está usted de suerte!

—¿Suerte? ¿Cómo que suerte?

—Sí, usted está de suerte, porque la gran mayoría de las personas que se encuentran en su situación no saben que tienen un problema con el colesterol y no hacen nada por solucionarlo. Pero usted forma parte de la minoría de afortunados que sí lo sabe y que puede tomar las medidas necesarias para no tener un día un infarto.

CAPÍTULO SIETE

Hipertensión. La asesina silenciosa

Después de haber explicado en el capítulo anterior lo peligroso que resulta el exceso de colesterol, es hora de recordar que casi la mitad de las víctimas de infartos tienen niveles de colesterol normales. Y esto ocurre porque las enfermedades cardiovasculares son, en la mayoría de casos, el desenlace final de los ataques a que se ve expuesto el cuerpo humano durante años desde múltiples frentes. Si no es el colesterol, son el tabaco, la hipertensión, la grasa abdominal con sus ráfagas de citoquinas, incluso la contaminación atmosférica, y después de resistir durante veinte, treinta, cuarenta años, llega un momento en que el cuerpo no aguanta más y claudica. Es el momento de llamar a una ambulancia para ir a urgencias.

Entre todos estos ataques, los más peligrosos son los que vienen de la hipertensión. Sin embargo, aunque la Organización Mundial de la Salud destaca la tensión arterial como el factor de riesgo que más muertes causa en el mundo, siete millones de muertes anuales tanto los médicos como los pacientes seguimos sin dar a la hipertensión toda la importancia que se merece. Los médicos, porque en muchos casos seguimos aceptando como normales niveles de tensión arterial que, con todo lo que sabemos hoy día sobre cómo funciona el cuerpo humano, son absolutamente inadmisibles. Y los pacientes, porque la hipertensión pocas veces interfiere con su vida diaria, pocas veces les causa molestias, por eso se la llama la asesina silenciosa, porque es una enfermedad traidora que no se delata con síntomas evidentes, así que la mayoría de las personas no la ve como un motivo para ir al médico.

El resultado es que la hipertensión suele estar mal diagnosticada y, cuando se diagnostica, no siempre está bien tratada. En España, sin ir más lejos, un 35 % de los adultos tienen hipertensión, lo cual representa unos diez millones de personas, una cifra enorme. Entre estos diez millones, por cada tres personas hipertensas hay una que no sabe que lo es. Y entre las que lo saben, hay una parte pequeña que no hace nada por corregirla y otra parte mayor que no hace lo suficiente. Al final, según los cálculos de la Sociedad Española de Hipertensión y de la Liga Española para la Lucha contra la Hipertensión Arterial, sólo un 15 % de las personas hipertensas recibe un tratamiento médico óptimo. Sólo un 15 % para una de las enfermedades que mayor número de muertes causa.

Cómo se regula la tensión

La tensión arterial es la presión con la que la sangre circula por el interior de las arterias. O, dicho de otra manera, la presión que la sangre ejerce sobre la pared de las arterias.

Para comprender por qué una tensión demasiado alta o demasiado baja es dañina y qué hacer para controlarla, conviene saber que, cuando uno se toma la tensión, se registran dos valores: la máxima y la mínima. Se expresan con dos números separados por una barra. Por ejemplo, 130/90 milímetros de mercurio (mm Hg) significa una máxima de 130 y una mínima de 90. A veces se dice también 13/9 en lugar de 130/90. Es el mismo valor dividido por diez y significa exactamente lo mismo.

Los valores se expresan en milímetros de mercurio porque ésta es la altura a la que se elevaría una columna de mercurio si se la empujara con la misma presión que hay en el interior de la arteria.

La máxima, lo que llamamos la presión sistólica, corresponde al momento en que el corazón se contrae y expulsa sangre a presión. La mínima, o presión diastólica, corresponde al momento en que se relaja entre dos contracciones.

Sin embargo, no sólo el corazón determina los valores de la presión arterial. Más importante aún que el corazón es el estado de los vasos sanguíneos periféricos, como las arterias que nutren los músculos de las piernas o las vísceras del abdomen. Cuando las arterias están dilatadas, la sangre puede circular a poca presión. Pero cuando las arterias se contraen, la presión aumenta. Viene a ser un problema de fontanería: cuanto más se estrecha la manguera, a más presión circula el líquido.

Este papel regulador de los vasos sanguíneos periféricos es lo que explica que las personas mayores tengan la tensión más alta que los adultos jóvenes ya que, con la edad, los vasos sanguíneos pierden poco a poco la capacidad de dilatarse. Se estima que, por encima de los cincuenta años, la tensión aumenta 5 milímetros de mercurio por década, de modo que una persona que tenga 130 de máxima a los cincuenta, tendrá 135 a los sesenta y 140 a los setenta. Y por eso nos encontramos con que en España dos de cada tres personas mayores de sesenta años son hipertensas.

También son los vasos sanguíneos periféricos los que explican que el alcohol, el tabaco, el café o el estrés hagan subir la tensión. Todos ellos son poderosos vasoconstrictores, lo que significa que estrechan las arterias y obligan a la sangre a circular a más presión.

Finalmente, los riñones, que son el tercer gran regulador de la tensión arterial después del corazón y de los vasos periféricos, controlan el volumen de agua que hay en la sangre. Cuanta más agua circula por la manguera, mayor es la presión. Así que, cuando hay un exceso de agua, los riñones la eliminan en forma de orina. Y, al revés, cuando hay falta de agua en la sangre, una sequía interna, los riñones la retienen.

Aquí es donde entra en escena la sal que, al retener agua, incrementa el volumen de la sangre y eleva la tensión. Por eso uno de los primeros consejos que se da a las personas hipertensas es que tomen poca sal.

Los riesgos de la hipertensión

Por suerte, el cuerpo humano dispone de mecanismos muy precisos y sofisticados para adaptar la tensión arterial a las necesidades de cada momento. Cuando uno duerme, por ejemplo, las paredes de los vasos sanguíneos se relajan y la tensión es mínima. Cuando se levanta, los vasos de las piernas y el abdomen se contraen rápidamente para elevar la tensión y evitar que el cerebro y el corazón queden privados de sangre. Cuando más tarde hace ejercicio, los vasos también se contraen para poder suministrar más oxígeno a los músculos.

Pero estos mecanismos, a pesar de toda su sofisticación, no son perfectos y no evitan que la tensión se eleve en ocasiones a cotas peligrosas. En estos casos, la sangre que circula a alta presión deteriora poco a poco la delicada pared de las arterias, lo que llamamos el endotelio, de manera que la arteriosclerosis se agrava en toda la red de arterias del cuerpo humano, de los pies a la cabeza, y puede tener consecuencias nefastas en órganos especialmente sensibles como el cerebro, el corazón, los riñones o los ojos.

En el cerebro, por ejemplo, la propia presión de la sangre puede dañar pequeños vasos sanguíneos y causar lesiones que de manera aislada son poco importantes pero que una tras otra, a lo largo de los años, acaban haciendo estragos y llevando a la demencia senil. O bien puede provocar la ruptura de vasos de tamaño mediano y causar una hemorragia cerebral masiva. O erosionar la pared de las arterias allí donde se acumulan placas de grasa y originar coágulos que pueden causar un infarto cerebral. O también puede desprenderse un coágulo de las arterias carótidas, las dos grandes arterias que suben a cada lado del cuello, y producirse una embolia si este coágulo llega al cerebro y queda atascado en una pequeña arteria. (En la página 277 se incluye un gráfico donde se explican los distintos tipos de accidente vascular cerebral.)

En el corazón, de manera similar, la ruptura de una pequeña placa de la pared de una arteria por la acción mecánica de la sangre que circula a alta presión puede obturar una coronaria y causar un infarto. Y, si no se llega al infarto, de todos modos la hipertensión arterial obliga al corazón a hacer un sobreesfuerzo, ya que debe bombear la sangre con más energía para superar la resistencia de los vasos sanguíneos periféricos, lo que puede acabar degenerando en una insuficiencia cardíaca, es decir, en una incapacidad de bombear sangre de manera eficiente.

Nos encontramos, por lo tanto, ante un enemigo temible que ataca desde múltiples frentes, y que lo mismo puede lanzar una ofensiva relámpago y dejar el corazón fuera de combate como actuar bajo el radar sin ser detectado durante años, causando una suma de pequeños daños que al final acaban dejando la retina, o el cerebro, o el propio corazón, irrecuperables.

Alta tensión, baja tensión

Todo esto no es ninguna novedad. Gran parte de los daños que causa la hipertensión ya se conocían cuando yo estudiaba la carrera de medicina en los años sesenta. No es ninguna novedad y, sin embargo, hoy día seguimos aceptando niveles de tensión arterial alarmantes.

Cuando alguien me dice, y me ha ocurrido muchas veces, «tengo la tensión a 150/90, pero me han dicho que no hace falta que me trate, que es normal a mi edad», siempre digo que es un nivel inaceptable, que deben intentar bajar la máxima a 130 y la mínima a 85, y que tener sesenta y cinco o setenta años no es motivo para no actuar, porque los años que les quedan de vida, que pueden ser muchos, merecen vivirlos en las mejores condiciones posibles.

Hoy día consideramos que una máxima superior a 140 o una mínima superior a 90 indican hipertensión y justifican cambios de estilo de vida, sobre todo en la dieta, y un tratamiento con fármacos.

Cuando la máxima está entre 120 y 140 o la mínima entre 80 y 90 hablamos de prehipertensión. Esto significa que la persona no tiene aún hipertensión, pero la tendrá en el futuro a menos que corrija hábitos poco saludables. En esta franja no está justificado un tratamiento farmacológico pero sí se recomienda mejorar la dieta, reducir peso y practicar actividad física.

Por debajo de 120/80 hablamos de tensión normal.

Son valores que pueden parecer excesivamente estrictos porque, con este baremo, la mayoría de la población adulta no tiene una tensión normal. Pero si se han fijado estos valores es porque el riesgo cardiovascular empieza a aumentar a partir de 115/75 y se multiplica por dos por cada incremento de 20 en la máxima y de 10 en la mínima. Así, con una tensión de 135/85, un valor que aún no calificamos de hipertensión, se corre el doble de riesgo de sufrir un accidente vascular cerebral o un infarto que con 115/75. Y con 155/95, el riesgo ya se multiplica por cuatro.

Entre los dos valores, la máxima y la mínima, se suele dar más importancia al primero. Y es lógico, porque la máxima corresponde al momento en que el corazón expulsa sangre con más fuerza y está más relacionada con los accidentes vasculares cerebrales, que son en muchos casos la consecuencia más funesta de la hipertensión. La máxima también está más relacionada con los daños mecánicos que la hipertensión causa en la mayoría de las arterias.

La mínima, sin embargo, no se puede despreciar porque corresponde al momento en que el corazón se relaja y es entonces cuando entra más sangre en las arterias coronarias. De modo que una mínima excesivamente alta puede contribuir también a un infarto de miocardio.

En el otro extremo, una tensión demasiado baja puede ser también un problema. Es el caso de las personas que a veces, cuando se levantan, se sienten mareadas hasta el punto de caerse. Lo que ocurre en estos casos, que son más habituales en mujeres que en hombres, es que el cuerpo tarda más de lo normal en adaptarse a la posición vertical y durante unos segundos no llega suficiente sangre al cerebro. Es típico que ocurra en verano, cuando el calor dilata los vasos sanguíneos y la sangre tiende a acumularse en la parte inferior del cuerpo, o después de pegarse una gran comilona, cuando el aparato digestivo le roba sangre al cerebro.

Éste es un problema menor comparado con la hipertensión. Pero hay un grupo de personas, sobre todo personas mayores con presión relativamente baja, un pulso lento y propensión a sufrir vahídos o caídas, en las que está justificada una visita al médico. En el resto de casos, suele bastar con tomar líquidos en abundancia y añadir algo más de sal a la dieta para elevar la tensión arterial y resolver el problema.

Le puede ocurrir a cualquiera

Volviendo a la hipertensión, que es un problema más frecuente y más grave, no hay un perfil típico de persona hipertensa. Es algo que le puede ocurrir a cualquiera. Contrariamente a una idea extendida, no depende del temperamento de cada persona. Cuando los médicos hablamos de la tensión, nos referimos a la presión con que circula la sangre por las arterias, que es independiente de la presión o el estrés a los que se ve sometido una persona. Y lo que vemos en las consultas es que incluso la persona más serena y calmada del mundo puede tener hipertensión. Y al revés, una persona temperamental puede tener una tensión normal.

Es cierto que, cuando uno se encuentra en una situación de estrés agudo, la tensión tiende a subir. Esto ocurre porque el estrés hace que se liberen adrenalina y otras hormonas vasoconstrictoras que elevan la tensión arterial. Pero esta elevación es transitoria y por lo general intrascendente. En realidad, la tensión registra grandes fluctuaciones a lo largo del día, e incluso una persona sana puede encontrarse a veces con una máxima superior a 160 y una mínima superior a 110. Éstos son valores que, si se dan de manera ocasional, son perfectamente normales y no significan que una persona tenga hipertensión. No hay que darles mayor importancia. Hablamos de hipertensión sólo cuando la tensión arterial se mantiene elevada de manera constante.

Pero ¿cómo detectarla, si no suele haber ninguna señal de alarma que pueda hacer sospechar a una persona que tiene hipertensión? En algunas personas, pocas, la hipertensión se acompaña de dolor de cabeza en la frente o en las sienes. Pero hay muchos casos de dolor de cabeza que no tienen nada que ver con la hipertensión. Y muchos casos de hipertensión que no se acompañan de dolor de cabeza. Al final, la única manera fiable de saber si uno tiene una tensión normal o no es tomársela.

Para detectar la hipertensión antes de que cause daños graves en las arterias, la Asociación Americana del Corazón aconseja que todos los adultos se la tomen por lo menos una vez cada dos años a partir de los veinte años de edad. En niños con obesidad o con antecedentes familiares de hipertensión, por ejemplo con la madre o el padre o un hermano hipertenso, yo aconsejaría, aunque esto no es una recomendación oficial, empezar a tomar la tensión a partir de los diez años.

Dado que la tensión fluctúa, en los casos en que se duda si una persona es hipertensa o no conviene tomarla varias veces para asegurarse un diagnóstico correcto. Lo ideal es tomársela una vez al día, y cada día a horas distintas, durante tres semanas. Y, mejor aún, tomársela dos veces con dos minutos de diferencia a cada medición, descartar el primer resultado y quedarse con el segundo. Lo que se consigue con tantas mediciones es tener una buena visión de conjunto y evitar que las fluctuaciones naturales de la tensión tergiversen el diagnóstico.

Esta misma estrategia de medir la tensión una vez al día durante tres semanas también es conveniente cuando un paciente empieza a tomar algún fármaco contra la hipertensión para asegurarse que responde al tratamiento y que la dosis es la adecuada.

Una dieta contra la hipertensión

Si después de hacer todas las mediciones una persona tiene hipertensión, es urgente tomar medidas. La más popular es reducir el consumo de sal. Se le dice que procure cocinar sin sal, que no ponga el salero en la mesa, que recurra a otros condimentos para dar sabor a sus platos... El problema es que es casi imposible saber cuánta sal toma cada uno y si supera el límite máximo recomendado de seis gramos diarios, que equivalen a una cucharadita de sal para todo el día, porque no hay manera de averiguar cuánta sal contienen los alimentos procesados que se compran en el supermercado o los platos que sirven en los restaurantes. El jamón york, por ejemplo, aunque no tiene un sabor salado, contiene a menudo más sodio que el serrano. La leche, aunque por el sabor tampoco lo parezca, también contiene una cantidad apreciable de sodio. El sodio es la clave, porque es el elemento de la sal que hace subir la tensión. Los platos precocinados suelen llevar también sobredosis de sal, así como algunas galletas y panes industriales.

Al final, las únicas recomendaciones generales que se pueden hacer para limitar el consumo de sal son evitar los alimentos procesados y optar por alimentos naturales, acostumbrarse a leer las etiquetas de los alimentos para averiguar cuánto sodio llevan y, cuando uno come en casa, procurar cocinar sin sal y no poner el salero en la mesa. Hay una minoría de personas muy sensibles a la sal que pueden conseguir una reducción espectacular de la tensión con estas medidas. Pero en la mayoría de personas hipertensas, las restricciones de sal, aun siendo aconsejables, tienen un impacto limitado.

Mucho más importante que restringir la sal es reducir el peso. De hecho, la tensión arterial sube a medida que el índice de masa corporal aumenta y, en los casos de sobrepeso y de obesidad, adelgazar es la medida más eficaz para hacer bajar la tensión. Se estima que la tensión máxima puede reducirse 20 milímetros de mercurio, o incluso más, y el riesgo cardiovascular debido a la hipertensión reducirse casi a la mitad, por cada diez kilos que pierde una persona obesa.

Aparte de restringir las calorías para perder peso, corregir los desequilibrios de la dieta también es útil de cara a controlar la tensión. Entre las distintas combinaciones de alimentos que se han analizado en personas hipertensas, la que se ha mostrado más eficaz es la dieta DASH —el nombre viene de las iniciales inglesas de Aproximación Dietética para Frenar la Hipertensión (Dietary Approach to Stop Hypertension)—. Es una dieta generosa en frutas, vegetales y productos lácteos desnatados, incluye cereales integrales, pollo, pescado y frutos secos y es restrictiva en grasas, carnes rojas, azúcares y alcohol. En personas hipertensas, este tipo de dieta reduce la máxima una media de 11 milímetros y la mínima una media de 5,5.

Y no es que la dieta DASH prohíba las carnes rojas o el alcohol. Los admite en pequeñas cantidades. En el caso del alcohol, por ejemplo, no se desaconseja que un hombre tome hasta dos copas de vino, o dos cervezas, al día. O que una mujer tome una copa de vino o una cerveza. Pero a partir de la tercera copa para un hombre o de la segunda para una mujer los perjuicios superan a los beneficios. Por un lado, porque las bebidas alcohólicas contienen una cantidad enorme de calorías que contribuyen a la obesidad. Y además porque, aunque el alcohol dilata los vasos sanguíneos más superficiales, y por eso a algunas personas se les ponen las mejillas rojas cuando toman vino, en las arterias más profundas tiene una acción vasoconstrictora que eleva la tensión arterial.

La cafeína, por el contrario, tiene una importancia mucho menor. Puede parecer que el café, al ser un estimulante, tenga que elevar la tensión arterial. Pero ningún estudio ha relacionado de manera concluyente el consumo de más o menos café con una tensión más alta o más baja, y las normas dietéticas de la Asociación Americana del Corazón sobre prevención y tratamiento de la hipertensión, que son muy claras en cuanto a no abusar de grasas, de azúcares o de alcohol, no hacen ninguna referencia al café. Así que si a una persona hipertensa le apetece tomarse un café para desayunar, no hay motivos para desaconsejárselo. Le diría que no tome seis al día, porque tanta cafeína puede perjudicar a cualquiera, pero no creo que uno o dos al día tengan una influencia importante.

Al margen de cuidar la dieta y controlar el peso, la práctica de actividad física también ha demostrado tener una gran eficacia para controlar la tensión arterial. Lo cual es paradójico porque, en el momento en que hacemos actividad física, sometemos el corazón a un sobreesfuerzo que eleva la tensión. Pero lo que conseguimos es que la tensión se estabilice después a un nivel más bajo.

Los estudios realizados con voluntarios hipertensos han revelado que la actividad física óptima para reducir la tensión, al igual que para reducir el colesterol, son los ejercicios aeróbicos como correr o nadar y que, para conseguir una mejora apreciable, conviene practicarlos por lo menos tres veces por semana y por lo menos treinta minutos cada vez.

Para personas que se sienten estresadas, también se ha visto que es beneficioso aprender técnicas de relajación como las del yoga.

Tratamiento con fármacos

Pero todas estas medidas son a veces insuficientes para reducir la tensión arterial a niveles seguros y es preciso recurrir a fármacos. Tenemos tres grandes tipos de fármacos que actúan de maneras distintas y muchos pacientes necesitan tomar más de uno para controlar su tensión.

La primera opción son los diuréticos, que actúan eliminando el exceso de líquido de la sangre y que son los fármacos que ofrecen mejores resultados de cara al control de la tensión, pero tienen el problema de que algunos pacientes no los toleran bien porque les hacen orinar con frecuencia.

Después tenemos los vasodilatadores, que reducen la tensión dilatando los vasos sanguíneos. Hay muchos tipos de vasodilatadores distintos y son muy recetados en la actualidad, aunque tienen el inconveniente de que llevan a menudo a fluctuaciones importantes de la tensión a lo largo del día, mientras que los diuréticos tienen la ventaja de que la estabilizan de manera más consistente.

Finalmente tenemos los betabloqueantes, que reducen la tensión inhibiendo los impulsos nerviosos del cerebro hacia el corazón y los vasos sanguíneos, de modo que el corazón late más lentamente y con menos fuerza. Son útiles en los casos en que la hipertensión tiene un componente emocional importante, y yo los recetaría preferentemente a personas irascibles y temperamentales, pero pueden causar fatiga, impotencia y afectar a la capacidad de trabajo.

Algunos pacientes se sienten tentados, al empezar a medicarse, a dejar de cuidar tanto la dieta, controlar el peso o practicar actividad física. Piensan «lo intenté, pero no funcionó y ahora que me dan fármacos, ¿para qué voy a seguir intentándolo?». Esta actitud es un error. A estos pacientes yo les diría que sí que funcionó, pero no funcionó lo suficiente; que les hace falta una pequeña ayuda más, una pequeña dosis de fármaco, para bajar su tensión a un nivel en que nos sintamos seguros. Pero si se relajan con la dieta, con el control del peso y con la actividad física, ya no les bastará con una pequeña ayuda, les harán falta dosis más grandes y los resultados seguramente serán peores.

CAPÍTULO OCHO

Coagulación. Una tormenta en un vaso sanguíneo

Cada vez que se registra un pico de contaminación atmosférica en una gran ciudad, con unos niveles de contaminantes elevados que persisten durante unas horas o unos días, se registra también un pico en el número de muertes por fallos cardiorrespiratorios. Las víctimas son casi siempre personas de salud frágil, que venían arrastrando alguna enfermedad pulmonar o cardiovascular anterior, y que han llegado a un punto en que no consiguen superar una agresión más. El número de muertes es enorme: un estudio hecho en Francia, Austria y Suiza ha calculado que, sólo en estos tres países, la contaminación atmosférica causa 40.000 muertes al año; en Holanda, otro estudio ha llegado a la conclusión de que la contaminación causa el doble de muertes que los accidentes de tráfico. Y uno se pregunta, ¿cómo es posible? ¿Cómo explicar que la contaminación del aire, con la que estamos tan acostumbrados a convivir, pueda causar tantas muertes? Parte de la respuesta, según hemos descubierto en los últimos años, es que algunas partículas son suficientemente pequeñas para pasar junto al oxígeno de los pulmones a la sangre y que, una vez empiezan a circular por el sistema cardiovascular, desencadenan una reacción de efectos devastadores. Una reacción de inflamación.

La inflamación tiene una importancia que ni sospechábamos en el origen de los accidentes cardiovasculares. Y no es sólo la inflamación ante los contaminantes atmosféricos, sino ante los residuos del tabaco que circulan por la sangre, ante las citoquinas que la grasa segrega o ante el colesterol LDL. Todas estas agresiones propician una reacción inflamatoria que favorece la coagulación de la sangre. La importancia de la inflamación y de la coagulación es incluso superior a la del colesterol o la de la hipertensión, porque se pueden dar infartos en personas con niveles de colesterol normales o con una tensión arterial normal, pero no se pueden dar infartos sin inflamación y sin coagulación. Siempre que se produce un infarto hay una reacción inflamatoria descontrolada.

De qué hablamos cuando hablamos de inflamación

Estamos acostumbrados a hablar de inflamación como sinónimo de hinchazón. Cuando nos hacemos un corte en la piel y entran bacterias, por ejemplo, acuden tropas de células blancas del sistema inmunitario llamadas monocitos para enfrentarse a las bacterias y, en la breve guerra química que tiene lugar en un espacio de unos pocos milímetros cúbicos, liberan sustancias que detienen el avance de las bacterias y provocan una sensación de hinchazón dolorosa.

La inflamación de la pared del interior de las arterias es muy similar a la de la piel, pero con dos diferencias. Una es que en las arterias no hay receptores del dolor que envíen al cerebro una señal de que algo no funciona bien —porque al fin y al cabo el dolor es esto, un sistema biológico de detección de averías— de modo que no nos damos cuenta de que tenemos las arterias inflamadas y de que la arteriosclerosis progresa. La otra diferencia es que lo que provoca la inflamación en la pared de la arteria no es una infección o una picadura de insecto como en la piel sino alguna sustancia que circula por la sangre como nuestro propio colesterol LDL. Cuanto más colesterol se acumula en la arteria, más células del sistema inmunitario acuden para retirarlo.

En realidad, cuando hablamos de inflamación, estamos hablando, no de hinchazón, sino de esta activación de las células blancas del sistema inmunitario. En muchos casos, es cierto, la inflamación se acompaña de hinchazón. Esto ocurre, por ejemplo, en la pared de las arterias cuando se inflaman. Pero hay algunos casos en que los monocitos pueden estar activados en la misma sangre, donde los tóxicos del tabaco, o el colesterol LDL, o el exceso de glucosa en personas diabéticas, atraen las tropas inmunitarias, que desencadenan un ataque a veces catastrófico. Hablamos entonces de inflamación de la sangre.

De la inflamación al infarto

La inflamación, por lo tanto, es en su origen un sistema de defensa del cuerpo humano frente a bacterias, toxinas y otras agresiones. Pero cuando uno tiene las arterias coronarias ya muy maltrechas, lo último que quiere es tener allí una batalla campal entre células inmunitarias y colesterol LDL. Sin embargo, esto es exactamente lo que ocurre, que el uso excesivo de la fuerza por parte del sistema inmunitario desencadena el infarto.

Concretamente, los monocitos, en su afán por eliminar el LDL, provocan la rotura de alguna de las placas de colesterol acumuladas en las paredes de las arterias, de modo que el colesterol irrumpe en el interior de la arteria, en el conducto por donde circula la sangre. Al mismo tiempo, las tropas inmunitarias abren fuego a discreción con proteínas que provocan la coagulación tanto en la pared de la arteria como en la propia sangre.

Coagular sería, en otro momento y en otro lugar, la acción perfecta para curar la herida. Es la herramienta que tiene el sistema inmunitario para evitar un derramamiento innecesario de sangre. Pero aquí, en plena tormenta bioquímica en el interior de una coronaria, el coágulo obstruye la arteria y bloquea el paso de sangre a una parte del corazón. Si no llega sangre, no llega oxígeno, y el corazón queda literalmente estrangulado. Es el inicio de un infarto: la muerte de una parte del músculo cardíaco por falta de oxígeno. Lo que ocurre en realidad es que los monocitos, que en condiciones normales hacen un trabajo sensacional retirando el colesterol LDL de la pared de las arterias y de la propia sangre, se autodestruyen al encontrarse desbordados y liberan un cóctel de sustancias devastadoras que destruyen el tejido de la arteria y favorecen la formación de un coágulo.

Los cuatro jinetes de la inflamación y la coagulación

Sin llegar al extremo de un infarto, también puede darse una situación de inflamación crónica en la que el sistema inmunitario se encuentra permanentemente activado y se liberan de manera permanente sustancias oxidantes que aceleran la progresión de la arteriosclerosis.

Esta situación es la que se da, por ejemplo, en personas obesas, porque las células grasas liberan sustancias que inflaman tanto la pared de la arteria como la sangre. Se da también en personas con diabetes, porque el exceso de azúcar en la sangre estimula una reacción inmunitaria. Y se da en personas que tienen un nivel de colesterol LDL elevado porque el exceso de LDL activa también el sistema inmunitario en la pared de las arterias y en la sangre.

Estos tres agresores, obesidad, diabetes y colesterol LDL, pueden provocar tanto una reacción de inflamación crónica que haga progresar la arteriosclerosis a largo plazo como una inflamación aguda inmediata que desencadene un infarto.

Hay un cuarto agresor, el tabaco, pero sólo parece provocar la reacción aguda. Por este motivo, cuando una persona deja de fumar, su riesgo cardiovascular pronto vuelve a ser casi tan bajo como si no hubiera fumado nunca, porque los daños que causa el tabaco a largo plazo en la sangre y las arterias son menores. Los daños inmediatos, en cambio, son enormes. Hasta donde sabemos hoy, y aún no lo sabemos todo, el tabaco estimula los monocitos del sistema inmunitario que, al verse desbordados, se autodestruyen liberando un cóctel de sustancias devastadoras que favorecen la coagulación.

Es cierto que uno puede fumar durante décadas sin que llegue a formarse ningún coágulo relevante, porque la sangre mantiene un sofisticado equilibrio entre proteínas que favorecen la coagulación y proteínas que la inhiben. Pero cuantos más números se apuesten a la coagulación, cuantos más cigarrillos se fumen, más fácil es que algún día el equilibrio se rompa y se forme un coágulo fatal.

Gripe y otras infecciones

Después viene una larga lista de candidatos a sumarse a los cuatro jinetes de la inflamación. Todos ellos provocan reacciones inflamatorias y todos aumentan el riesgo de sufrir un accidente cardiovascular, pero no siempre está claro que la inflamación sea la causa del accidente. Entramos, pues, en el campo de las hipótesis.

Todos los cardiólogos nos hemos encontrado, por ejemplo, con algún paciente que acaba de pasar una gripe y sufre un infarto. Hacemos una coronariografía para ver el estado de las arterias del corazón y nos encontramos con que sólo una arteria está mal, la que ha tenido el infarto. Todas las demás aparecen normales en la imagen. Si le hubiéramos hecho la coronariografía a este mismo paciente una semana antes, el día antes de pillar la gripe, no se nos hubiera ocurrido que estuviera a punto de sufrir un infarto. Y, sin embargo, ahí lo tenemos ingresado en cuidados intensivos.

¿Qué ha pasado en estos siete días? Se dice a menudo que el enfermo se ha descompensado. Tenía alguna enfermedad previa, en la mayoría de los casos alguna enfermedad crónica, se mantenía estable y, a raíz de la gripe, algo se ha desequilibrado en su organismo y todo se ha venido abajo. De acuerdo, pero ¿qué se ha desequilibrado y cómo? En algunos casos, una gripe puede llevar a una miocarditis, es decir, una inflamación del músculo cardíaco. Pero en otros, mi hipótesis es que la gripe provoca una activación del sistema inmunitario, que provoca a su vez una inflamación de la sangre, que lleva finalmente al infarto.

En la gran mayoría de infecciones no se observa este efecto dominó que desemboca en el infarto. Si uno tiene una hepatitis, o un herpes, o una gastroenteritis, no tiene motivos para temer que su corazón esté en peligro. Pero hay otras infecciones en que sí existe una relación clara con el riesgo cardiovascular, incluso más que con la gripe. Entre todas ellas, la reina es la infección por *Chlamydia pneumoniae*, una bacteria muy extendida entre la población, que suele anidar en los pulmones y causar resfriados, pero que puede infectar también los monocitos de la sangre e instalarse en las paredes de las arterias.

Varios estudios han encontrado una relación estrecha entre la infección por estas bacterias y el riesgo de infarto, hasta el punto de que en los años noventa se llegó a plantear si las enfermedades coronarias podían deberse a una infección, del mismo modo que hoy sabemos que las úlceras de estómago no se deben al estrés sino a una bacteria. Pero los tres grandes estudios que se han hecho para prevenir infartos con antibióticos, es decir, con fármacos que combaten específicamente las bacterias, han fracasado, mientras que los estudios para prevenir úlceras de estómago con antibióticos sí han tenido éxito. Hoy sabemos que las clamidias no son la causa de las enfermedades coronarias, que no son ellas las que acumulan el colesterol en las paredes de las arterias ni las principales responsables de hacer progresar la arteriosclerosis, pero que pueden ser el detonante de un infarto, probablemente porque infectan a los monocitos y provocan una inflamación de la sangre que aumenta el riesgo de que se formen coágulos.

Contaminación y otros detonantes

También la contaminación atmosférica se ha revelado, en más de 150 estudios hechos en los últimos quince años, como un gran detonante de accidentes cardiovasculares. Se ha observado, por ejemplo, que las personas que viven a menos de cien metros de una autopista o menos de cincuenta metros de una calle con mucho tráfico corren el doble de riesgo de morir por una enfermedad cardiorrespiratoria que el resto de la población. En el caso concreto del corazón, se ha demostrado que la contaminación por partículas finas como las que emiten los vehículos tiene capacidad para desencadenar infartos y arritmias, deteriorar las paredes de las arterias y aumentar la capacidad de coagulación de la sangre. En un estudio que hemos hecho en mi laboratorio del hospital Mount Sinai, en Nueva York, hemos visto que no hacen falta episodios de contaminación extrema para provocar estos daños en el corazón, sino que pueden darse con niveles de contaminación que aceptamos como normales. Y hemos iniciado otro estudio con personas que trabajan en peajes de autopistas, y que están expuestas a niveles elevados de humo de vehículos a diario, para evaluar el impacto de las emisiones contaminantes sobre la inflamación de la sangre y las arterias.

No tenemos aún el puzzle completo. Estamos juntando piezas para entender mejor qué relación hay entre la contaminación atmosférica y la salud cardiovascular. Pero la imagen que emerge es que, cuanto mayor es la contaminación, mayor es el riesgo. Y creo que vamos hacia un futuro en el que, igual que hemos rebajado los niveles que consideramos aceptables para el colesterol y la hipertensión, rebajaremos los niveles que consideramos aceptables para la contaminación atmosférica a medida que tomemos conciencia del impacto que tiene sobre la salud.

Otro posible detonante de una reacción inflamatoria de la sangre, aunque los datos son más escasos que con la contaminación, son las grandes comilonas ricas en grasas animales y en azúcares como las que es habitual tomar en Navidades. Es típico, aunque no frecuente, que una persona con las arterias coronarias ya deterioradas caiga fulminada a la salida de un restaurante tras pegarse un gran atracón. Y esto ocurre probablemente porque, tras el banquete, el nivel de triglicéridos en la sangre se dispara y propicia una inflamación aguda de la sangre que favorece la formación de coágulos.

Por el contrario, el tipo de inflamación que se produce cuando una persona se da un golpe, o se hace un esguince, o sufre una fractura, es independiente de la inflamación de la sangre y las arterias y no tiene ninguna influencia apreciable sobre el riesgo de infarto.

En busca de un buen marcador

Al final, la conclusión que se desprende de todos estos datos que hemos ido acumulando, de todas estas piezas del puzzle que forman una imagen cada vez más coherente, es que la inflamación no es menos importante que el colesterol o la hipertensión en el origen de las enfermedades cardiovasculares. Sin embargo, aunque se recomienda a todas las personas mayores de veinte años que se midan el colesterol y la tensión arterial de manera periódica, no se les recomienda aún que se midan el nivel de inflamación de la sangre. ¿Por qué no?

De hecho, existe un test para medir la inflamación de la sangre. En un análisis se mide el nivel de una sustancia llamada proteína C-reactiva (o CRP, según sus iniciales en inglés). Es lo que llamamos un marcador de inflamación: cuanto más acusada es la inflamación, mayor es el nivel de la proteína. Incluso se ha visto que el nivel de CRP ayuda a precisar el riesgo que tiene una persona de sufrir un infarto.

Pero es un marcador imperfecto, porque una CRP alta no siempre refleja un riesgo cardiovascular elevado. En algunos casos, responde efectivamente a una inflamación de la sangre o las arterias. Pero en otros casos puede responder a un catarro, a una lesión jugando a fútbol, o a algún otro tipo de inflamación que vierte en la sangre una gran cantidad de CRP pero que no tiene ninguna importancia de cara a la salud cardiovascular. Con el colesterol LDL o con la tensión arterial no tenemos esta ambigüedad: un nivel alto siempre supone un riesgo cardiovascular elevado.

A la espera de encontrar un marcador ideal, el análisis de CRP se restringe por ahora a personas que tienen antecedentes de problemas coronarios o factores de riesgo cardiovasculares relacionados con la inflamación como diabetes o hipercolesterolemia. En estos casos, un nivel elevado de CRP es una señal de alarma adicional que obliga a extremar precauciones. Pero la prueba no se aconseja a personas sanas que no tienen ningún motivo para sospechar que puedan sufrir un infarto.

Cuándo recurrir a fármacos

Si la inflamación es tan importante en los accidentes cardiovasculares, puede parecer buena idea recetar fármacos antiinflamatorios para prevenir embolias e infartos. De hecho, la gran eficacia de la aspirina en la prevención cardiovascular no parece deberse sólo a que previene la formación de coágulos en la sangre, como habíamos dicho siempre; creo que lo que explica su eficacia es que tiene al mismo tiempo una acción antiinflamatoria sobre la sangre. Y también dudo que la gran eficacia de las estatinas se deba sólo a su efecto sobre el colesterol LDL; probablemente se debe en parte a que reducen la inflamación.

Esto explicaría que las estatinas puedan ser eficaces contra algunas enfermedades neurodegenerativas, algo que se está investigando y sobre lo que aún no tenemos resultados concluyentes. O que las estatinas puedan ser eficaces contra enfermedades inflamatorias como la artritis. Estamos descubriendo que el impacto de la inflamación sobre la salud llega mucho más lejos que las enfermedades cardiovasculares. Lo que no sabemos aún, y es un campo de investigación apasionante en la actualidad, es hasta dónde llega.

Por supuesto, todo esto no justifica empezar a tomar fármacos antiinflamatorios de manera indiscriminada con fines preventivos. Los llamados coxibs, por ejemplo, que fueron presentados en su momento como un avance respecto a la aspirina y que incluyen algunos de los antiinflamatorios más conocidos, son perjudiciales para la salud cardiovascular.

Si uno quiere combatir la inflamación para no sucumbir a un infarto, lo último que yo le recetaría es un antiinflamatorio de la familia de los coxibs. Porque la aspirina anula dos sustancias, la cox-1, que favorece la coagulación de la sangre, y la cox-2, que inhibe la coagulación. Pero los coxibs sólo atacan la cox-2 y dejan intacta la cox-1, es decir, favorecen la coagulación y no la inhiben, aumentando así el riesgo de que se formen coágulos. Lo ideal, claro, sería tener un antiinflamatorio que hiciera exactamente lo contrario: atacar sólo la cox-1 y dejar intacta la cox-2, reduciendo así el riesgo de coágulos.

Pero como aún no lo tenemos, lo mejor que puede hacer por ahora un paciente motivado para reducir su inflamación cardiovascular es combatir los cuatro grandes desencadenantes de la inflamación, es decir, la obesidad, el tabaco, el colesterol LDL y el exceso de azúcar en la sangre. Y para ello basta con que haga tres cosas: cuidar la dieta, practicar actividad física y no fumar.

Al final, después de tantos años investigando las enfermedades cardiovasculares, uno se da cuenta de que hay múltiples causas distintas que pueden desembocar en un infarto, causas que abarcan desde la hipertensión al exceso de colesterol, pasando por la inflamación o la diabetes, y que provocan situaciones terriblemente complejas en el interior de las arterias, con cientos de proteínas involucradas en reacciones bioquímicas ultrarrápidas, que tienen lugar en fracciones de segundo. Pero todos estos problemas tan diversos y tan complejos confluyen en una misma solución: dieta sana, actividad física y no fumar. Sólo estos tres consejos básicos, nada más. Es algo tan simple que sorprende que haya tantas personas que los ignoren.

CAPÍTULO NUEVE

Vitaminas y minerales. Por qué los médicos aconsejamos comer fruta

Ahora que ya hemos visto las muchas maneras en que la obesidad, la hipercolesterolemia, la hipertensión y la inflamación provocan desastres naturales en nuestro organismo puede resultar reconfortante recordar que hay toda una colección de pequeños placeres que ayudan a cuidar el corazón. Un capricho de chocolate, una copa de vino, una sopa de ajo, un puñado de frutos secos... Pequeños placeres ricos en antioxidantes que ayudan a limitar los daños de los residuos químicos que el cuerpo humano genera sin cesar.

Peligro: radicales libres

El cuerpo humano es en realidad una prodigiosa máquina química. Se nutre de oxígeno a través de los pulmones, de alimentos a través del aparato digestivo, lo procesa todo en complejas reacciones en las que obtiene las materias primas que necesita para regenerarse y la energía que necesita para funcionar y, como toda máquina química, genera residuos.

Entre estos residuos destacan los radicales libres, que se forman de manera natural por el propio metabolismo del cuerpo humano. Se trata de moléculas a las que les faltan electrones, lo que las hace inestables, agresivas y propensas a convertirse en ladrones químicos. Para recuperar su estabilidad, roban electrones a moléculas vecinas, que se convierten a su vez en radicales libres y van a robar electrones a otras moléculas. Se extiende así una pequeña mafia de radicales libres que se van robando electrones unos a otros en lo que llamamos reacciones de oxidación.

Los radicales libres están imputados actualmente en la arteriosclerosis, el alzheimer, la osteoporosis, la mayoría de diabetes, algunos cánceres y todo el proceso del envejecimiento. En suma, en los problemas de salud que causan la gran mayoría de las muertes.

Por suerte, el cuerpo humano dispone de lo que podríamos llamar un cuerpo de policía que patrulla 24 horas al día para desarticular los radicales libres. Estos policías son los antioxidantes que ingerimos con la dieta en alimentos como el chocolate, el vino, el ajo y, sobre todo, la fruta y otros vegetales. Son moléculas que ceden un electrón a los radicales libres para rehabilitarlos, pero que no se convierten en policías corruptos porque siguen siendo químicamente estables incluso con un electrón menos.

En una persona sana, las fuerzas antioxidantes son capaces de contener las acciones de los radicales libres. Siempre se está cometiendo algún delito en algún órgano, algún pillaje de un electrón, alguna oxidación que no se ha podido detener, pero el cuerpo de una persona sana no es una ciudad sin ley. Sin embargo, cuando el reclutamiento de nuevos radicales libres supera la capacidad de contención de la policía antioxidante, los delincuentes campan a sus anchas y pueden causar daños enormes.

En el caso de las enfermedades cardiovasculares, los radicales libres oxidan el colesterol LDL, lesionan la pared de las arterias y bloquean los procesos de defensa del organismo frente a la arteriosclerosis. Y cuanto más extensos son los daños, por ejemplo, cuanto más colesterol LDL oxidado circula en la sangre, mayor es el riesgo de sufrir un infarto.

Son especialmente vulnerables a estos daños las personas fumadoras, o expuestas a ciertos tipos de radiación, o a altos niveles de contaminación, porque se trata de agresiones que generan radicales libres. Y también las personas que, sin estar expuestas a estas agresiones, tienen una dieta tan pobre en antioxidantes que no consiguen detener los radicales libres que su propio cuerpo genera de manera natural. En estos casos, por supuesto, lo mejor que uno puede hacer es intentar tomar más antioxidantes.

Breve guía de los antioxidantes

Antes de salir disparados hacia la frutería, o de ir a arrasar el estante de los chocolates en el supermercado, conviene advertir que existen distintos tipos de antioxidantes, que no todos actúan igual y que hay grandes diferencias de unos alimentos a otros en cuanto a potencia antioxidante.

Entre los distintos antioxidantes, el que ha mostrado una relación más estrecha con la prevención cardiovascular es la vitamina E, que abunda en aceites vegetales como el de oliva o el de girasol, y algunos frutos secos como almendras y avellanas. Se ha observado que las personas que tienen una dieta más rica en vitamina E tienen un menor riesgo de infarto, aunque aún no hemos aclarado si la clave es la vitamina E o es que se trata de personas que tienen una dieta sana en general. Probablemente ambas cosas sean ciertas: la vitamina E es cardiosaludable y, además, alguien que tiene una dieta rica en vitamina E es, en general, alguien que se cuida.

El hecho de que sea una vitamina significa que es una sustancia que el cuerpo humano no es capaz de producir, de modo que tenemos que obtenerla de los alimentos. Es el más importante de los antioxidantes liposolubles, es decir, solubles en grasa, y por lo tanto no lo encontramos en frutas y verduras sino en algunos alimentos ricos en grasa.

En cuanto a los antioxidantes hidrosolubles, es decir, solubles en agua, y que sí abundan en frutas y verduras, el más importante es la vitamina C. Los estudios que han analizado si previene las enfermedades cardiovasculares no han ofrecido resultados concluyentes. Es posible que ayude a prevenirlas, pero nos faltan datos para poderlo afirmar. Tampoco está claro que tenga ninguna utilidad para prevenir o tratar los resfriados, pese a las enormes cantidades de suplementos de vitamina C que se venden cada invierno en las farmacias. Lo que sí está claro es que la vitamina C tiene una gran acción antioxidante y que, cuando no se toma la cantidad suficiente, aparecen problemas de salud. Entre las principales fuentes de vitamina C destacan las frutas y las hortalizas y, dentro de las frutas, las fresas, el kiwi y las naranjas.

Las verduras, especialmente las de la familia de las crucíferas como el brócoli, la col o la coliflor, también tienen abundante vitamina C, aunque suelen perderla durante la cocción porque se trata de una vitamina vulnerable al calor. Por ello, quien quiera conservar, no sólo las vitaminas, sino la mayor parte de los nutrientes de las verduras, puede optar por prepararlas al vapor en lugar de hervirlas en agua.

Un tercer tipo importante de antioxidantes, después de la vitamina E y la vitamina C, son los carotenoides, que abundan en hortalizas naranjas y rojas como zanahorias y tomates. El nombre carotenoide tiene precisamente la misma raíz que *carrot* (zanahoria en inglés) y *carotte* (zanahoria en francés), y entre las sustancias de este grupo destaca el betacaroteno, el pigmento que da a las zanahorias su color naranja y que tiene una potente acción antioxidante. Más potente aún parece ser el licopeno, que da a los tomates su color rojo, que no se destruye con la cocción y que es especialmente abundante en tomates fritos y salsas de ketchup.

Un Picasso en cada plato

Betacaroteno naranja, licopeno rojo... Cuando uno se para a pensarlo, el color de las frutas, verduras y hortalizas es más importante de lo que pueda parecer a primera vista. Como norma general, cuanto más colorido es un vegetal, más rico es en antioxidantes. No es una regla infalible, hay algunas excepciones.

Pero el color es tan importante que la Asociación Americana del Corazón, tras revisar todo lo que se sabe en la actualidad sobre antioxidantes, ha recomendado explícitamente «consumir habitualmente frutas y verduras variadas, especialmente las de color verde oscuro, naranja intenso o amarillo». En el caso de la fruta, aunque parezca más o menos atractiva según el color de la piel, lo que más importa es el color de la pulpa, es decir, la parte que se come.

La sandía, por ejemplo, contiene más licopeno que el melón. El melocotón o la naranja tienen un alto contenido en antioxidantes. El brócoli, verde oscuro, tiene más que la coliflor. Y no es que vegetales más pálidos como la manzana o la pera sean menos nutritivos. Al contrario, son muy saludables y tienen muchas otras virtudes, como una gran cantidad de fibra, pero su contenido en antioxidantes suele ser inferior al de otras frutas.

Es como cuando uno se prepara una ensalada. Coger una lechuga iceberg, de esas de color verde paliducho, y aliñarla con aceite y vinagre es muy recomendable. Pero si uno quiere, además de todos los beneficios de la fibra y los minerales de la lechuga, sacarle partido a los antioxidantes, lo mejor que puede hacer es procurar que su plato parezca un Picasso o un Kandinsky, con un fondo que puede ser de lechuga, pero con pinceladas rojas, naranjas, verdes, amarillas, con toques de pimiento, que lleva una cantidad de antioxidantes extraordinaria, de tomate, de zanahoria, de remolacha... En fin, lo mejor es ser creativo y tratar el plato como una obra de arte.

Veinte gramos de fibra al día

En realidad, los beneficios de las frutas, verduras y hortalizas van mucho más allá de los antioxidantes. Aportan también ácido fólico, que es esencial durante el embarazo y para el desarrollo infantil. Aportan una gran variedad de minerales y vitaminas. Aportan una larga lista de sustancias saludables con nombres complicados: flavonoides, polifenoles, glucosinolatos, organo-sulfatos, terpenos... Y aportan una buena cantidad de fibra.

Las manzanas, por ejemplo, vienen cargadas de pectina, una fibra que interfiere con el paso del azúcar y del colesterol de los alimentos a la sangre, de modo que es útil frente a la diabetes y el exceso de colesterol. Además, la fibra aumenta la sensación de saciedad y es útil también para combatir el sobrepeso y la obesidad.

A grandes rasgos, existen dos tipos de fibras. Las fibras solubles como la pectina, que se disuelven en agua y que ayudan a controlar los niveles de azúcar y de colesterol en la sangre. Y las fibras no solubles, que facilitan el paso de los alimentos por el aparato digestivo y ayudan a combatir el estreñimiento.

Ambos proceden de alimentos vegetales, no sólo de frutas, verduras y hortalizas, sino también de legumbres, como garbanzos o lentejas, y de cereales integrales. Y ambos son muy saludables de cara a evitar problemas digestivos y cardiovasculares. Sin embargo, la cantidad de fibra que toma la mayoría de la población en los países occidentales sigue siendo muy inferior a los aproximadamente 20 gramos diarios que se recomiendan y que se podrían superar fácilmente con un bol de cereales integrales para el desayuno (alrededor de 5 gramos), un plato de verdura con patata a la hora de comer (otros 5 gramos), una manzana de postre (5 gramos más) y, a la hora de cenar, una ensalada (algo más de 5 gramos). Para quien quiera más, un plato de lentejas o garbanzos aportaría unos 20 gramos adicionales de fibra, y un tentempié de 50 gramos de frutos secos, una propina de 4 gramos más.

El chocolate, rehabilitado

Incluso el chocolate puede ser una fuente adecuada de fibra. No se trata de llegar a los 20 gramos diarios sólo con chocolate, pero una porción de 10 gramos de chocolate negro puede aportar 2 gramos de fibra tan saludable como la de la fruta, de las patatas o de los cereales integrales.

El chocolate, y por eso es un alimento saludable, es en su origen un producto vegetal. Su ingrediente básico son las habas del cacao, una fruta compleja, muy sofisticada y con unas propiedades extraordinarias. A fuerza de añadirle azúcar, suavizarlo con leche, y rebajarlo con manteca de cacao, la cultura occidental ha convertido el chocolate en poco más que una golosina. Pero las investigaciones que se han hecho sobre las propiedades nutritivas del cacao y sobre su impacto en la salud nos están llevando a rehabilitarlo. Incluso se ha calculado que tomar chocolate negro a diario puede reducir el riesgo de infarto en un 21 %. Y algunos estudios sugieren que los flavonoides del chocolate, como los del té o los de las frutas, podrían ayudar a reducir la tensión arterial.

Pero para conseguir estos beneficios, y éste es un punto clave, el chocolate debe tener un alto contenido en cacao. Cuanto más baja el porcentaje de cacao y más sube el de azúcar, más se reducen los beneficios para la salud, aunque el chocolate siga siendo negro. Y si en lugar de ser negro, es blanco o con leche, ya no aporta ningún beneficio apreciable para la salud —aunque tampoco ningún perjuicio mientras se tome con moderación.

Un segundo punto clave es que el chocolate, incluso cuando lleva poco azúcar, es una bomba de calorías, de modo que, si se toma más chocolate, conviene tomar menos calorías de algún otro alimento.

Otros alimentos que, al igual que el chocolate, han resultado ser cardiosaludables y ahora se aconsejan con moderación incluyen el vino (que reduce el riesgo de infarto en un 32 % si no se toman más de dos copas al día); el ajo (que contiene todo un cóctel de antioxidantes y reduce el riesgo en un 25 %); los frutos secos (que reducen el riesgo en un 12,5 % gracias no sólo a los antioxidantes, sino también a sus grasas saludables); y el pescado (que también contiene grasas saludables y reduce el riesgo en un 14 %).

La recomendación número uno

Comer bien es tan sumamente importante para la salud que, en la época en que yo era presidente de la Asociación Americana del Corazón, un comité de diecinueve especialistas revisó todos los datos científicos disponibles sobre la relación entre dieta y enfermedad cardiovascular y elaboró una lista de recomendaciones que siguen vigentes en la actualidad. La recomendación número uno, la primera de todas, es «consumir frutas, hortalizas y verduras variadas: tomar un mínimo de cinco raciones diarias».

Una dieta rica en vegetales, concluyó el comité de expertos, reduce el riesgo de sufrir enfermedades cardíacas, ictus, hipertensión y obesidad.

Cinco raciones pueden parecer un exceso, pero no estamos hablando de raciones excesivamente abundantes. Cada pieza de fruta, por ejemplo, se considera una ración. Una ensalada o unas verduras para acompañar un segundo plato se consideran otra ración. Un plato entero de ensalada serían dos raciones. Así que llegar a cinco raciones al día no es imposible.

Pero no es esto lo que estamos haciendo en los países occidentales. Ni tan sólo nos estamos acercando a estas cinco raciones, más bien nos estamos alejando. En España, un 36 % de la población, más de una de cada tres personas, no toma fruta fresca a diario. Y la tendencia es a tomar cada vez menos. Entre 1993 y 2003, el consumo medio de fruta por persona se ha reducido un 10 %, según una encuesta realizada en Cataluña. El consumo de verduras se ha reducido un 8 %. El de pescado, un 14 %. Por el contrario, ha aumentado un 93 % el de zumos comerciales que llevan una gran cantidad de azúcar y un 20 % el de bollería.

Estas cifras representan las tendencias del conjunto de la población, no las de cada ciudadano. A título individual, hay millones de personas en España que tienen una alimentación adecuada. Pero cuando se analiza lo que ocurre en el conjunto de la población, se ve que la dieta es cada día menos mediterránea y menos saludable. Y nos encontramos con la gran paradoja de que vivimos en una sociedad con exceso de alimentos y con déficit de vitaminas.

¿Suplementos vitamínicos? No, gracias

Si tan mala es la tendencia, podría parecer aconsejable tomar suplementos vitamínicos para compensar las carencias de antioxidantes de la dieta. Pero no creo que éste sea un buen consejo. El comité de expertos que analizó los beneficios y perjuicios de las dietas para la Asociación Americana del Corazón llegó a la conclusión de que los suplementos vitamínicos con antioxidantes no han demostrado tener ninguna eficacia de cara a la prevención cardiovascular; lo único que ha demostrado ser eficaz es una dieta rica en vegetales. En el otro plato de la balanza, algunos de estos suplementos han demostrado tener efectos secundarios peligrosos, como un aumento del riesgo de cáncer de pulmón en fumadores que tomaban el antioxidante betacaroteno. Así que, al no haberse demostrado que los suplementos vitamínicos sean eficaces, y al no haberse demostrado que sean seguros, lo más prudente es no recomendarlos.

La única excepción son los suplementos de ácido fólico, una vitamina que abunda en vegetales coloridos como espinacas, calabazas, judías verdes y pimientos rojos, y que se recomienda a todas las mujeres que tengan intención de quedarse embarazadas. La recomendación se debe a que una deficiencia de ácido fólico comporta un riesgo de malformaciones en el desarrollo del feto en las primeras semanas de gestación, antes incluso de que la mujer sepa que está embarazada.

El ácido fólico se ha recomendado también —aunque esta recomendación es debatible— a personas con enfermedades cardiovasculares que tienen un nivel elevado de homocisteína, una sustancia que en exceso es perjudicial y que esta vitamina tal vez ayuda a descomponer.

Pero no hay otras excepciones. Cuando una persona sana me pregunta, y me ocurre a menudo, si le aconsejo tomar suplementos vitamínicos para sentirse más fuerte, y esto lo preguntan por ejemplo hombres que no tienen ningún problema de salud pero que soportan mal el declive físico propio de la edad, siempre digo que yo en su lugar no lo haría.

—¿Pero no es posible que me ayuden a encontrarme mejor? —insisten a veces—. A lo mejor, aunque no se haya demostrado, funcionan.

Y es cierto, no se ha demostrado que funcionen y tampoco que no funcionen. Así que es posible que efectivamente funcionen. Pero no tenemos el puzzle completo de los antioxidantes y como algunas de las piezas que hemos juntado muestran que los suplementos de algunos antioxidantes pueden ser incluso peligrosos, les digo que yo en su lugar no lo haría. Lo que sí haría es asegurarme un buen suministro de antioxidantes tomando abundantes frutas, verduras y hortalizas.

¿Suplementos de minerales? En algunos casos sí

Los suplementos de minerales son un caso distinto. Al igual que ocurre con las vitaminas, los minerales suelen ser nutrientes que el cuerpo humano necesita pero que no es capaz de fabricar, por lo que debemos ingerirlos con los alimentos. Y cuando los alimentos no aportan suficientes minerales, se ha demostrado que algunos suplementos evitan problemas de salud graves.

En el caso de las enfermedades cardiovasculares, la falta de potasio y de magnesio, que proceden sobre todo de vegetales y pescados, comportan un mayor riesgo de arritmias cardíacas. Un déficit de hierro, es decir, una anemia, limita la cantidad de oxígeno que llega a las células del corazón y agrava el pronóstico en caso de angina de pecho o de infarto. Además, el déficit de hierro hace que la sangre fluya con más rapidez, lo que somete el corazón a un sobreesfuerzo y puede agravar una insuficiencia cardíaca. En todos estos casos están justificados suplementos de minerales. Pero lo mejor, antes de tener que recurrir a suplementos, es una dieta adecuada que proporcione todas las vitaminas y todos los minerales que el organismo necesita.

¿Existe realmente una dieta ideal?

Esta dieta adecuada debe ser variada y equilibrada, lo que significa que puede incluir cualquier alimento. Pese a todas las críticas que se han hecho a la carne de ternera por las grasas saturadas que contiene, una dieta ideal puede incluir un entrecot de vez en cuando, que es además una excelente fuente de hierro para evitar la anemia. Puede incluir dos huevos por semana, que contienen magnesio, potasio, ácido fólico y todas las vitaminas, minerales, grasas y proteínas que un embrión puede necesitar para su desarrollo. Puede incluir incluso alguna salchicha de frankfurt o unos huevos con beicon o algún cruasán.

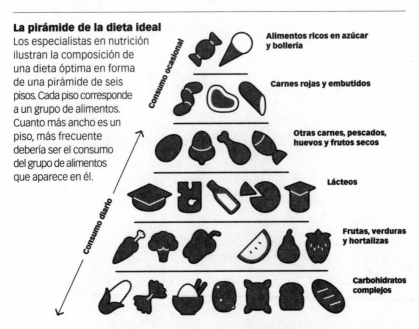

La pirámide de la dieta ideal
Los especialistas en nutrición ilustran la composición de una dieta óptima en forma de una pirámide de seis pisos. Cada piso corresponde a un grupo de alimentos. Cuanto más ancho es un piso, más frecuente debería ser el consumo del grupo de alimentos que aparece en él.

Consumo ocasional

Consumo diario

Alimentos ricos en azúcar y bollería

Carnes rojas y embutidos

Otras carnes, pescados, huevos y frutos secos

Lácteos

Frutas, verduras y hortalizas

Carbohidratos complejos

Fuente: Sociedad Española de Nutrición Comunitaria (2004)

Porque no existe en realidad una única dieta ideal. Existen muchas dietas ideales posibles con múltiples menús para elegir. Todas ellas tienen, eso sí, algunas normas comunes. Todas son ricas en carbohidratos complejos —como los que abundan en arroz, lentejas, pan o patatas— y moderadas en azúcares. Todas privilegian las grasas saludables como las del pescado y el aceite de oliva sobre las grasas poco saludables como las que predominan en las carnes rojas y la bollería industrial. Y todas incorporan abundantes frutas, verduras y hortalizas. Pero, dentro de estas normas, tenemos un margen de elección enorme en el que todos podemos encontrar combinaciones de alimentos que sean saludables y que al mismo tiempo nos gusten.

CAPÍTULO DIEZ

Grasas. Placeres peligrosos

A pesar de su mala fama, las grasas tienen una enorme virtud: están deliciosas. Una ensalada insípida puede convertirse en un primer plato excelente con un chorro de aceite de oliva y un puñado de frutos secos. Un muslo de pollo suele ser más tierno y más gustoso que una pechuga, que lleva menos grasa. Un cruasán de mantequilla es para muchos paladares más sabroso que una rebanada de pan... Los humanos, podemos reconocerlo, estamos diseñados para que nos gusten las grasas.

Y uno puede pensar que la naturaleza es sabia: gracias en gran parte a las grasas, un acto vital como ingerir alimentos es un acto agradable. La afición por las grasas es uno de los regalos que nos ha hecho la naturaleza para protegernos de la desnutrición.

Pero hoy día tenemos a nuestro alcance más alimentos de los que necesitamos. Entramos en cualquier supermercado y nos encontramos en una jungla de productos con envoltorios coloridos que están gritando ¡cómeme! Y del mismo modo que los cazadores-recolectores de las selvas tropicales iban llenando el cesto con los frutos de colores que encontraban apetecibles, el consumidor del siglo XXI tiene tendencia a llenar el carro de la compra con lo que encuentra más atractivo.

Todo está muy bien. Está muy bien poder comer lo que a uno le gusta y que ya nadie muera de hambre en los países occidentales. Pero el péndulo ha pasado de un extremo al otro. Ahora ya no morimos porque nos falte comida, morimos porque nos sobra. El problema es que el cuerpo humano necesita su justa cantidad de cada alimento para funcionar en ese estado de equilibrio que llamamos salud. Si no comemos, enfermamos; si comemos demasiado, también enfermamos. Sin colesterol no podemos vivir; con demasiado colesterol, tampoco. Es lo mismo con el azúcar, con las grasas, con la sal, hasta con el agua... La salud es un estado de equilibrio y, cuando uno da rienda suelta a sus instintos y coge todo lo que encuentra a su alcance, se pierde el equilibrio y se origina la enfermedad.

El auge del azúcar y las grasas
Evolución del porcentaje de calorías aportadas por los distintos tipos de nutrientes a lo largo de la historia.

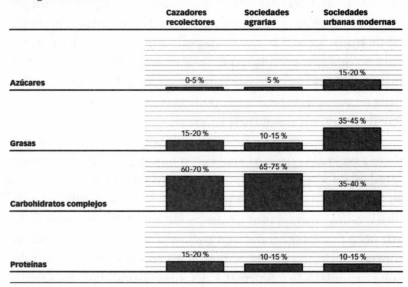

	Cazadores recolectores	Sociedades agrarias	Sociedades urbanas modernas
Azúcares	0-5 %	5 %	15-20 %
Grasas	15-20 %	10-15 %	35-45 %
Carbohidratos complejos	60-70 %	65-75 %	35-40 %
Proteínas	15-20 %	10-15 %	10-15 %

Nuestros instintos no nos van a rescatar del desequilibrio ni se encargarán de proteger nuestra salud porque la lógica del instinto lleva al exceso. Y no se trata sólo de excesos con la comida ni se trata sólo de un problema de salud; tenemos también tendencia al exceso en nuestra relación con el dinero, con el poder, con el afán de poseer, el afán de dominar... Es una tendencia al desequilibrio, a la enfermedad, pero a escala de toda la civilización. Una tendencia a la autodestrucción. Y los únicos antídotos que tenemos, los únicos recursos para defendernos de nosotros mismos, son la educación y la racionalidad. Son nuestras dos únicas medicinas.

Así que, volviendo a las grasas, para poder tomar decisiones racionales que nos ayuden a proteger nuestra salud, puede ser útil saber que se dividen en cinco grandes grupos y que cada grupo de grasas actúa de un modo distinto en el cuerpo humano. Para evitar un exceso de palabras técnicas, las definiremos por cinco alimentos típicos en los que predominan: aceite de oliva (grasas monoinsaturadas); aceite de girasol (poliinsaturadas omega 6); pescado (poliinsaturadas omega 3); carne de ternera (saturadas); y bollería industrial (grasas trans).

Aunque todas ellas caben en una dieta equilibrada, las tres primeras (las insaturadas) se consideran grasas saludables, mientras que las dos últimas (las saturadas y las trans) son poco saludables y deben tomarse con moderación.

Monoinsaturadas: aceite de oliva

En realidad, las grasas son imprescindibles para que la máquina humana funcione correctamente. Las necesitamos para construir las membranas de nuestras células, para fabricar hormonas, para nuestro sistema inmunitario, para la reproducción, hasta para pensar, especialmente los niños y los recién nacidos, que necesitan grasas para el correcto desarrollo de su cerebro, pero también los adultos, que necesitamos grasas para la comunicación entre neuronas. Son tan importantes que hasta un 30 % de las calorías que ingerimos con la dieta deberían proceder de las grasas.

De este 30 % se aconseja que aproximadamente la mitad sean grasas monoinsaturadas, las que predominan en el aceite de oliva, que es óptimo tanto para aliñar como para cocinar. Su principal virtud es que reducen el colesterol LDL (el malo) y elevan ligeramente el HDL (el bueno). El aceite de oliva aporta además vitamina E y otros antioxidantes. Y es uno de los ingredientes básicos de la dieta mediterránea, una de las dietas más saludables del mundo, aunque no sabemos hasta qué punto el aceite de oliva es responsable de que sea tan saludable. Es como en un equipo de fútbol, donde no se puede decir, cuando se gana un partido, qué parte de la victoria es mérito de cada jugador. Ocurre lo mismo con la dieta mediterránea, que gana el partido de la salud, pero no podemos separar los beneficios del aceite de oliva de lo que aportan los cereales, las hortalizas o el vaso de vino. Lo importante, más que cada ingrediente aislado, es el conjunto.

Entre los alimentos que aportan cantidades importantes de grasas monoinsaturadas destacan también algunos frutos secos, como las avellanas, las almendras o las nueces de Macadamia; algunos pescados, como el bacalao, la caballa o el arenque; algunas aves, como el pollo y el pato; y los aguacates.

Todos ellos son alimentos aconsejables en una dieta sana pero que tienen el inconveniente, como todos los alimentos grasos, de un elevado contenido en calorías, lo cual puede resultar desconcertante a la hora de hacer recomendaciones dietéticas.

Recuerdo el caso de un paciente que me dijo:

—Doctor, por un lado me dicen que tome menos grasas y por otro que tome más aceite de oliva. Pero si el aceite es una grasa, ¿qué tengo que hacer?

El caso es que cada gramo de grasa aporta nueve calorías, mientras que un gramo de proteínas o un gramo de carbohidratos aportan cuatro. Por lo tanto, si uno quiere controlar el colesterol, es ideal que incluya alimentos ricos en grasas monoinsaturadas en su dieta. Pero si además quiere controlar el sobrepeso, conviene que los tome con moderación.

Así que le dije:

—Debería hacer las dos cosas. Debería reducir la cantidad de grasas que toma porque tiene sobrepeso y porque en su dieta hay un exceso de grasas, que son muy calóricas. Esto es lo más importante. Pero además le iría bien sustituir parte de las grasas saturadas que toma, como las de la carne y los embutidos, por grasas insaturadas.

Poliinsaturadas omega-6: aceite de girasol

Mientras en el aceite de oliva predominan las grasas monoinsaturadas, en otros aceites vegetales como el de girasol predominan unas grasas llamadas poliinsaturadas omega-6.

La más utilizada en España es la del aceite de girasol, que reduce el nivel de colesterol total en la sangre incluso más que el aceite de oliva, pero tiene el inconveniente de que no sólo reduce el LDL (el colesterol malo) sino también el HDL (el bueno). Además, y es otro inconveniente importante, es un tipo de grasa poco adecuado para cocinar, sobre todo para freír, porque con el calor se degrada y se convierte en una grasa poco saludable.

Aparte de predominar en el aceite de girasol, las grasas omega-6 abundan también en otros aceites vegetales como el de maíz o el de soja y en algunos frutos secos como nueces, piñones o pipas de girasol.

Los pocos estudios rigurosos que se han hecho sobre los beneficios de este tipo de grasas sugieren, pero no demuestran, que son positivas para la prevención cardiovascular, especialmente en personas con diabetes. Este beneficio parece deberse a que las grasas omega-6 mejoran la eficacia de la insulina para regular el nivel de azúcar en la sangre, además del efecto directo que tienen sobre el colesterol, pero nos faltan más investigaciones para confirmarlo.

La verdad es que, a día de hoy, no sabemos qué cantidad de grasas omega-6 deberíamos incluir en una dieta óptima. Sabemos que el cuerpo humano no puede fabricarlas, por lo que tenemos que ingerir por lo menos una pequeña cantidad con los alimentos que comemos. Pero no sabemos qué ocurre cuando se ingiere una cantidad grande; no sabemos si se consigue reducir el impacto de la diabetes o si, por el contrario, una dieta rica en omega-6 tiene efectos perjudiciales a largo plazo.

Son tantas las dudas y tan pocos los datos que por ahora la

Asociación Americana del Corazón recomienda que no más del 10 % de las calorías de la dieta procedan de este tipo de grasas. Para cocinar, la asociación recomienda evitar aceites donde predominen las omega-6 como el de girasol y sustituirlos por aceite de oliva.

Poliinsaturadas omega-3: pescado azul

Por el contrario, tenemos multitud de estudios y multitud de pruebas que demuestran que las grasas características del pescado azul, las omega-3, son un auténtico regalo para la salud, y especialmente para la salud cardiovascular. Estas grasas, de las que apenas sabíamos nada hace veinte años, han resultado ser una especie de alimento milagroso. No se puede decir que sean mejores o peores que las del aceite de oliva. Son complementarias, así que lo que se puede decir es que ambas son imprescindibles en una dieta equilibrada.

No nos dimos cuenta de las grandes ventajas que puede tener una dieta rica en omega-3 hasta los años ochenta, cuando se descubrió que los consumidores habituales de pescado tienen un riesgo de morir por una enfermedad cardíaca un 60 % más bajo que las personas que casi nunca toman pescado. Un 60 % es brutal: significa que tomando pescado a menudo se evitan seis de cada diez muertes cardíacas.

Desde entonces, más de quince estudios han confirmado los beneficios de las grasas omega-3. Y no sólo entre la población general, sino también en personas que ya han sufrido una enfermedad cardíaca y que, cuando vienen a la consulta, necesitan que les demos consejos adaptados a su situación particular, en lugar de contentarnos con darles los mismos consejos que a una persona sana: en las personas con problemas cardiovasculares hemos visto que el consumo diario de pescado reduce el riesgo de muerte súbita en alrededor de un 45 %.

También se ha observado que, además de proteger frente a

enfermedades cardiovasculares, las omega-3 son beneficiosas frente a algunas enfermedades inflamatorias y autoinmunes.

No sabemos con exactitud cómo consiguen todos estos beneficios. Se ha visto que hacen bajar los triglicéridos y mejoran el perfil de lípidos de la sangre, lo cual es positivo pero no explica todos sus efectos saludables. Sabemos que reducen la tendencia de la sangre a formar coágulos y, por lo tanto, el riesgo de infarto, ya que no hay infarto sin coágulo. Y, por algún mecanismo que no comprendemos, reducen el riesgo de arritmia, lo que explica que eviten muertes súbitas en enfermos cardíacos.

Pero aunque no comprendamos cómo lo hacen, los beneficios son tan grandes que hoy día la Asociación Americana del Corazón recomienda comer pescado un mínimo de dos veces por semana a toda la población.

Para enfermos cardiovasculares se considera justificado tomar pescado a diario o suplementos de omega-3 hasta una dosis de 850 miligramos diarios.

Los pescados más ricos en omega-3, y por lo tanto los que tienen más grasas saludables, son los pescados grasos como el salmón, el atún, la anchoa, la sardina o cualquier otra especie de pescado azul. También contienen cantidades apreciables de omega-3 algunos productos de origen vegetal como las nueces, el aceite de soja o el de colza. Todos éstos se pueden considerar alimentos cardiosaludables.

Por el contrario, no está demostrado que los alimentos enriquecidos con omega-3 que se encuentran hoy día en los supermercados, como huevos o leche, tengan ningún efecto beneficioso a largo plazo. Que no esté demostrado no significa que no lo tengan, significa que no lo sabemos porque no tenemos datos. Así que cuando alguien me pregunta: «Doctor, ¿me aconseja que compre la leche con omega-3?», digo que no creo que le haga ningún daño.

—Pero si está preocupado por tomar una cantidad suficiente de omega-3 —añado—, lo mejor que puede hacer es tomar pescado, si puede ser pescado azul, por lo menos dos veces por semana. El pescado, le puedo asegurar que le ayudará a proteger su salud. La leche, no se lo puedo asegurar.

Saturadas: carnes rojas

Una vez explicados los tres tipos de grasas saludables —las indiscutibles del aceite de oliva y del pescado, y las más controvertidas del aceite de girasol—, entramos ahora en el terreno peligroso de las grasas saturadas, que son las que predominan en las carnes rojas.

Si con las monoinsaturadas del aceite de oliva y las omega-3 del pescado la recomendación básica es consumir más, aquí la recomendación básica es consumir menos. Y hay buenas razones: el exceso de grasas saturadas es la causa número uno de los altos niveles de colesterol LDL (el malo) que se registran en los países occidentales; múltiples estudios han demostrado que, cuanto mayor es el consumo de grasas saturadas, mayor es el riesgo de infarto; además, el abuso de carnes rojas y grasas saturadas aumenta el riesgo de cáncer colorrectal en alrededor de un 30 % y, en mujeres, el riesgo de cáncer de mama en alrededor de un 15 %. También es probable que aumente el riesgo de cánceres gástricos y de esófago, aunque los datos que tenemos son menos concluyentes.

Se han acumulado tantas pruebas en contra de las grasas saturadas que la Asociación Americana del Corazón recomienda que no más del 10 % de las calorías de la dieta procedan de este tipo de grasas, lo que supondría una rebaja sustancial respecto a los niveles de consumo actual. A las personas con enfermedad cardiovascular diagnosticada se les recomienda que sean aún más estrictas y bajen el listón de las grasas saturadas al 7 %.

Conseguir estos niveles no siempre resulta fácil en países donde las carnes rojas, los embutidos y los lácteos como quesos, nata y mantequilla forman parte de la cultura gastronómica. Cuando se ha estado tomando carne a diario durante toda la vida cuesta cambiar de hábitos. Recuerdo el caso de un paciente que me dijo:

—¿Sabe, doctor? Le hice caso, ya casi no como grasa.

—Enhorabuena —le dije—. ¿Y qué come ahora?

—Pues sigo comiendo más o menos lo mismo pero ahora, cuando me sirven un entrecot, me preocupo de quitarle toda la grasa que lleva.

Lo que hacía aquel hombre estaba muy bien para reducir la cantidad de grasa saturada que comía. Es buena idea dejarse los grandes trozos de grasa que acompañan la carne en el plato. Pero, aunque no se diera cuenta, seguía tomando una cantidad excesiva de grasa saturada.

El problema es que aproximadamente la mitad de las grasas de la carne no son visibles. Están en la membrana de las células o en el espacio que hay entre las células y, aunque ayudan a que la carne sea tierna y sabrosa, uno las toma sin darse cuenta de que está tomando grasas. Así que, cuando uno separa la grasa visible y la deja en un rincón del plato, reduce la cantidad de grasa a la mitad, pero no a cero.

También hay grasas invisibles en los huevos, en la leche, en el jamón york y, de manera general, en casi todos los alimentos de origen animal. Uno toma un vaso de leche, o un café con leche, y es difícil saber por la apariencia o por el sabor si lleva mucha o poca grasa. Por lo tanto, si las apariencias engañan tanto, ¿qué podía hacer aquel paciente para reducir más el consumo de grasas saturadas?

—Lo que usted podría hacer es reducir el consumo de alimentos de origen animal con excepción del pescado —le aconsejé—. En lugar de tomar cada día carne de segundo como ha hecho siempre, ¿por qué no prueba a tomar una ensalada de primero y un plato de pasta, o arroz, o legumbres después? Y lo que también podría hacer, cuando tome productos de origen animal, es elegir alimentos que de entrada sean bajos en grasas, como carnes magras, leche desnatada o semidesnatada, yogures desnatados o requesones.

De todos modos, le dije, hay un tipo de grasas que son aún peores que las saturadas, de las que también abusamos y que también le convendría reducir.

Ejemplos de alimentos ricos en grasas
Las cifras indican el contenido en gramos de los distintos nutrientes por cada 100 gramos de alimento.

	Carbohidratos	Grasas	Proteínas
Queso graso (roquefort)	0	31	21
Queso parmesano	0	26	36
Nata	3,5	32	2,5
Embutido (salchichón)	1	27	13
Frutos secos (avellanas)	11	62	12
Aceitunas	2	14	1,5
Paté de hígado	1	29	13
Mantequilla	0	80	0

Grasas trans: bollería industrial

Estas grasas, que baten todos los récords en cuanto a lo perjudiciales que resultan, son los llamados ácidos grasos trans. Son las mismas grasas que en las etiquetas de algunos alimentos se presentan como grasas vegetales hidrogenadas, lo cual es correcto pero engañoso, porque puede inducir a algunos consumidores a pensar que toman grasas vegetales saludables cuando en realidad toman grasas hidrogenadas perjudiciales.

A diferencia de las grasas saturadas, de las que el cuerpo humano necesita una pequeña cantidad, las grasas trans no tienen ninguna virtud para la salud. Son un cúmulo de defectos: elevan el colesterol malo, reducen el bueno, aumentan los triglicéridos, puede que interfieran con la insulina y aumenten el riesgo de diabetes y probablemente merman la capacidad de dilatarse de los vasos sanguíneos.

El mayor estudio que ha analizado la relación entre dieta y riesgo cardiovascular, en el que participaron más de 80.000 mujeres durante catorce años, reveló que el abuso de grasas trans es aún más perjudicial para la salud que el de grasas saturadas. Por cada aumento del 2 % en la cantidad de calorías que vienen de las grasas trans en la dieta, sólo un 2 %, el riesgo de accidente cardiovascular aumenta en un 25 %.

Si tan malas son para la salud, uno puede preguntarse por qué se encuentran en los alimentos que comemos. Abundan especialmente en productos de bollería industrial como algunas galletas, bizcochos, magdalenas o pasteles envasados; en las frituras de muchas cadenas de cocina rápida y algunos restaurantes; en platos fritos precocinados; y en algunas margarinas.

Y la razón por la que están en todos estos productos no es para que los alimentos sean más nutritivos, sino para que sean más rentables. Por un lado, porque son grasas baratas y reutilizables. Pero sobre todo porque las grasas trans mejoran la presentación de los productos: unas galletas o unas magdalenas elaboradas con aceite de oliva, que es líquido a temperatura ambiente, resultan aceitosas; pero si se elaboran con grasas trans, uno no se ensucia los dedos.

Al ser grasas sólidas a temperatura ambiente, están ocultas en el alimento y los consumidores no tienen modo de saber qué cantidad de grasas trans hay en las galletas, el bizcocho, las frituras congeladas o los platos precocinados. En Estados Unidos, los alimentos deben indicar obligatoriamente en el envase cuántas grasas trans llevan. Pero en España, y esto es algo que habría que corregir, no existe una normativa similar y la industria alimentaria suele ocultar las grasas trans bajo la etiqueta de grasas vegetales, sin explicar qué parte de estas grasas vegetales han sido modificadas en el proceso de producción del alimento.

Todo esto no significa que haya que desterrar las galletas y los precocinados de nuestra dieta. En una alimentación equilibrada caben todos los alimentos y la Asociación Americana del Corazón admite que una pequeña cantidad de las calorías de la dieta, no superior al 2 %, proceda de las grasas trans. Pero un 2 % no es mucho. Así que lo mejor que podemos hacer es seguir el ejemplo del Monstruo de las Galletas, que se ha pasado a la fruta, y aunque sigue comiendo galletas, ya no las toma a diario como antes sino sólo de manera ocasional.

Con qué aceite cocinar

Si aclararse con los cinco grandes tipos de grasa explicados hasta ahora ya resulta difícil, la cosa se complica aún un poco más —no mucho, no se alarmen— a la hora de cocinar. El problema es que las temperaturas altas provocan reacciones químicas que alteran las grasas. No hace falta saber química para comprenderlo: a casi nadie se le ocurre aliñar una ensalada con un aceite que se haya utilizado para freír; la aliñamos con aceite crudo porque es distinto que el aceite que sale de la sartén.

Pero no todos los aceites se transforman igual con el calor. El aceite de oliva, mayoritariamente monoinsaturado, conserva gran parte de sus cualidades nutritivas cuando se utiliza para freír. Los poliinsaturados como el de girasol, por el contrario, se oxidan rápidamente y se transforman en grasas poco saludables. Lo mismo ocurre si se fríe con margarina, que es rica en grasas poliinsaturadas que se convierten en grasas perjudiciales con el calor. Por lo tanto, de entrada, es preferible freír con aceite de oliva que con margarina o con aceite de girasol.

Incluso con aceite de oliva, no es aconsejable reutilizar muchas veces el aceite. Si se ha utilizado para freír algún tipo de carne, porque se habrá llenado de grasas saturadas. Y aunque se haya utilizado para freír patatas, porque las reacciones químicas que el calor provoca deterioran el aceite.

Una alternativa saludable es no freír los alimentos sino cocinarlos a la plancha, hervidos o al horno. A la plancha se consigue que el calor licue la grasa de la carne o el pescado, de modo que el alimento pierde grasa y calorías con la cocción, lo cual puede ser aconsejable en personas con sobrepeso. Hervidos, se obtienen alimentos con muy poca grasa, y por lo tanto fáciles de digerir, que es la razón por la que a las personas con trastornos digestivos se les suele aconsejar que tomen la comida hervida, aunque tiene el inconveniente de que los cien grados de temperatura que alcanza el agua cuando hierve destruyen en parte las vitaminas de los vegetales. Otra opción es preparar los platos al vapor, con lo que no se destruyen tantas vitaminas... En fin, hay muchas técnicas de cocción posibles, cada una con sus virtudes y sus limitaciones. Pero si una persona no tiene problemas de salud, yo le diría que elija las que más le gusten, que no abuse de las frituras y que, sin caer en excesos, disfrute de la capacidad que tenemos los humanos para apreciar el delicioso sabor de las grasas.

CAPÍTULO ONCE

Proteínas. Carnívoros por vocación

Todo el mundo tiene momentos en que se siente vulnerable, es parte del proceso de hacerse mayor. Suele ocurrir, por ejemplo, alrededor de los cincuenta años, cuando uno se da cuenta de que ya no tiene tanta energía como antes, que ya no puede correr tan rápido, que se empieza a ver peor en el espejo, con más canas y más arrugas, que empieza a tener achaques, en fin, que ya no es aquel surfista que navegaba en la cresta de la ola sino que empieza a caer. Y una de las reacciones más habituales, según he visto hablando con los pacientes en la consulta, es obsesionarse por la salud. A los setenta y cinco, cuando uno se da cuenta de que el tiempo se está acabando, es habitual plantearse preguntas trascendentales y buscar más que nunca respuestas en la religión. Pero a los cincuenta años, cuando a uno aún no le preocupa la muerte sino el declive, me he encontrado con pacientes que preguntan qué tienen que hacer para conservarse fuertes y para que los demás les vean bien. Recuerdo el caso de un hombre que se encontraba en esta situación, dispuesto a hacer lo que fuera para seguir sintiéndose joven:

—Doctor —dijo—, ¿me aconseja que deje de comer carne y me haga vegetariano?

Es el sueño de la eterna juventud, versión siglo XXI. En la cultura clásica se pactaba con el diablo, ahora se habla con el médico.

Aminoácidos esenciales

¿Dejar de comer carne, por qué no? Pocas personas vegetarianas tienen los problemas de colesterol y de obesidad que causan tantas muertes prematuras en los países occidentales. Pero antes de hacerse vegetariano conviene saber que la carne es una de las principales fuentes de proteínas en nuestra dieta y que las proteínas son los ladrillos con los que está construido el cuerpo humano. Nuestros huesos, nuestros músculos, nuestros ojos, nuestra piel, todos nuestros órganos están hechos con proteínas. Y dado que el cuerpo humano está siempre en obras, porque cada día mueren millones de células que deben ser sustituidas, cada día necesitamos nuevas proteínas para regenerarnos.

Además, utilizamos proteínas para transportar mercancías de un órgano a otro, como la hemoglobina de la sangre que distribuye oxígeno por todo el cuerpo. Las utilizamos en forma de hormonas como sistema de comunicación entre los distintos órganos, como en el caso de las proteínas que transmiten la orden de ovular del cerebro a los ovarios. Las utilizamos para defendernos de amenazas externas, como las proteínas del sistema inmunitario. Y las podemos utilizar incluso como fuente de energía si alguna vez nos quedamos sin reservas de grasas y de carbohidratos, que es la razón por la que las personas desnutridas tienen los huesos y la musculatura tan débiles, porque parte de las proteínas de huesos y músculos se han utilizado como combustible. De modo que tal vez podemos vivir sin carne, pero no podemos vivir sin proteínas.

Cada una de las proteínas del cuerpo humano es en realidad un complicadísimo mecano tridimensional construido con unas piezas llamadas aminoácidos. Existen 22 aminoácidos distintos que nuestras células necesitan para poder fabricar las miles de proteínas del organismo. Viene a ser como con el lenguaje: con 27 letras podemos escribir todas las palabras; con 22 aminoácidos podemos construir todas nuestras proteínas.

Y lo más importante que conviene saber antes de hacerse vegetariano es que catorce de estos 22 aminoácidos los puede sintetizar el propio cuerpo humano, pero los otros ocho los tenemos que ingerir con los alimentos. Son los llamados aminoácidos esenciales.

La falta de alguno de estos aminoácidos esenciales sería tan catastrófica para el organismo como la falta de una letra para un idioma. Imaginen un idioma sin, por ejemplo, la letra «m», donde no se pudiera decir madre, ni mano, ni macarrones. Sería un idioma enfermo. Del mismo modo, la falta de un aminoácido esencial es un billete seguro hacia la enfermedad.

Los ocho aminoácidos esenciales abundan en alimentos de origen animal como la carne, el pescado, los huevos o la leche. En cambio, los alimentos vegetales, aunque también llevan algunas proteínas y por lo tanto aminoácidos, no los contienen todos. La única excepción es la soja, que es vegetal y tiene los ocho. Pero una dieta estrictamente vegetariana, sin huevos ni leche, puede llevar a una carencia de algún aminoácido a menos que los vegetales se combinen para garantizar un suministro suficiente de los ocho esenciales.

Sobredosis de proteínas

Con todo, no hacen falta grandes dosis de proteínas para cubrir las necesidades del cuerpo humano. Para una persona adulta sana, basta con menos de un gramo diario de proteínas por kilo de peso. Es decir, una persona de 70 kilos no necesita más de 70 gramos diarios de proteínas. Y de estos 70 gramos, basta con que la mitad sea de origen animal y la otra mitad de origen vegetal para conseguir cantidades suficientes de todos los aminoácidos necesarios.

Por lo tanto, si esta persona toma a mediodía un bistec de 150 gramos, que contiene más de cien gramos de agua y unos 30 gramos de proteínas, habrá consumido suficientes proteínas animales para cubrir las necesidades de casi todo el día. Si además ha tomado un café con leche con sus cinco gramos de proteínas para desayunar, una pequeña cantidad de embutido en bocadillo o como aperitivo que habrá aportado diez gramos más, un plato de guisantes o de pasta para comer que habrán aportado otros diez a quince gramos y una tortilla con diez gramos más para cenar, es fácil que al final del día haya tomado más proteínas de las que necesita.

En algunos casos, pocos, demasiadas proteínas suponen una sobrecarga para los riñones, que deben eliminar el excedente de urea que circula por la sangre y pueden resultar dañados. Demasiadas proteínas también favorecen una pérdida de calcio en los huesos y aumenta el riesgo de osteoporosis. Tampoco es raro que las personas con dietas muy proteicas sufran ataques de gota, que pueden llegar a ser una tortura, debido al exceso de ácido úrico en la sangre.

Pero el gran problema del exceso de proteínas casi nunca son las proteínas. El gran problema son las grasas saturadas que uno toma junto a las proteínas cuando ingiere alimentos de origen animal.

Cuando una persona toma 300 gramos de carne al día, que es lo que toma el ciudadano europeo medio, puede estar ingresando en su cuenta corriente 50 gramos de grasas. Si se limita a tomar pechugas de pollo y otras carnes magras, no llegará a estos 50 gramos. Pero si le gusta tomar hamburguesas y salchichas, como es habitual, es fácil que los supere. Una chistorra, una morcilla o una longaniza de cien gramos, por ejemplo, contienen más de 30 gramos de grasas, aproximadamente el doble que de proteínas.

Estas grasas, que se suman a las de los huevos, los quesos y demás alimentos de origen animal que uno también toma a lo largo del día, son las que después elevan el nivel de colesterol LDL (el malo) en la sangre y aumentan el riesgo de enfermedades cardiovasculares, de enfermedades neurodegenerativas y de algunos cánceres.

Al final uno llega a la conclusión de que no estamos bien adaptados a una dieta rica en proteínas. Animales carnívoros como los leones o los cocodrilos pueden comer tanta carne como les apetezca sin tener nunca problemas con el colesterol. Están tan bien adaptados a comer carne que en la actualidad se está investigando cómo procesan las grasas los felinos y los reptiles para desarrollar nuevos fármacos contra la arteriosclerosis.

Por el contrario, los animales herbívoros siempre acaban enfermando cuando se les alimenta con una dieta rica en grasas saturadas. Desde este punto de vista, estamos más cerca de los herbívoros que de los carnívoros.

Pero tampoco estamos bien adaptados a una dieta pobre en proteínas. Somos humanos porque comemos carne, según muestran las investigaciones sobre evolución humana. Los primeros humanos aparecieron hace dos millones y medio de años cuando incorporaron la carne a su dieta. Hasta entonces, la dieta vegetal de los australopitecos no permitía que el cerebro de las crías alcanzara un gran tamaño durante la gestación, de modo que nuestros ancestros los australopitecos nunca llegaron a tener un cerebro mayor que el de un chimpancé. Pero a partir del momento en que los homínidos empezaron a comer carne, con su alto valor nutritivo, el cerebro empezó a aumentar de tamaño en la etapa prenatal hasta el punto de que, dos millones y medio de años más tarde, nacemos con un cerebro portentoso, preprogramado para el lenguaje, la música y la ciencia, que tiene aptitudes que ni el superordenador más potente del mundo puede igualar. Todo gracias a la carne.

De modo que nos encontramos con la gran paradoja de que hemos nacido gracias a una dieta rica en proteínas animales pero a menudo morimos por un abuso de estas mismas proteínas. Y tal vez lo que tendríamos que preguntarnos es ¿de dónde sacar las proteínas que necesitamos para vivir, sobre todo esos ocho aminoácidos esenciales, sin que después nos cueste un infarto?

¿Carne o pescado?

Cuando uno entra en un mercado en busca de alimentos ricos en proteínas —aunque la búsqueda es a menudo inconsciente— puede elegir entre dirigirse a las paradas de la carne o ir hacia las del pescado. En todas encontrará los ocho aminoácidos esenciales, pero en cada una encontrará distintos tipos de grasa y en distintas proporciones.

En el sector de las carnes, sobre todo en las de vacuno, predominan las grasas saturadas, que el cuerpo humano necesita en cantidades pequeñas y que, en exceso, elevan el colesterol malo y multiplican el riesgo de accidentes cardiovasculares.

Por el contrario, el consumo habitual de pescado tiene el efecto opuesto: no sólo no aumenta el riesgo de accidentes cardiovasculares sino que lo reduce, según se descubrió en poblaciones de esquimales que tienen una dieta poco variada. Allí, alrededor del Ártico, no crecen frutas y hortalizas como a orillas del Mediterráneo y el único alimento abundante es el pescado, y creíamos que, con una dieta tan poco variada y con tanto pescado graso, los esquimales tendrían unas tasas de enfermedad cardiovascular enormes. Pero lo que nos encontramos, y nos sorprendió a todos cuando se descubrió a finales de los años setenta, es que los infartos son excepcionales entre los esquimales que basan su dieta en el pescado. Más tarde descubrimos que probablemente es gracias a las grasas omega-3 del pescado, que resultaron tener efectos beneficiosos para el corazón y las arterias.

Por lo tanto, de entrada, las carnes tienen un tipo de grasas que en abundancia son dañinas, mientras que los pescados tienen un tipo de grasas que en abundancia son saludables.

El dilema del pescado: ¿blanco o azul?

Empecemos, pues, por la parada del pescado. Allí uno se encuentra con una gran variedad de peces y mariscos que tienen diferentes virtudes y diferentes defectos de cara a la salud.

Los peces se pueden dividir en pescado blanco, como el rape, el lenguado, la merluza o el bacalao, y pescado azul, como el atún, las sardinas o el salmón. Todos aportan una gran cantidad de lo que llamamos proteínas de alto valor biológico, que es una manera de decir que contienen los ocho aminoácidos esenciales. Y todos aportan grasas omega-3.

La gran diferencia entre pescados blancos y azules está en la cantidad de grasas que aportan. Cien gramos de atún, por ejemplo, contienen unos quince gramos de grasas. Cien gramos de lenguado o de bacalao, apenas contienen un gramo.

De modo que, para conseguir el máximo beneficio cardiovascular, el pescado azul es preferible al pescado blanco porque aporta más omega-3. Pero si el objetivo prioritario es evitar el sobrepeso y la obesidad, el pescado blanco puede ser más adecuado porque contiene menos grasas.

Con todo, las grasas del pescado tienen un inconveniente: es allí donde se acumulan sustancias tóxicas como el mercurio o los compuestos organoclorados. Por lo tanto, cuanto más pescado comemos, a mayor cantidad de sustancias tóxicas nos exponemos. No sabemos a partir de qué cantidad los riesgos de las sustancias tóxicas superan los beneficios del pescado. Pero sabemos que, cuando un pez grande se come a uno pequeño, los tóxicos del pez pequeño se incorporan a la grasa del grande. Por lo tanto, cuanto mayor es un pescado, mayor concentración de tóxicos suele tener.

Sabiendo esto es prudente limitar el consumo de grandes depredadores marinos como el emperador o el atún y preferir pescados azules más pequeños como la caballa o la sardina. También es prudente que las mujeres embarazadas y las que dan el pecho eviten el consumo de estos grandes pescados azules que pueden tener concentraciones elevadas de sustancias tóxicas, ya que podrían interferir con el desarrollo del sistema nervioso de sus hijos. Por precaución, tampoco conviene introducir este tipo de pescado azul de gran tamaño en la dieta habitual de niños pequeños.

Pero con estas excepciones, tomar pescado azul un mínimo de dos veces por semana es recomendable para toda la población, ya que, con estas cantidades, los beneficios superan con creces a los posibles riesgos.

En cuanto al marisco, contiene muy poca grasa, por lo que no ofrece los mismos beneficios cardiovasculares que el pescado azul. Se le ha criticado su alto contenido en colesterol. Cien gramos de calamares, por ejemplo, contienen 170 miligramos de colesterol, más de la mitad de los 300 miligramos diarios que se recomiendan como máximo a una persona sana. Pero, tomadas con moderación, las distintas especies de marisco tienen la misma ventaja que el pescado blanco: ofrecen proteínas de alta calidad sin perjudicar los niveles de colesterol en la sangre.

Ejemplos de alimentos ricos en proteínas
Las cifras indican el contenido en gramos de los distintos nutrientes por cada 100 gramos de alimento.

	Carbohidratos	Grasas	Proteínas
Ternera (filete)	0	5	21
Pollo (pechuga sin piel)	0	1,5	21
Cerdo (lomo)	0	4	22
Cordero	0	14	28
Pescado blanco (merluza)	0	1	17
Pescado azul (atún)	0	15	21
Marisco (langostino)	0	1,5	19
Yogur	4,5	4	4
Leche (semidesnatada)	4,5	1,5	3,5
Huevo	0,5	11	13
Soja (peso en seco)	6	18	34

El dilema de las carnes: ¿rojas o blancas?

Una vez llenado el cesto en la pescadería, vayamos ahora a las paradas de las carnes. Podemos elegir entre las carnes rojas de ternera, buey y cordero en la carnicería, la carne blanca de pollo o de pavo en la pollería, o la carne de cerdo en charcutería. Todas caben en una dieta equilibrada, pero no todas caben en abundancia.

Las carnes rojas tienen la gran virtud de que llevan una gran cantidad de hierro. El color rojo refleja precisamente el contenido en mioglobina, una proteína que incorpora hierro. Se trata además de un hierro que el organismo absorbe con facilidad, a diferencia del de las espinacas de Popeye y otros vegetales, que en su mayoría se pierde. Por lo tanto, un consumo ocasional de carne de ternera, pongamos una vez por semana, es recomendable para personas propensas a sufrir anemia, especialmente para mujeres con menstruaciones abundantes.

Un consumo más frecuente, por el contrario, no está aconsejado debido a las grasas saturadas perjudiciales que hay en las carnes rojas. Entre ellas destaca, por su abundancia el ácido palmítico, un tipo de grasa que eleva especialmente el nivel de colesterol LDL en la sangre.

El consumo habitual de carnes rojas puede provocar además cáncer colorrectal, uno de los más habituales en los países occidentales, como se vio entre inmigrantes asiáticos que empezaron a sufrir tasas elevadas de este tipo de cáncer después de llegar a Estados Unidos y de cambiar las dietas de sus países de origen por dietas basadas en la carne de vacuno. Otros cánceres que se han relacionado con el exceso de carnes rojas, aunque la relación es más débil, incluyen los de estómago, de esófago y de mama.

Por lo tanto, lo mejor que podemos hacer en la carnicería es comprar con moderación, optar por carnes magras y pedir que nos las corten en porciones pequeñas. El típico chuletón de 300 gramos surcado por ríos de grasa, no es que haya que erradicarlo, pero no es recomendable como plato de consumo habitual.

En la pollería nos podemos permitir ser más generosos. Con menos grasas saturadas que la ternera y más insaturadas, las carnes de pollo, pavo y otras aves presentan un perfil de grasas más saludable y se pueden tomar varias veces por semana. Si se toman con frecuencia, son aconsejables las pechugas, ya que contienen menos grasa que muslos y alas. Más grasa aún contiene la piel, por lo que se recomienda retirarla antes de comer el pollo. Para eliminar cualquier posible rastro de salmonela, es aconsejable cocer bien el pollo, ya que las bacterias no sobreviven al calor de la cocción. Y no abusar del pollo frito de las cadenas de comida rápida ya que, aunque las grasas del pollo tengan un perfil adecuado, las que se emplean para freírlo pueden ser dinamita para las arterias.

Última parada: charcutería. La carne de cerdo, como chuletas y lomo, ocupa un lugar intermedio entre el vacuno y las aves. Ni tienen un perfil de grasas tan negativo como la ternera ni lo tiene tan bueno como el pollo, por lo que es razonable que se pueda consumir unas dos veces por semana.

Los embutidos merecen párrafo aparte porque contienen mucha más cantidad de grasa, y por lo tanto mucha más grasa saturada, que el lomo o la chuleta. Cien gramos de chorizo o de mortadela, por ejemplo, suelen contener entre 30 y 40 gramos de grasa, mientras que cien gramos de lomo apenas llevan diez. El perfil de estas grasas depende de cómo se haya criado el cerdo. Si se ha criado en una granja al aire libre comiendo bellotas, se obtiene un delicioso jamón de jabugo en el que predominan grasas monoinsaturadas como en el aceite de oliva. Pero si se ha criado con piensos en una granja industrial, que es lo habitual, el contenido en grasas saturadas indeseables se dispara. En los embutidos, además, el consumidor no tiene modo de saber cómo se elaboran ni qué llevan exactamente: uno no sabe si se les ha añadido mucha o poca sal, si se les han añadido grasas ni qué grasas exactamente, con qué carnes del cerdo se han elaborado... Y no es que no cumplan las normativas de higiene sanitaria. Pero estas normativas están más destinadas a evitar intoxicaciones a corto plazo que a garantizar la salud a largo plazo. Así que lo más prudente es tomarlos con moderación.

Otras fuentes de proteínas

Antes de salir del mercado, detengámonos un momento en el tenderete de los frutos secos, donde encontramos un surtido de delicias tan ricas en proteínas como en la carnicería o en la pollería. Si en cien gramos de solomillo de ternera había unos 20 gramos de proteínas, en cien gramos de cacahuetes hay 25. Por detrás de los cacahuetes, en la liga de los frutos secos, se clasifican las almendras (con 19 gramos), los pistachos (con 18), las nueces (con 15) o las avellanas (que quedaron segundas en el campeonato de las grasas monoinsaturadas por detrás de las nueces de Macadamia y aquí caen a la cola de la clasificación con 12).

Además de los frutos secos, también contienen proteínas otros productos de origen vegetal como las legumbres (campeona la soja, con 34 gramos de proteínas por cada cien gramos de semilla seca), los espaguetis (4 gramos una vez hervidos), las patatas (2 gramos) y hasta la lechuga (1,3 gramos, aunque hay que advertir que 95 de cada cien gramos de lechuga son agua). En realidad, no hay ni un solo vegetal que no contenga proteínas.

Lo que ocurre, y es una gran diferencia, es que el cuerpo humano aprovecha peor las proteínas de origen vegetal que las de origen animal. Por lo tanto, dado que una parte de las proteínas se pierden sin ser utilizadas, habría que consumir una cantidad mayor de proteínas vegetales que animales para conseguir todos los aminoácidos que el organismo necesita.

La segunda gran diferencia es que las proteínas vegetales se consideran de bajo valor biológico, ya que no aportan los ocho aminoácidos esenciales. No es que no sean convenientes, pero no son suficientes a menos que se sepan combinar los alimentos de manera que unos vegetales aporten los aminoácidos que les faltan a otros.

La gran excepción, el único vegetal que ofrece proteínas de alto valor biológico, es la soja, que puede proporcionar tantas proteínas y tan buenas como la carne y que no tiene el inconveniente de elevar los niveles de colesterol en la sangre. Al contrario: cuando se sustituyen proteínas animales de la dieta por proteínas de la soja, por ejemplo en forma de tofu o de leche de soja, el colesterol malo y los triglicéridos bajan y el colesterol bueno se mantiene. La soja, además, ha resultado ser extraordinariamente rica en isoflavonas, que ayudan a prevenir enfermedades cardiovasculares, algunos cánceres como el de mama y de útero y posiblemente la osteoporosis. Los beneficios de la soja son tan claros que hasta la Agencia de Alimentos y Fármacos de Estados Unidos autoriza a los productos con más de 6,25 gramos de proteína de soja por ración a anunciarse como cardiosaludables.

Ser o no ser (vegetariano), ésa es la cuestión

Así que, volviendo a aquel paciente que se planteaba hacerse vegetariano para mantenerse sano y fuerte, es indiscutible que una dieta vegetariana permite conservar la salud.

—Es más —le dije—, la obesidad, la hipercolesterolemia y las enfermedades cardiovasculares son poco frecuentes en personas vegetarianas, aunque no sabemos hasta qué punto esto se debe a la dieta que siguen o a que son personas que cuidan su salud más allá de la dieta.

También es indiscutible que ser vegetariano no es una garantía de salud. No son raros los casos de anemia por falta de hierro, ni las deficiencias de vitamina B12, vitamina D y calcio, entre personas vegetarianas. Y desde luego yo no aconsejaría una dieta vegetariana estricta a mujeres embarazadas, ni a madres que dan el pecho, ni a niños o adolescentes, porque cualquier deficiencia nutritiva en edades de crecimiento puede dejar secuelas para toda la vida.

—Pero si lo que quiere es mantenerse en forma y seguir estando sano —continué—, la cuestión no es si ser o no ser vegetariano. La cuestión es tener o no tener una dieta correcta. Si le gusta, puede ser una dieta vegetariana. Pero también es posible tener una dieta óptima comiendo carne y pescado. Sólo tiene que vigilar que sea una dieta variada, sin excesos de calorías, con abundantes vegetales y pocas grasas saturadas, y en cualquier caso, deberá contener una cantidad de proteínas suficiente para que su cuerpo pueda regenerar los millones de células que se destruyen a diario.

CAPÍTULO DOCE

Carbohidratos. Dulces que amargan

A la comida se le ha perdido el respeto. Hay tanta, y es tan barata de conseguir, y tan fácil de preparar, hasta el punto de que basta con abrir un envase de plástico, meter el plato dos minutos en el microondas y, magia potagia, la cena está servida, que ya apenas se le da valor. El viejo ritual de la familia reunida alrededor de una mesa, degustando una comida que ha requerido un esfuerzo, es hoy en muchos hogares un anacronismo. Es una excepción que se reserva para ocasiones especiales: un aniversario, una cena con velas con la pareja, el día de Navidad... Pero en el ajetreo de cada día, lo más fácil, lo más cómodo, lo que se suele hacer hoy día, es sentarse ante la tele y comer sin prestar demasiada atención a lo que se come. Ingerir, vamos. A cualquier hora. Lo que a menudo lleva a comer más, a disfrutar menos y a comer peor. Es lo que tiene el progreso: cuanto más fácil resulta todo, más nos complicamos la vida.

Tomen el ejemplo de los carbohidratos. Las patatas y los garbanzos van a menos, las golosinas van a más. Es decir, los platos de carbohidratos complejos con valor nutritivo elevado retroceden mientras que los azúcares que proporcionan una gratificación inmediata pero que tienen un valor nutritivo bajo se expanden. Esto es lo que dicen las encuestas que se han hecho en España: en diez años, el consumo de patatas por habitante ha disminuido alrededor de un 17 %; en el mismo tiempo, el consumo de golosinas ha aumentado y en la actualidad más de un 40 % de la población española, tanto niños como adultos, consume caramelos o chicles por lo menos cuatro veces por semana.

Y uno se pregunta: ¿por qué está ocurriendo todo esto? ¿A qué se deben estas tendencias? Tal vez tenga que ver con la falta de tiempo y las prisas de las sociedades urbanas. No sólo la falta de tiempo para preparar un buen estofado de garbanzos. También la impaciencia, las prisas por conseguir un placer inmediato, el dulce del caramelo que regala un subidón de energía inmediato antes que los matices de los cereales y las legumbres que se digieren poco a poco. Tal vez es algo tan simple como que a la mayoría de las personas les gustan más los chupachups que los garbanzos. Y si a la gente le gustan los chupachups, uno puede preguntarse: ¿y qué hay de malo en que los tomen?

Ejemplos de alimentos ricos en carbohidratos

Las cifras indican el contenido en gramos de los distintos nutrientes por cada 100 gramos de alimento.

Carbohidratos complejos	Carbohidratos	Grasas	Proteínas
Pan (blanco de trigo)	48	1	8
Patata hervida	15	0	2
Patatas fritas	36	14	4
Pasta al huevo (hervida, sin salsa)	24	1	4
Arroz (hervido, sin salsa)	20	0	2
Garbanzos	16	2	7
Cereales de desayuno (cornflakes, sin azúcar)	86	0,5	8

Carbohidratos simples (azúcares)	Carbohidratos	Grasas	Proteínas
Caramelos	88	0	0
Caramelos (tipo toffee)	68	18	2
Helado (de vainilla)	24	10	4
Chocolate (negro, 60% de cacao)	47	30	5
Natillas	15	3	2,5
Miel	75	0	0,5
Zumo de naranja comercial	9	0	0,5

Calorías vacías

Lo que hay de malo es que los dulces no contienen el mismo tipo de carbohidratos que las legumbres.

Los dulces contienen lo que llamamos carbohidratos simples, o azúcares, que se digieren rápido, pasan inmediatamente a la sangre y aportan energía, es decir, calorías, pero no se acompañan de vitaminas, de minerales ni de ningún otro nutriente. Por eso se dice que las chucherías aportan calorías vacías, porque son energía sin nutrientes. Entre los carbohidratos simples, destacan la sacarosa —que es el azúcar común—, la fructosa de la fruta, la lactosa de la leche o la glucosa —que es el azúcar que forma el cuerpo humano al digerir los alimentos y que circula por la sangre.

En alimentos como el pan, la pasta, las patatas o el arroz, por el contrario, predominan lo que llamamos carbohidratos complejos. Se trata de largas cadenas de azúcares que el aparato digestivo debe romper en carbohidratos simples para poder convertirlos en glucosa y aprovechar su energía. Al igual que los azúcares, los carbohidratos complejos son gasolina para el cuerpo humano: no se utilizan para regenerar órganos como las proteínas sino como fuente de energía. Pero los alimentos que los contienen suelen ser vegetales ricos en fibra, vitaminas, minerales y proteínas, es decir, alimentos con un valor nutritivo muy superior al de los dulces. Otra ventaja de los carbohidratos complejos, sobre todo para personas diabéticas, es que, como su digestión es lenta, no pueden provocar un aumento tan súbito del nivel de glucosa en la sangre como los caramelos.

También la fibra se clasifica dentro del grupo de los carbohidratos, pero no porque aporte calorías sino sólo por su composición química. En realidad, la fibra tiene un efecto contrario al de los demás carbohidratos: en lugar de aportar energía, proporciona una sensación de saciedad que ayuda a limitar el número de calorías que se ingieren. Otras ventajas de la fibra, como hemos visto en el capítulo 9, son que ayuda a controlar los niveles de azúcar y de colesterol en la sangre y que facilita el paso de los alimentos por el tracto intestinal.

De la sabana al supermercado

Desde luego, todos los tipos de carbohidratos caben en una dieta saludable. Pero mientras se aconseja tomar carbohidratos complejos a diario y en abundancia, porque deben proporcionar más de la mitad de las calorías de la dieta, con los azúcares la norma es la moderación.

Sin embargo, por alguna razón que no conocemos bien, parece que estamos programados al revés, para que los azúcares nos resulten agradables y los carbohidratos complejos como la patata hervida nos resulten insípidos.

Puede que esto se deba a que los azúcares son combustible de alto octanaje para el cuerpo humano, la forma más rápida de conseguir energía, y que la afición por los sabores dulces sea el seguro de vida que la evolución ha inventado para evitar muertes por hipoglucemia, es decir, por falta de azúcar en la sangre.

En cualquier caso, lo que es seguro es que nuestro cerebro no dispone de un mecanismo eficaz para regular el consumo de azúcares, de modo que el punto en que el cerebro dice «no quiero más» está muy por encima del límite de lo saludable. Es como si nos hubieran diseñado para evitar la carencia de azúcar pero no para evitar el exceso. Lo cual podía ser razonable hace un millón de años, cuando los *Homo erectus* perseguían antílopes por la sabana, el alimento escaseaba y conseguir un botín de fructosa era la garantía de llegar vivo al día siguiente. Pero es un contrasentido en las sociedades actuales, donde tenemos acceso a más alimento del que necesitamos y donde se muere más por exceso de calorías que por defecto.

Pan, patatas y espaguetis

Otro gran contrasentido es que algunos de los alimentos más recomendables que contienen carbohidratos tienen tan mala fama que muchas personas los evitan, mientras que otros menos recomendables se consumen a destajo.

El pan, por ejemplo. Se le critica a menudo que engorda. Y es innegable: si se consume en exceso, engorda. Pero el problema no está en el pan sino en el exceso. Un exceso de proteínas, o un exceso de grasas, también engordan.

O bien puede engordar cuando se emplea para rebañar salsas o cuando se acompaña de quesos, embutidos, mantequilla o mermelada. Pero el problema, en este caso, tampoco está en el pan sino en los alimentos altos en calorías que se le añaden.

El pan, visto así, es una víctima inocente de los excesos de otros alimentos. Y si una persona quiere perder peso, le puede ir bien moderar el consumo de bocadillos o de tostadas con nocilla, pero obsesionarse hasta el punto de erradicar el pan de la dieta no tiene ninguna justificación.

Lo mismo ocurre con los espaguetis o con las patatas, que también tienen fama de engordar y que están proscritos en algunas dietas para adelgazar. Proscritos injustamente, porque un plato de pasta o una patata asada no contienen una cantidad prohibitiva de calorías. Pero si el plato de pasta se toma con una salsa de cuatro quesos o las patatas se toman fritas en lugar de asadas, es obvio que el número de calorías se va a disparar. Para quien le guste la pasta pero tema las calorías de las salsas, una buena solución puede ser aliñar los espaguetis con un chorro de aceite de oliva y espolvorear especias por encima como orégano, pimienta o albahaca.

Lo único que se les puede criticar al pan blanco y a las patatas es que se digieren en pocos minutos y elevan rápidamente el nivel de glucosa en la sangre, no tanto como los dulces, pero más que otros alimentos con carbohidratos complejos como las lentejas o la pasta. Pero este aumento del nivel de glucosa es intrascendente si se toman dos o tres rebanadas de pan o una patata con las comidas y en cualquier caso, si alguien quiere evitarlo, siempre puede recurrir a panes integrales que tienen más fibra que el pan blanco de trigo, lo que retrasa la absorción de la glucosa.

En realidad, las dietas de adelgazamiento basadas en limitar el consumo de pan y otros carbohidratos no consiguen mejores resultados que otras dietas. Es más, una dieta equilibrada ideal, según la Asociación Americana del Corazón, no debe ser restrictiva con los carbohidratos sino más bien generosa. En la pirámide alimentaria que indica en qué cantidad se deben consumir los distintos tipos de alimentos en una dieta ideal, los carbohidratos complejos ocupan la base, lo que significa que son los alimentos que deben tomarse en mayor cantidad (véase gráfico de la página 119).

Y si la primera de las diez recomendaciones del comité de expertos que revisó los datos científicos disponibles sobre dieta y enfermedad cardiovascular era «consumir frutas, hortalizas y verduras variadas», la recomendación número dos es «comer alimentos elaborados con cereales variados, incluidos cereales integrales: tomar un mínimo de seis raciones diarias». Una ración, en este caso, equivale a 60 gramos de arroz o de pasta, a media patata o a un panecillo pequeño.

Los cereales integrales están especialmente recomendados porque contienen más fibra, más grasas saludables y más vitaminas, minerales y antioxidantes que los refinados. Y no es que los cereales refinados no sean buenos. Es sólo que los integrales son mejores. Distintos estudios han detectado que, cuanto mayor es el consumo de alimentos integrales, menor es el riesgo de enfermedad cardiovascular. Gran parte del beneficio se atribuye a la fibra de los cereales, que ha resultado ser aún mejor que la de la fruta, la verdura y las hortalizas de cara a la prevención cardiovascular. Pero la fibra no basta para explicar todos los efectos saludables que se observan entre los consumidores habituales de cereales integrales, de modo que una parte de los beneficios tiene que deberse a las vitaminas, minerales, antioxidantes o grasas que contienen.

Los carbohidratos complejos, por lo tanto, deberían ser la base de la gran mayoría de las comidas. La tradición de considerar el plato de carne o de pescado como el más importante está, con todo lo que sabemos hoy día sobre nutrición, desfasada. Puestos a comer un solo plato, como hacen millones de personas cuando tienen prisa, suele ser preferible tomar un plato rico en carbohidratos y prescindir de uno rico en proteínas que al revés. Y, si se toma un segundo con acompañamiento, es preferible un pequeño trozo de carne con una gran cantidad de arroz, que mucha carne con poco arroz.

Pasteles y chupachups

Con los carbohidratos simples pasa al revés que con los complejos. Aunque aportan calorías vacías y provocan un aumento súbito del nivel de glucosa en la sangre, muchas personas no tienen una imagen negativa de ellos y aceptan su consumo como algo habitual. Es la gran paradoja de los carbohidratos: nos preocupamos por los que son más saludables y no nos paramos a pensar en los que son más preocupantes.

Recuerdo el caso de un paciente que había empezado a vigilar la dieta para perder peso, aseguraba que seguía las recomendaciones que le dábamos pero no conseguía adelgazar. Decía la verdad, hacía lo que le habíamos aconsejado. Pero hablando con él descubrimos que su bebida habitual era la coca-cola. Tomaba coca-cola cada día. Varias veces al día. No se le había ocurrido decírnoslo y a nosotros no se nos había ocurrido preguntárselo.

No nos lo había dicho porque para él la coca-cola no contaba como alimento. Era un extra. Pero un extra que le proporcionaba cada día una propina de cientos de calorías.

Este problema, el de aceptar como productos de consumo habitual alimentos que deberían ser de consumo esporádico, es el error más habitual que cometemos con los carbohidratos simples. No es sólo la coca-cola. Son las golosinas, los helados, las galletas, los zumos de frutas... todos aquellos productos que caben en una dieta semanal equilibrada pero se han hecho un hueco en la dieta diaria, y desplazan a otros alimentos que deberían ocupar un lugar de privilegio en la dieta diaria y ahora quedan relegados a un consumo ocasional.

Un ejemplo perfecto son los postres azucarados. Pasteles, helados, flanes, cremas de chocolate, dulces de leche... La lista es interminable. ¿Se pueden tomar en el marco de una dieta saludable? Sin duda. ¿Se pueden tomar cada día? Un abogado podría argumentar que sí: tienen un alto valor nutritivo, en general gracias a las proteínas que llevan, son adecuados para el desarrollo de los niños, son sabrosos, algunos de ellos se pueden tomar en versiones desnatadas que no perjudican el colesterol. Un fiscal podría objetar que, dentro de los postres azucarados, algunos aportan calorías vacías, otros tratan de engañar a los consumidores presentándose como saludables cuando en realidad tienen un exceso de azúcares o de grasas, otros proclaman que estimulan el sistema inmunitario sin que se haya demostrado... Con todo, la consecuencia más perjudicial de incorporar postres dulces a la dieta diaria son los daños colaterales que provoca en el consumo de fruta: cuantos más dulces de postre, menos fruta y, por lo tanto, menos fibra, menos vitaminas, menos antioxidantes. Menos salud.

Además, en los hogares donde hay niños, anteponer los dulces a la fruta es negativo desde un punto de vista educativo, ya que no se les enseña a apreciar la fruta como un alimento básico en una dieta sana sino a verla como algo prescindible.

Algo parecido ocurre con las golosinas. O con las galletas. El problema no es que el azúcar de un chupachup o de cuatro sugus perjudique la salud de los niños. En general no la perjudica, si no es por el riesgo de caries. El problema es que, si se deja que consuman golosinas a diario, y es algo que hacen aproximadamente la mitad de las familias españolas, difícilmente se les estará enseñando a comer de manera adecuada. Antes que dejar que masquen chicle o coman piruletas cuando les apetezca, personalmente creo que valdría la pena intentar enseñar a los niños desde pequeños que hay alimentos que conviene tomar cada día, como la fruta o la leche, y otros que están muy ricos pero que sólo se deben tomar de vez en cuando, como los caramelos.

Sobrepeso y diabetes

Y no es que a mí no me gusten los dulces. Al contrario, me encantan. Si siguiera mis instintos básicos, abriría una pastelería. Pero lo que suele ocurrir, cuando se abusa de los carbohidratos simples, es que se acaba tomando un exceso de calorías. Y esto ocurre porque a menudo los dulces, y aquí entran desde los caramelos hasta las chocolatinas de las máquinas expendedoras, más que sustituir a otros alimentos, se suman a ellos. Son, como decía el paciente de la coca-cola, un extra. Un extra que después se traduce en unos kilos de más, que después llevan a unos niveles de colesterol peores, a una tensión arterial más alta y, como se ha demostrado en un estudio en el que se ha analizado la dieta y la salud de más de 75.000 mujeres a lo largo de diez años, a un mayor riesgo de enfermedad coronaria.

Por ello, la Asociación Americana del Corazón aconseja explícitamente, en su decálogo de recomendaciones dietéticas, «limitar el consumo de alimentos altos en calorías o nutritivamente pobres, incluidos los refrescos y los caramelos que tienen mucho azúcar».

En cambio, y contrariamente a una idea muy extendida, los dulces no tienen un impacto directo sobre el riesgo de desarrollar diabetes. Tienen un impacto indirecto ya que, a más calorías, más sobrepeso; y a más sobrepeso, más riesgo de diabetes. Pero lo que lleva a la mayoría de casos de diabetes no es el exceso de azúcar en la dieta sino el exceso de grasa en el abdomen, que en muchos casos no está relacionada con una dieta rica en dulces.

La confusión se debe a que la diabetes se caracteriza por la incapacidad de controlar el nivel de azúcar en la sangre. Y la asociación de ideas más inmediata lleva a pensar, erróneamente, que, si uno tiene exceso de azúcar en la dieta, tendrá exceso de azúcar en la sangre. Es cierto que, justo después de comer dulces, el nivel de glucosa en la sangre se eleva. Pero es un efecto transitorio, normal en personas sanas y que nada tiene que ver con el origen de la diabetes.

En realidad, hay dos tipos distintos de diabetes. La que llamamos diabetes tipo 1, la menos frecuente pero la más grave, suele iniciarse en la infancia por la destrucción de las células del páncreas que producen insulina, que es la hormona que regula el nivel de glucosa en la sangre. La diabetes tipo 2, que afecta a más de dos millones de personas en España, suele originarse en personas adultas porque la grasa del abdomen segrega sustancias que interfieren con la acción de la insulina.

Aunque los carbohidratos de la dieta no tienen una gran influencia en el origen de la diabetes, sí tienen un impacto importante en la evolución de la enfermedad una vez se ha iniciado. Al no funcionarles bien la insulina, las personas diabéticas registran un fuerte aumento del nivel de glucosa en la sangre cuando consumen azúcares. Este exceso de glucosa lesiona la pared de las arterias, lo que facilita que allí se deposite colesterol y avance la arteriosclerosis; además, la glucosa favorece la inflamación de la sangre, incrementa el riesgo de que se formen coágulos y, si todo esto se acompaña de sobrepeso, conlleva un aumento de la tensión arterial, un aumento del colesterol malo, un descenso del colesterol bueno, un aumento de los triglicéridos... en suma, un ataque desde todos los frentes sobre el corazón y las arterias.

Por eso es tan importante hacer análisis del nivel de glucosa en la sangre a partir de los cuarenta y cinco años y repetirlos cada tres años, asegurándose de que no se sobrepasa un nivel de 110 mg/dl en condiciones de ayuno, para detectar cuanto antes cualquier caso de diabetes y tomar medidas antes de que haya hecho estragos en las arterias.

Las medidas que se toman, en los casos de diabetes tipo 2, que son los más frecuentes, empiezan por la dieta. En la diabetes tipo 1, en que se destruyen las células del páncreas, es preciso recurrir a inyecciones de insulina desde el principio. Pero en la tipo 2, cuando el páncreas aún segrega insulina pero esta insulina no consigue dominar la glucosa de la sangre, lo primero que se intenta es que el paciente adelgace. Con esto se busca reducir la cantidad de grasa acumulada en el abdomen, y por lo tanto la producción de sustancias que interfieren con la insulina; se intenta, de algún modo, que la insulina recupere la capacidad de regular los niveles de glucosa. Ésta es una fase en que la diabetes aún es reversible. De ahí la importancia del diagnóstico precoz y de que los pacientes sean estrictos con la dieta porque, si no controlan la enfermedad al principio cuando aún están a tiempo, después los daños serán irreparables.

Las personas diabéticas pueden tomar lo mismo que una persona sana, siempre que la alimentación de la persona sana sea correcta. Pero si uno tiene diabetes le conviene ser especialmente cuidadoso para evitar altibajos de glucosa en la sangre. Para ello, más vale no abusar de los dulces y tener una dieta rica en fibra, ya que la fibra retrasa la absorción de los azúcares y ayuda a evitar picos en los niveles de glucosa. Aunque todos los alimentos ricos en fibra son aconsejables, en estudios con pacientes diabéticos han demostrado ser especialmente eficaces la cebada, la avena, el centeno y la pasta integral.

La gran ironía es que al final, cuando uno cae enfermo, acaba recuperando un respeto por los alimentos. No sólo con la diabetes, ocurre con muchas enfermedades. Y no es que las dietas negligentes expliquen todos los casos de diabetes, ni todas las enfermedades cardiovasculares, ni todas las digestivas. He visto a muchos pacientes que siempre se han cuidado y han caído enfermos de todos modos. Pero he visto a muchos más que no han empezado a cuidarse hasta el día que han enfermado. Y tal vez si se hubieran preocupado un poco más, sólo un poco más, por cuidar lo que comían desde el principio, no hubieran tenido que preocuparse tanto después.

CAPÍTULO TRECE

Alcohol. Elogio de la moderación

—Hago bien, ¿verdad, doctor? Bebo vino cada día.

Es una pregunta típica, la hacen muchos pacientes. Y la respuesta típica, la más habitual, es «no, no hace bien, nada bien, bebiendo lo que bebe».

—Pero si el vino es bueno para el corazón, lo dice todo el mundo.

—El vino puede ser bueno para el corazón, pero también puede ser malo. Todo depende de cuánto beba y de cómo lo beba.

Y lo que ocurre en la mayoría de los pacientes es que los daños del alcohol superan con creces a los beneficios. En teoría, es cierto, el vino y otras bebidas alcohólicas pueden ser beneficiosas para la salud cardiovascular. Pero en la práctica diaria en la consulta no recomendamos a los pacientes que beban más alcohol sino muchas veces que beban menos. Y que haya tantas personas que crean estar haciendo algo saludable cuando en realidad hacen algo perjudicial es un ejemplo de cómo una idea errónea puede extenderse como una epidemia. Porque lo que tenemos es una auténtica epidemia de malentendidos sobre el alcohol.

Beneficios del consumo moderado

Pero empecemos por las buenas noticias. Un consumo moderado de alcohol, equivalente a uno o dos vasos de vino al día, reduce el riesgo de sufrir una enfermedad cardiovascular en un 25 %, lo cual es un beneficio extraordinario. En personas que ya están enfermas, reduce la mortalidad también en un 25 %. Si se inventara un fármaco que tuviera esta eficacia, es decir, que evitara dos o tres de cada diez muertes por enfermedades cardiovasculares, sería un avance extraordinario. El problema es que, si además de tener la misma eficacia que el vino, tuviera el mismo riesgo de sobredosis, eso que en los prospectos de algunos medicamentos se llama intoxicación accidental, no se autorizaría su venta.

Los beneficios del vaso diario de vino se popularizaron en los años ochenta cuando se empezó a hablar de la paradoja francesa. La paradoja era que Francia, con su tradición de quesos grasos, de cruasanes de mantequilla y de carne de vacuno, y con un consumo de grasas saturadas similar al de Estados Unidos, tenía sin embargo unas tasas de enfermedad coronaria mucho más bajas. Si las grasas saturadas son decisivas en el riesgo cardiovascular, ¿dónde estaba la diferencia? Una parte se explicaba por el mayor consumo de frutas y hortalizas que se da en la cocina francesa. Pero la diferencia era tan abismal que tenía que haber algo más. Ese algo más podía ser el vino.

Otras investigaciones, más recientes, han confirmado que el vino efectivamente protege el corazón y las arterias. Y han explicado cómo lo hace. Se ha descubierto que tiene una potente acción anticoagulante, comparable a la de la aspirina. Y se ha visto que inhibe la coagulación en varios frentes a la vez: por un lado, inhibe la acción de las plaquetas —unos diminutos componentes de la sangre, de los que hay 250 millones en cada centímetro cúbico, que están especializados en formar coágulos—; reduce al mismo tiempo la producción de fibrinógeno —una proteína necesaria para la coagulación—; y reduce la producción de factor ti-sular —otra proteína coagulante.

Sólo por sus efectos anticoagulantes, una o dos copas de vino al día ya serían beneficiosas para la salud cardiovascular. Pero es que además el vino es un potente antiinflamatorio, capaz de re-ducir los niveles de proteína C reactiva en la sangre y de apaciguar los monocitos del sistema inmunitario para que no desencadenen un infarto. Es bueno para la gestión de las grasas, ya que es capaz de incrementar en nada menos que un 12 % los niveles de coles-terol HDL, el colesterol bueno. Es bueno para la gestión de los azúcares, ya que refuerza la eficacia de la insulina para regular el nivel de glucosa en la sangre. Contiene sustancias antioxidantes, aunque no sabemos hasta qué punto estas sustancias tienen una influencia relevante en la prevención cardiovascular. Y, tomado con moderación, es un vasodilatador que puede ayudar a contro-lar la tensión arterial. En fin, que si no acarreara tantos proble-mas, sería una maravilla.

Todos estos beneficios no sólo previenen enfermedades car-díacas como los infartos, sino que también reducen en cerca de un 30 % el riesgo de sufrir accidentes vasculares cerebrales como embolias. Asimismo, el riesgo de enfermedad vascular periférica, en la que los problemas de riego sanguíneo en las piernas hacen que algo tan sencillo como caminar se convierta en un suplicio, disminuye con un consumo moderado de vino.

Por el contrario, no se ha demostrado por ahora que el vino tenga ninguna utilidad en la prevención de ningún tipo de cán-cer. Se ha descubierto que el tinto contiene una sustancia, el res-veratrol, que inhibe la proliferación de células cancerosas en el la-boratorio. Pero el cuerpo humano es un sistema infinitamente más complejo que un cultivo de células en un laboratorio y nin-gún estudio ha demostrado que el resveratrol del vino reduzca el riesgo de cáncer ni mejore la evolución de los pacientes a quienes se ha diagnosticado un tumor.

¿Vino o cerveza?

A medida que hemos ido investigando cómo afectan las bebidas alcohólicas a la salud cardiovascular, hemos descubierto que los beneficios más importantes no se deben a componentes selectos del vino tinto como los taninos o el resveratrol sino al propio alcohol.

A finales de los años ochenta y principios de los noventa se habló sobre todo del vino tinto porque, tras descubrirse la paradoja francesa, fue lo primero que se investigó. Pero después nos hemos dado cuenta de que los principales beneficios de un consumo moderado de vino se deben sobre todo al alcohol, que es el gran responsable de sus efectos anticoagulantes y antiinflamatorios, y por lo tanto son comunes a todas las bebidas alcohólicas. Puede que otros beneficios como los efectos antioxidantes y vasodilatadores sí sean específicos del vino tinto, porque no se deben al alcohol sino a otras sustancias específicas del vino. Pero estos beneficios parecen ser menores comparados con la acción directa del alcohol.

De modo que cuando alguien me pregunta qué vino es mejor para el corazón, le digo: «Mire, si lo toma con moderación, tome el que más le guste. Al corazón tanto le da si toma vino tinto, blanco o rosado, o si toma cava, o incluso si toma cerveza. Y si no lo toma con moderación, más vale que no tome ninguno.»

Para el corazón, el alcohol podría venir hasta de una copa de coñac o de un carajillo de ron y el efecto sería el mismo. Si nadie defiende los beneficios cardiovasculares de las bebidas de alta graduación no es porque el alcohol que contienen sea peor sino porque, cuando uno termina una comida con un whisky o un orujo, en general ya se ha tomado antes media botella de vino, así que el consumo casi nunca es moderado.

¿Cuánto beber?

Ahora que ya nos hemos alegrado con una o dos copas de vino, me gustaría advertir que yo personalmente no recomiendo a nadie que tome alcohol por razones de salud. Y no lo hago porque este tipo de recomendación plantea unos problemas que los médicos no tenemos bien resueltos.

El primer problema es cómo conseguir que los ciudadanos tomen cantidades de alcohol que les beneficien y no cantidades que les perjudiquen. Si los humanos fuéramos seres perfectamente racionales, sería fácil. Bastaría con explicar que el máximo beneficio se ha observado con una copa diaria para las mujeres y con dos copas diarias para los hombres. Y que una copa equivale a diez gramos de alcohol, que es aproximadamente la cantidad que hay en una copa de vino o en una caña de cerveza.

Para quien quisiera controlar mejor la cantidad de alcohol que toma, explicaríamos que no es difícil de calcular. Si una cerveza tiene cinco grados, esto significa que, por cada cien gramos (o centímetros cúbicos) de bebida, aproximadamente cinco son de alcohol. Por lo tanto, los veinte gramos de alcohol diarios recomendados para un hombre equivalen a 400 centímetros cúbicos de cerveza. Lo mismo para el vino: si tiene doce grados, por cada cien gramos de vino, aproximadamente doce son de alcohol. Por lo tanto, en los 75 centilitros de una botella entera de vino hay unos 90 gramos de alcohol puro; y los veinte gramos diarios recomendados para un hombre se consiguen tomando unos 170 centímetros cúbicos, lo que equivale a casi dos copas de vino.

Habría que explicar también que, para que el alcohol sea saludable, conviene tomar una pequeña cantidad cada día, pero no abstenerse durante seis días y cepillarse una botella entera el sábado por la noche, porque esto sería tan absurdo como tomarse siete aspirinas el sábado después de no haber tomado ninguna en toda la semana, y así perderíamos todos los beneficios de un consumo moderado de lunes a viernes y tendríamos todos los daños de una sobredosis el fin de semana.

Y poco más. Con estas pocas explicaciones, si los humanos fuéramos capaces de comportarnos de manera racional cuando nos conviene, bastaría para que todo el mundo se beneficiara de las virtudes de las bebidas alcohólicas y para que las tasas de enfermedad cardiovascular se redujeran de manera sustancial.

Pero no es así como se comportan la mayoría de las personas en la vida real. Cada uno tiene sus problemas, sus contradicciones, sus negociaciones inconscientes entre las razones y las emociones, y el resultado final de todo este ajetreo que tiene lugar en el cerebro sin que muchas veces nos demos ni cuenta es que, cuando el médico le dice a un paciente que le puede ir bien tomar dos copas al día, es fácil que acabe tomando cuatro.

Cómo calcular cuánto alcohol se ingiere

Un consumo de unos 20 gramos diarios de alcohol para hombres y de 10 gramos en mujeres es saludable. A partir de 40 gramos diarios de alcohol en hombres y 25 en mujeres, los riesgos superan a los beneficios. Para calcular cuánto alcohol bebe una persona, pueden ser útiles las equivalencias siguientes:

	Graduación	Volumen		Gramos de alcohol
Cerveza	5º	Una caña	200 ml	10 g
		Una lata	320 ml	16 g
Vino	12º	Una copa	100 ml	12 g
Jerez y similares	20º	Una copa	50 ml	10 g
Destilados	40º	Un carajillo	25 ml	10 g
		Una copa o un combinado	50 ml	20 g

Con cuatro copas al día, ya no estamos hablando de un consumo saludable, aunque tampoco estamos aún en una situación de alcoholismo. Estamos en lo que llamamos un consumo de riesgo, que viene a ser la sala de espera de la desgracia. Un consumidor de riesgo es aquel que no tiene aún problemas derivados del alcohol pero que probablemente los tendrá en el futuro. Para los hombres, se considera que el consumo de riesgo empieza a partir de 40 gramos diarios de alcohol, lo que equivale a dos latas y media de cerveza o a casi media botella de vino. Para las mujeres, la frontera del riesgo se sitúa en 25 gramos diarios de alcohol, lo que equivale a medio litro de cerveza o a dos copas de vino.

Personas distintas, efectos distintos

Todas estas cantidades, 40 gramos como límite máximo para los hombres y 25 gramos para las mujeres, son orientativas. En realidad, y éste es el segundo gran problema con el que nos encontramos a la hora de recomendar el consumo de vino o cerveza, la respuesta al alcohol varía enormemente de unas personas a otras.

Varía, de entrada, entre hombres y mujeres, porque los hombres suelen tener una cantidad mayor de una sustancia que metaboliza el alcohol en el hígado. Por lo tanto, cuando un hombre y una mujer comparten una botella de vino, después de la cena suele haber una concentración más alta de alcohol en la sangre de la mujer que en la del hombre. Precisamente por esto el consumo óptimo de alcohol y el consumo de riesgo se sitúan en niveles más bajos para las mujeres.

Incluso dentro de la población femenina y dentro de la masculina, el alcohol puede afectar de manera muy distinta a personas distintas. Es de sentido común que un hombre que pese 90 kilos podrá tolerar en principio una cantidad de alcohol mayor que otro que pese 60. Pero el peso en este caso no lo es todo, y ni tan sólo es lo más importante.

Tenemos comprobado que hay personas que beben mucho y no llegan a tener grandes problemas debidos al alcohol y que otras, bebiendo poco, ya empiezan a tener problemas. Y si los efectos dañinos del alcohol varían tanto según cada persona, lo más probable es que los efectos beneficiosos también varíen. No sabemos aún a qué se deben estas diferencias, que recuerdan a lo que ocurre con la aspirina. Por razones que tampoco comprendemos bien, la aspirina tiene una gran utilidad para prevenir infartos en un 25 % de la población, pero el otro 75 % es poco sensible a sus efectos anticoagulantes.

Y como no comprendemos bien por qué ocurre todo esto, una persona no tiene modo de saber hasta qué punto le va bien el consumo de alcohol, ni cuál es la dosis óptima para ella ni dónde empieza su consumo de riesgo.

Creer que a uno le afecta poco el alcohol porque no le sube a la cabeza y por lo tanto puede tolerar dosis más altas es un error. Porque una cosa es lo que ocurre en el cerebro, que tiende a habituarse a dosis crecientes de cualquier droga, y por eso las personas que beben de manera ocasional pueden sentirse alegres desde la primera cerveza, mientras las que beben a diario pueden seguir indiferentes después de la cuarta. Y otra cosa distinta es lo que ocurre en el conjunto del organismo, donde el alcohol afecta a una multitud de órganos. Así que uno puede pensar que una copa de coñac después del vino de la comida y de la cerveza del aperitivo no le va a hacer nada, porque su cerebro está tan habituado que no tiene la sensación de que le afecte, mientras otros órganos más abnegados como el hígado, el páncreas y hasta el corazón sufren las agresiones del alcohol sin quejarse.

Nos encontramos, pues, con que los efectos del alcohol no sólo varían según cada persona sino según cada órgano. Un tercer problema con el que nos encontramos a la hora de hacer recomendaciones es que las dosis óptimas para proteger el corazón son distintas de las dosis óptimas para proteger el cerebro. Si queremos prevenir enfermedades cardíacas y evitar muertes por infartos de miocardio, lo ideal para un hombre son 10 gramos de alcohol diarios, o sea, una copa de vino o una caña de cerveza. Pero si lo que queremos prevenir son embolias y otros accidentes cerebrovasculares, lo ideal son entre 20 y 30 gramos diarios.

Son tantas las incógnitas en torno al alcohol que lo único

que podemos afirmar sin temor a perjudicar a nadie es que una dosis de una copa de vino al día para las mujeres (10 gramos de alcohol) y de dos copas para los hombres (20 gramos) es saludable. Esto no significa que sean las mejores dosis posibles para todo el mundo. Pero son dosis prudentes que son beneficiosas para casi todos y que no son perjudiciales para casi nadie —la excepción más importante son personas que han sido alcohólicas, a las que no se recomienda ni la copa diaria de vino.

Por encima de estas cantidades, en la franja de 10 a 25 gramos de alcohol diarios para las mujeres y de 20 a 40 gramos para los hombres, nos encontramos con una situación ambigua. Sabemos, por los estudios epidemiológicos que se han hecho sobre alcohol y salud, que estas dosis resultan beneficiosas para algunas personas y perjudiciales para otras pero, como no tenemos manera de saber a quiénes benefician y a quiénes perjudican, no las recomendamos. Por encima de los 25 gramos diarios para las mujeres y de 40 para los hombres, no hay duda de que los daños superan a los beneficios.

Copas de más, salud de menos

Uno de los daños más importantes del abuso de alcohol, y de los que pasan más inadvertidos, es la obesidad. Cada gramo de alcohol aporta siete calorías, casi el doble que un gramo de azúcar o uno de carne. Por lo tanto, cada lata de cerveza aporta más de cien calorías, lo que equivale a un bistec de ternera de cien gramos. Y cuando se superan los 40 gramos de alcohol diarios, se están bebiendo más de 280 calorías. Por eso cuando una persona con sobrepeso u obesidad modera el consumo de alcohol, por ejemplo bebiendo agua en lugar de vino con las comidas, se consiguen pérdidas de peso importantes y duraderas.

Al mismo tiempo, en casos de hipertensión, se consigue bajar la tensión arterial a niveles más seguros. Se ha observado que la tensión máxima aumenta en diez milímetros de mercurio y la mínima en cinco en mujeres que toman más de dos copas al día y en hombres que toman más de cuatro. A partir de la cuarta copa en mujeres y de la sexta copa en hombres, se registra un mayor riesgo de hemorragia cerebral por la hipertensión. Así que una de las primeras recomendaciones que se hacen cuando a una persona se le diagnostica hipertensión es que no tome alcohol. Si la hipertensión está bien controlada, por ejemplo con dieta, actividad física y fármacos, puede permitirse una o dos copas al día sin temor a acabar en el hospital. Pero no más de una o dos, porque basta con un pequeño exceso para que el alcohol deje de prevenir accidentes vasculares cerebrales y empiece a provocarlos.

Viendo cómo influye el alcohol en la obesidad y en la tensión arterial, no se puede decir que el alcohol sea bueno para el corazón y malo para otros órganos como creen todos esos pacientes que llegan a la consulta satisfechos de beber vino cada día. Esta interpretación es simplista y errónea porque, también para el corazón, el vino puede ser nefasto. Está perfectamente demostrado que el abuso de alcohol eleva el nivel de triglicéridos indeseables en la sangre. Que desencadena arritmias y causa muertes súbitas, y lo hace sin necesidad de llegar a emborracharse sino con un consumo elevado y sostenido un día tras otro. Que contribuye a la cardiomiopatía dilatada, una enfermedad en la que el músculo cardíaco aumenta de volumen y tiene dificultades para bombear bien la sangre.

Y en otros órganos el panorama no es mejor. El abuso de alcohol puede llevar a la cirrosis en el hígado. A la pancreatitis en el páncreas. A miopatías en los músculos. A la adicción, y el alcoholismo es una adicción especialmente devastadora, en el cerebro. A trastornos psiquiátricos depresivos. A trastornos de ansiedad. Al cáncer de boca, al de faringe, de laringe, de esófago, de hígado, de mama y también al colorrectal.

Al final, cuando se analiza el impacto global del alcohol en el conjunto de la población, una de cada quince muertes en España se puede atribuir directamente al abuso de alcohol, según datos del Instituto Nacional de Estadística.

Y, contrariamente a una idea muy extendida, el impacto se da tanto en la población femenina como en la masculina. Existe la percepción errónea de que los daños del alcohol afectan mucho más a los hombres que a las mujeres. Pero lo que nos encontramos en el hospital es que, cuando ingresa un hombre que tiene problemas con el alcohol, suele decirlo, y cuando ingresa una mujer en la misma situación, suele esconderlo. Lo tiene tan escondido que a veces ni su familia se da cuenta. Y esto ocurre seguramente porque vivimos en una sociedad donde el abuso del alcohol entre los hombres está aceptado, y hasta está bien visto, mientras que entre mujeres está mal visto, cosa que empuja a muchas mujeres a beber a escondidas.

Recomendaciones básicas

Con este panorama, ¿qué recomendaciones podemos hacer los médicos sobre el alcohol? El riesgo de que se nos malinterprete es tan grande, como demuestran todos los pacientes que creen estar haciendo bien cuando toman más alcohol del que les conviene, que creo que no debemos incitar a nadie a tomar más alcohol del que toma.

Si alguien no suele tomar alcohol, lo mejor es que siga igual. Esto es especialmente importante entre jóvenes ya que, si alguien promociona un consumo moderado de alcohol entre personas de veinte o veinticinco años, puede estar promocionando el alcoholismo a los cuarenta.

Si alguien toma una o dos copas al día, lo mejor también es que siga igual.

Y si toma más de tres copas, que es un caso con el que nos encontramos muy a menudo en la consulta, lo mejor que podemos aconsejarle es que intente bajar a una o dos.

—Es que yo me encuentro bien —me dijo un día un amigo—. Y me gusta beber vino con las comidas.

Entre la comida y la cena tomaba más o menos una botella al

día. Le dije lo que ocurre a largo plazo en el organismo cuando se toman 90 gramos diarios de alcohol para que pudiera decidir si quería seguir tomándolos o prefería moderarse. Decidió seguir tomándolos. En el verano de 2005, estando de vacaciones, recibí una llamada suya. Le acababan de ingresar de urgencia por una arritmia.

CAPÍTULO CATORCE

Tabaco. Cómo dejar de fumar

Lo mejor para dejar de fumar es tener un infarto. Lo vemos cada día en el hospital y lo hemos confirmado en un sinfín de estudios. Personas que han fumado durante décadas sabiendo que el tabaco es perjudicial y pensando que algún día lo tienen que dejar, pero sin haber hecho ningún intento serio de dejarlo, dicen basta el día que sufren un infarto y temen por su vida.

Es el caso del hombre que fumaba dos paquetes diarios y se excusaba diciendo que su padre fumó hasta los noventa y cinco años y al final murió de una fractura de fémur. El caso de la mujer que no lo había intentado porque temía engordar. El de esa otra mujer que lo había intentado con chicles de nicotina, con parches y hasta con acupuntura y siempre había recaído. Todos éstos son casos reales, con nombres y apellidos, que he visto en el último medio año. He estado viendo estos mismos casos, historias idénticas con nombres y apellidos distintos, desde hace más de treinta años. Y el desenlace habitual es que, cuando uno se da cuenta de que su vida está en juego, ya no importa si su padre fumó hasta los noventa y cinco ni importan tres o cuatro kilos de más. Ese día, mientras está intubado en el hospital recién salido de una operación de by-pass, uno se siente motivado para por lo menos intentar dejar de fumar.

Pocas personas lo consiguen a la primera. Superar una adicción no es fácil para nadie y más de la mitad de los que lo intentan recaen antes de un año. Pero una recaída no tiene por qué verse como un fracaso. Yo la veo más bien como un avance porque un fumador que ha recaído tiene más posibilidades de haber dejado el tabaco cuando lo intente por segunda vez que el que no lo ha intentado nunca. Y si vuelve a recaer, las estadísticas indican que lo más probable es que después del tercer intento lo haya conseguido. Al final, aunque no es fácil para nadie, todo el mundo puede dejar de fumar si quiere. Éstas son las dos palabras más importantes: si quiere.

Los daños del tabaco

A la hora de dejar de fumar, conocer con detalle los daños que causa el tabaco sirve de poco, como seguramente sirve de poco poner en las cajetillas de cigarrillos que fumar mata. Aquí no tenemos la misma ambigüedad que con el alcohol, que es saludable a dosis bajas y perjudicial a dosis altas, sino que el tabaco es perjudicial desde el primer cigarrillo. Esto lo saben todos los fumadores y sin embargo siguen fumando. Así que nos contentaremos con resumir lo esencial.

Lo esencial es, por un lado, que el tabaco activa todo el sistema de coagulación de la sangre, de modo que aumenta el riesgo de que se formen coágulos y por lo tanto el riesgo de embolia y de infarto. Éste es un daño inmediato del tabaco y por eso cuando se deja de fumar el riesgo de accidente cardiovascular se reduce al cabo de unas pocas semanas. Porque el beneficio de dejar de fumar también es inmediato.

Por otro lado, los miles de componentes tóxicos del humo de tabaco causan un daño crónico en los tejidos con los que entran en contacto. En las células de los pulmones, provocan alteraciones genéticas que pueden llevar a un cáncer. Provocan enfermedad pulmonar obstructiva crónica, lo que llamamos EPOC, una enfermedad irreversible que lleva a los pacientes a ahogarse y que es la primera causa de muerte respiratoria. Provocan también cánceres de boca, de laringe, de esófago, de estómago, de vejiga, de riñones y de páncreas. Todos éstos son efectos a largo plazo y por eso se dan casos de personas a quienes se diagnostica un cáncer de pulmón años después de haber dejado de fumar, porque en el momento que dejaron de fumar el proceso del cáncer ya se había iniciado.

Todos estos daños se dan con todas las modalidades de tabaco fumado, ya sean cigarrillos normales, cigarrillos bajos en nicotina, puros o pipa. He oído decir en ocasiones que fumar puros no es tan perjudicial como fumar cigarrillos, pero los estudios que se han hecho en fumadores de puros han demostrado que es un mito falso. Y era de esperar, porque los componentes tóxicos del tabaco no están en el tipo de artilugio con que se fuma sino en el propio tabaco. Culpar al cigarrillo y absolver al puro sería tan absurdo como decir que la cerveza enlatada emborracha y la embotellada no.

Al final, cuando se analiza el impacto global del tabaco sobre la salud, nos encontramos con que la mitad de los fumadores mueren prematuramente por enfermedades relacionadas con el tabaco.

Por ahora, la mortalidad por el tabaco afecta más a hombres que a mujeres, pero no porque los hombres sean más vulnerables, sino porque hace más de treinta años fumaban pocas mujeres. En los próximos años, a medida que las mujeres que empezaron a fumar en los años setenta lleguen a las edades en que se registran más casos de cáncer y de enfermedad cardiovascular, es inevitable que la mortalidad por el tabaco se dispare también en la población femenina.

¿Se exageran los riesgos del tabaquismo pasivo?

Muchas personas siguen aceptando, por educación, por tradición o simplemente por ignorancia, el tabaquismo pasivo. Aunque les moleste el humo ajeno, pocas veces piensan que pueda tener un efecto perjudicial para su salud. Lo perciben como una molestia, más que como un perjuicio.

Pero cuando se han analizado los efectos del tabaquismo pasivo sobre la salud, hemos visto que no hacen falta grandes cantidades de humo para provocar alteraciones apreciables en la sangre. Basta con tener a alguien fumando al lado para que aumente la tendencia a formar coágulos y para sufrir lo que llamamos una vasoconstricción, es decir, un estrechamiento de los vasos sanguíneos.

El efecto es parecido al que se observa cuando se registra un pico de contaminación atmosférica y las pequeñas partículas que se inhalan aumentan la tendencia a formar coágulos. Una persona sana puede soportar estas situaciones sin sufrir ninguna secuela apreciable. Pero en personas que ya tienen las coronarias maltrechas, los cigarrillos que se fuman a su alrededor pueden ser el detonante que desencadene el infarto.

Los efectos del tabaquismo pasivo han resultado ser mayores de lo que sospechábamos hace unos años. La Organización Mundial de la Salud (OMS) ha calculado que convivir con fumadores aumenta el riesgo de sufrir un infarto en un 25 % y el riesgo de cáncer de pulmón en un 26 %. En España, cada año mueren entre 350 y 400 personas por cánceres de pulmón debidos al tabaquismo pasivo. Las muertes cardiovasculares no se han podido calcular por falta de datos.

Teniendo en cuenta la cantidad de humo que inhala un fumador pasivo, que es relativamente pequeña en comparación con la que inhala un fumador activo, estas cifras no hubieran tenido que ser tan catastróficas. Pero el humo que aspira el fumador activo —lo que se llama la corriente principal— tiene una composición distinta del humo que escapa de la punta del cigarrillo —la corriente secundaria—. Y esta corriente secundaria, que es la que inhala exclusivamente el fumador pasivo, tiene una concentración más alta de algunos de los componentes más tóxicos del tabaco.

Fumadores intrauterinos

Especialmente graves son las consecuencias del tabaquismo pasivo en niños. Dado que respiran más rápido que los adultos y que su cuerpo es más pequeño, los niños inhalan más residuos tóxicos por kilo de peso. Además, como su sistema inmunitario está menos desarrollado, especialmente en los niños pequeños, son más propensos a sufrir infecciones respiratorias propiciadas por los contaminantes del tabaco. Y no es que el tabaco cause las infecciones, pero hace que los pulmones sean más vulnerables a virus y bacterias.

Según los cálculos de la OMS, el riesgo de bronquitis aumenta en un 72 % en hijos de madres fumadoras. El riesgo de otitis y el de asma aumentan un 48 % cuando el padre y la madre fuman. Y el riesgo de muerte súbita del lactante, por la que un recién nacido muere sin causa aparente mientras duerme, se multiplica por más de dos en hogares donde se fuma y hasta por siete cuando la madre fuma más de un paquete al día. En España, se ha calculado que 240 niños menores de un año mueren cada año como víctimas del tabaquismo pasivo.

Y si el niño ha sido un fumador intrauterino, porque su madre fumaba durante el embarazo, o porque trabajaba en un ambiente cargado de humo, habrá tenido un mayor riesgo de nacer con bajo peso, lo que a su vez aumenta el riesgo de sufrir enfermedades infecciosas, dificultades de aprendizaje y trastorno de déficit de atención e hiperactividad durante la infancia.

Por eso el embarazo es uno de los mejores momentos que se pueden elegir para dejar de fumar, porque muchas madres están dispuestas a hacer por sus hijos sacrificios que no harían por ellas.

Cómo dejarlo: fijar un día y buscar ayuda

Para dejar de fumar, a falta de un embarazo o de un infarto, es aconsejable empezar por fijarse un día. Puede ser el 1 de enero, puede ser el cumpleaños, o mejor aún el cumpleaños de la pareja, porque no se le puede hacer mejor regalo, puede ser mañana mismo. Pero es importante marcarse una fecha para no dejarlo siempre para la semana siguiente y conviene buscar un momento en que uno se sienta emocionalmente estable. Si uno pasa por una etapa difícil, lo más probable es que no aguante muchos días sin fumar, así que es mejor dejar pasar unas semanas o unos meses y esperar a que las perspectivas sean mejores.

Lo ideal es fijar la fecha de acuerdo con el médico, en lugar de hacerlo en el calendario de la cocina de casa sin que nadie más lo sepa. De poco sirve ir al médico si uno no está bien decidido a dejar de fumar, porque el médico no puede dejar de fumar por él. Pero si está motivado, tendrá más probabilidades de conseguirlo si busca ayuda.

Hay dos tipos de terapia que han demostrado ser eficaces: el asesoramiento psicológico y el tratamiento farmacológico —que incluye, entre otros, los chicles y parches de nicotina—. Las tasas más altas de éxito se consiguen cuando ambas terapias se combinan.

El asesoramiento psicológico enseña a la persona fumadora a identificar los estímulos que le llevan a encender un cigarrillo, como puede ser el café al final de una comida, y le ofrece estrategias para romper el vínculo entre el estímulo y el cigarrillo. Al mismo tiempo, le enseña técnicas para resistir el estrés y para controlar situaciones que puedan llevar a recaídas. No es preciso ir muchas veces al médico para que el asesoramiento psicológico sea eficaz. Un asesoramiento telefónico, que permite un contacto más frecuente entre médicos o enfermeras y pacientes, puede funcionar incluso mejor.

¿Parches o chicles de nicotina?

En cuanto al tratamiento farmacológico, está destinado a combatir el síndrome de abstinencia de la nicotina, que es muy variable de unas personas a otras, pero que suele incluir irritabilidad, ansiedad, tristeza, insomnio, dificultades para concentrarse y aumento del apetito.

Tenemos dos tipos de fármacos que ayudan a superar la adicción al tabaco: los sustitutos de la nicotina y un antidepresivo.

Entre los sustitutos de la nicotina se puede elegir entre parches, chicles o inhaladores nasales. Todos tienen una eficacia similar y la elección de uno u otro depende de las preferencias de cada fumador. El parche tiene la ventaja de que es discreto, fácil de utilizar y suministra la nicotina de manera continua a través de la piel, de manera que la concentración de los derivados de la nicotina en la sangre no decae en ningún momento. El chicle y el inhalador tienen la ventaja de que suministran dosis altas de nicotina de manera intermitente, lo que se asemeja más al efecto real de los cigarrillos. Aunque la eficacia de todos ellos es similar, el porcentaje de pacientes que acaban el tratamiento es más alto con chicles y parches, probablemente porque los inhaladores resultan menos discretos y más incómodos.

En cuanto a los antidepresivos, el único que está comercializado para el tratamiento del tabaquismo es el bupropión. No tenemos suficientes datos para saber si es más o menos eficaz que los sustitutos de nicotina. Y tampoco está claro si combinar los dos tratamientos es más eficaz que el bupropión sólo o la nicotina sola.

¿Funciona la acupuntura?

Ningún otro tratamiento, aparte del asesoramiento psicológico y la terapia farmacológica, ha demostrado ser una ayuda eficaz para dejar de fumar. Aunque algunas personas han conseguido abandonar el tabaco tras probar la acupuntura, los ensayos clínicos que han analizado de manera rigurosa los efectos de la acupuntura en los fumadores no han detectado que fuera más eficaz que no hacer nada. Tal vez lo que ocurre aquí es que la acupuntura, como ocurre con los fármacos, es más útil en personas que creen que funciona que en personas que dudan que vaya a ser útil.

Mi opinión personal es que la acupuntura sirve de poco porque no impulsa a la persona que quiere dejar de fumar a responsabilizarse de su salud. Es como con la dieta, cuando decíamos que las personas que se ponen en manos de dietistas pero no hacen un esfuerzo personal de responsabilizarse por adelgazar no consiguen perder peso a largo plazo. Así que, cuando un paciente dice que quiere probar la acupuntura para dejar de fumar, le digo: «¿por qué no?, puede que funcione». Pero si no lo dice él, yo tampoco se lo propongo.

En situaciones como ésta, creo que los médicos debemos respetar la libertad de cada paciente de hacer lo que cree que es mejor para él. El síndrome de abstinencia de la nicotina comporta ansiedad y cada persona sabe, en general mejor que el médico, cómo es su ansiedad, qué se la provoca y cómo afrontarla. Por lo tanto, si una persona dice que le va bien la acupuntura, no creo que haya motivos para disuadirle. Otras personas prefieren llevar caramelos de menta para engañar al síndrome de abstinencia cuando les apetece un cigarrillo y también está bien. Otras optan por beber un vaso de agua y también funciona. Cada uno sabe lo que es mejor para él.

¿Cortar de golpe o poco a poco?

Precisamente porque los factores personales son tan importantes, la mejor estrategia para cortar con el tabaco varía de unos fumadores a otros. Varía según el carácter y según la situación personal de cada uno.

Lo que mejor funciona en personas que están motivadas para dejar de fumar y que tienen fuerza de voluntad es dejarlo de un día para otro. Hasta ayer fumaban dos paquetes al día y a partir de mañana ya no fumarán ni un cigarrillo. Es a menudo el caso de la persona que acaba de sufrir un infarto. O la que ha resuelto un conflicto personal y abre una etapa nueva en su vida. O la que llega a la conclusión de que destrozará su salud si sigue fumando tanto.

Recuerdo el caso de un campesino de un pueblo de Cataluña a quien un día el médico le dijo que si tosía tanto era por el tabaco. Había fumado durante cuarenta años sin saber que le perjudicaba. Y cuando lo supo dijo «basta, se ha acabado, desde este mismo momento dejo de fumar». A la mañana siguiente, cuando salía de casa para ir al campo, su mujer le sorprendió poniéndose el paquete de cigarrillos en el bolsillo de la camisa:

—¿No dijiste que no volverías a fumar? —le recriminó.

—Y no volveré a hacerlo. Pero quiero tener los cigarrillos a mano porque así, si no fumo, será porque no quiero, no porque no puedo.

Cuando regresó por la tarde, había en el paquete el mismo número de cigarrillos que cuando había salido por la mañana. Durante seis meses salió cada mañana con los cigarrillos en el bolsillo y regresó sin haber fumado ni uno. Hasta que un día, cuando salía al campo, su mujer le dijo:

—Alfonso, te olvidas los cigarrillos.

—Ya no me hacen falta —contestó.

Sólo con su fuerza de voluntad había vencido al tabaco.

Estos casos en que se juntan la motivación y la fuerza de voluntad son los que tienen más éxito a la hora de dejar de fumar. En el otro extremo tenemos una multitud de fumadores que más o menos quieren dejarlo, que preferirían no haber empezado a fumar de jóvenes, pero que no tienen ni la motivación ni la fuerza de voluntad necesarias para cortar de golpe. Una de las estrategias que mejor funciona en estos fumadores es proponerles que cada mañana salgan de casa con el número exacto de cigarrillos que van a fumar a lo largo del día y que cada semana pongan un cigarrillo menos que la semana anterior. Lo que suele ocurrir a largo plazo es que se planten en menos de medio paquete al día. De este modo, como el riesgo del tabaco depende del número de cigarrillos que se fuman, conseguimos reducir el riesgo, no a cero, pero sí de manera notable. Y si la persona está dispuesta a seguir reduciendo el número de cigarrillos que fuma, se le puede proponer que baje uno cada dos semanas o uno al mes para situarse, al cabo de medio año, en menos de cinco al día.

El factor pareja

Se corte de golpe o se reduzca el consumo poco a poco, suele ser de gran ayuda tener el apoyo de la pareja o de otras personas allegadas. Tenemos comprobado que, cuando un fumador es consciente de que es importante para su pareja que deje el tabaco, es habitual que intente dejarlo. Por el contrario, si a la pareja no le importa que fume, o le importa pero no lo dice, es menos probable que lo deje. Y si la pareja fuma, es casi imposible que uno de los dos deje de fumar por su cuenta, porque se encuentra en una dinámica en que los dos fuman en los mismos momentos, comparten cigarrillos y pueden incluso utilizar el tabaco, aunque sea sin darse cuenta, como uno de los mecanismos de unión de la pareja.

Lo que da muy buen resultado en estos casos en que los dos fuman es que intenten dejarlo en el mismo momento. Y, si no es con la pareja, también es muy útil ponerse de acuerdo con un amigo, un hermano u otra persona próxima para dejarlo al mismo tiempo. El apoyo que se ofrecen dos personas que están pasando por el mismo trance, y la motivación por no fallarle al otro, hacen más llevadero el proceso de dejar de fumar y reducen el riesgo de recaídas en las primeras semanas.

Con todo, no es conveniente que el apoyo de la pareja se base en amenazas («como no dejes de fumar te va a dar algo») ni en recriminaciones («haces mal en volver a fumar ahora que habías conseguido dejarlo»), sino que es preferible, tanto para dejar de fumar como para la relación de pareja, un apoyo basado en actitudes positivas («prefiero que no fumes porque me importa tu salud»).

¿Se gana peso al dejar de fumar?

Pese a todos los beneficios que aporta, dejar de fumar tiene sus inconvenientes. Precisamente por eso cuesta tanto dejar de fumar, porque a corto plazo se perciben los grandes inconvenientes y los grandes beneficios no se obtienen hasta mucho más tarde.

El síndrome de abstinencia empieza pocas horas después del último cigarrillo, alcanza su punto máximo de malestar y mal humor entre dos y tres días más tarde, y después remite tan lentamente que tarda semanas o meses en desaparecer. La gran utilidad de los tratamientos con sustitutos de la nicotina o con bupropión, que suelen durar entre dos y seis meses, es que alivian el síndrome de abstinencia, que es transitorio.

Lo que no suele ser transitorio es el aumento de peso que experimentan un gran número de fumadores al dejar el tabaco. Uno de los muchos efectos de la nicotina es que inhibe el apetito, de modo que los fumadores tienden a ingerir menos calorías que los no fumadores. Además, queman más calorías por el modo en que el tabaco afecta al metabolismo. Estos efectos adelgazantes de los cigarrillos desaparecen en cuanto se deja de fumar. Si a esto le sumamos la ansiedad del síndrome de abstinencia, que puede llevar a comer más, es habitual ganar entre tres y cuatro kilos al abandonar el tabaco. Olviden aquí por un momento todo lo que se ha dicho en capítulos anteriores sobre lo perjudicial que resulta el sobrepeso: estos tres o cuatro kilos son la mejor inversión que un fumador puede hacer por su salud.

Un elevado número de mujeres, según se ha visto en distintos estudios, se resisten a dejar de fumar precisamente por miedo a engordar, lo cual es comprensible, pero es paradójico que se recurra al tabaco como tratamiento de belleza, cuando al mismo tiempo provoca un envejecimiento prematuro de la piel y otros órganos. Así que más que seguir fumando para no engordar, lo mejor que se puede hacer para conservar la salud y la belleza es tomar medidas para evitar el aumento de peso cuando se deja el tabaco.

Una posibilidad es el tratamiento con bupropión, que ha demostrado tener una cierta eficacia para limitar el aumento de peso al dejar de fumar. Pero más eficaz aún que el bupropión es practicar actividad física. Y no sólo por las calorías que se queman al hacer ejercicio. También porque la actividad física libera sustancias euforizantes en el cerebro que actúan como un antídoto contra la ansiedad, y la ansiedad es una de las razones por las que se tiende a comer más cuando se deja de fumar. Y además las personas que practican actividad física suelen tener más éxito a la hora de dejar el tabaco, ya que suelen ser personas que se responsabilizan de su salud.

Para no recaer

Incluso haciéndolo todo bien, fijándose un día para dejar de fumar, recibiendo asesoramiento psicológico y tratamiento psicológico, practicando actividad física y teniendo el apoyo de la familia, es posible que una persona que había dejado de fumar sufra un día una recaída.

Entre quienes dejan el tabaco tras sufrir un infarto, que estaban motivados, han recibido ayuda médica y en la mayoría de los casos apoyo familiar, más de la mitad vuelven a fumar al cabo de un año. Cuando se analizan los resultados de los parches de nicotina, se observa que consiguen dejar de fumar el 28 % de las personas que los prueban. Pero esto no significa que el 72 % restante no vaya a dejar de fumar nunca. Significa que, si lo vuelven a intentar, puede que otro 28 % de los que quedan lo consigan al segundo intento. Y los estudios que se han hecho sobre abandono del tabaquismo muestran que la mayoría de los fumadores consiguen dejar el tabaco en los tres primeros intentos.

Aun así, cualquier ex fumador puede encontrarse un día con algún problema que le desborde y correr el riesgo de recaer. Es normal, porque no hay nadie que no pase nunca por épocas malas. Lo que se puede hacer en estos casos es tratar de controlar situaciones que pueden llevar a encender ese primer cigarrillo fatídico después de meses o años de abstinencia. Controlar situaciones como una cena con amigos que fuman, como un consumo excesivo de alcohol, ya que el alcohol desinhibe y lleva a decir «por un cigarrillo no pasará nada». Y recordar, antes de encender ese primer cigarrillo, que el ex fumador que puede fumar un cigarrillo, solo uno, y no convertirse de nuevo en un adicto completo es excepcional. La mayoría fuman ese cigarrillo y al cabo de un mes vuelven a estar en un paquete.

CAPÍTULO QUINCE

Actividad física 1. Cómo empezar...

Desde que los primeros humanos aparecieron sobre la Tierra hace dos millones y medio de años, llevaron una vida nómada, con una gran actividad física, durante más del 99 % de su existencia. Sólo desde que aparecieron la agricultura y la ganadería hace unos diez mil años, en el último 0,4 % de la historia de la humanidad, cambiamos la incertidumbre de las cacerías de mamuts, de buscar frutas en los bosques, de levantar el campamento y cambiar de hogar cada pocas semanas o pocos meses, por la tranquilidad de una vida sedentaria. Y sólo en los últimos cien años, en el último 0,004 % de nuestra historia, con la invención del automóvil, del ascensor, del interruptor de la luz y la calefacción que ahorran el esfuerzo de ir a por leña y encender la hoguera, hasta del mando a distancia del televisor, hemos alcanzado unas cotas de sedentarismo y comodidad sin precedentes en la historia del reino animal. Ni un oso perezoso necesita hacer tan poco para sobrevivir como un humano del siglo XXI.

Pero nuestro cuerpo conserva la memoria de ese 99,6 % de la historia de la humanidad en que había que correr cada día para llegar vivo al día siguiente. No hay más que ver el fascinante diseño del pie humano, con la parte delantera más ancha que la trasera para ganar impulso a cada zancada, con su engranaje de huesecillos perfectamente articulados para optimizar la transmisión de energía desde el talón hasta la punta, una máquina construida para correr. O no hay más que ver qué suelen hacer los niños cuando se les deja a su antojo en el recreo: correr, saltar, perseguirse, gritar... O ver qué hace el cuerpo humano cuando renuncia a moverse: enfermar. No estamos diseñados para pasarnos la vida tirados en un sofá. Nuestro cuerpo está diseñado para mantenerse activo. *Born to run*, como dice Bruce Springsteen: nacidos para correr.

Beneficios múltiples

A uno le puede parecer, sobre todo si está bajo de forma, que hacer ejercicio es sacrificado y que, en lugar de beneficiarle, le hace pasárselo mal. A todas las personas que piensan esto, y son muchas, el cerebro las está engañando, porque les hace percibir como perjudicial una actividad que en realidad es beneficiosa para ellas.

En realidad, el cuerpo humano agradece la actividad física. En el sistema cardiovascular, eleva el nivel de colesterol HDL (el bueno) y reduce el nivel de triglicéridos perjudiciales; ayuda a reducir la tensión arterial; ayuda a combatir el sobrepeso y la obesidad; favorece la actividad de la insulina y reduce el riesgo de desarrollar diabetes... En fin, tiene una influencia colosal en la prevención de infartos y accidentes vasculares cerebrales, hasta el punto de que las personas que practican actividad física con regularidad a los cincuenta años tienen una esperanza de vida casi cuatro años mayor que las personas sedentarias. Y esto es sólo una parte de los beneficios que aporta la actividad física.

En el sistema nervioso, es un antídoto contra el estrés. Ayuda a superar los estados depresivos, probablemente porque provoca una descarga de endorfinas en el cerebro que tienen una acción euforizante. Y reduce el riesgo de alzheimer en un 60 %, según un estudio del Instituto Karolinska, que ha analizado las costumbres y las enfermedades de casi 1.500 hombres durante treinta y cinco años. Un 60 % de reducción significa que, de cada diez casos de alzheimer, seis se evitan —o se retrasan suficientes años para que los investigadores no los hayan detectado en el momento de hacer el estudio— y sólo se manifiestan cuatro.

En cuanto a los cánceres, se ha observado que la actividad física reduce el riesgo de desarrollar tumores de mama y colorrectales, dos de los más frecuentes en los países occidentales. Pero faltan datos para saber si previene también otros cánceres.

Sí se sabe que previene la osteoporosis, ya que muchos tipos de actividad física fortalecen los músculos, lo que a su vez fortalece los huesos y reduce el riesgo de fracturas. Que favorece el equilibrio y ayuda a controlar los movimientos del propio cuerpo, lo cual es muy importante en personas mayores para sentirse seguras y evitar caídas y fracturas. Que favorece el rendimiento intelectual. Y, paradójicamente, que descansa. Han leído bien: hacer ejercicio no cansa, sino que descansa. Uno puede sentirse fatigado en el momento de practicar una actividad física, pero después de practicarla es habitual que se sienta con más energía. Todo esto lo tenemos bien comprobado en multitud de estudios.

Pero el más importante de todos los efectos beneficiosos de la actividad física es, seguramente, que estimula a quienes la practican a responsabilizarse de la propia salud. Es algo que vemos, por ejemplo, en personas que han sufrido un infarto. Si empiezan a practicar actividad física, y no se rinden en las primeras semanas, es una buena señal de que se recuperarán bien, de que su salud mejorará y podrán llevar una vida normal, incluso mejor que antes de tener el infarto. Porque practicar actividad física no es algo rápido y automático como tomar una píldora, sino que requiere una participación activa por parte del paciente. Y quien está motivado para hacer ejercicio seguramente se motiva para evitar el sobrepeso, para dejar de fumar, para vigilar el colesterol... En los pacientes que se preocupan por hacer actividad física, en general todo mejora. Y en los que no la hacen, existe el riesgo de que nada mejore.

Empezar no es difícil

Empezar no es difícil. He visto a personas que no habían hecho ejercicio en toda su vida y que a los sesenta años se conciencian de que es importante, empiezan a correr y ya no hay quien las pare. Dejar el tabaco, o moderarse con el alcohol, o cambiar lo que uno está habituado a comer, obliga a romper con unas costumbres consolidadas durante años. Pero la actividad física no requiere romper con nada. Basta con estar dispuesto a echar a andar. Y tiene la gran ventaja, a diferencia de lo que ocurre con el tabaco o con la dieta, de que pronto resulta gratificante porque uno tarda poco en empezar a encontrarse mejor.

Una vez una persona se decide a practicar actividad física, le pueden asaltar varias dudas. ¿Cuál es el ejercicio más saludable que puedo practicar? ¿Es verdad que no hay nada mejor que la natación o puede bastarme con caminar un rato cada día? ¿Una actividad agotadora es más saludable que una moderada? ¿Cuántas veces por semana me conviene practicarla? ¿Cuanto más haga será mejor, o llega un punto en que ya no obtendré ningún beneficio adicional aunque me siga machacando?

Estas mismas preguntas se las han planteado los investigadores que trabajan en prevención y se han hecho decenas de estudios para tratar de dar a los ciudadanos unas recomendaciones sobre actividad física basadas en datos científicos sólidos. Los estudios muestran que hay tres variables distintas que influyen en los beneficios de la actividad física: la intensidad (es decir, si es más o menos agotadora); la frecuencia (cuántas veces por semana); y la duración (cuántos minutos por sesión).

¿Cuanto más intenso mejor?

Durante muchos años hemos estado pensando que un ejercicio tenía que ser intenso para resultar saludable. Pero los estudios realizados en voluntarios que no hacen ninguna actividad física aparte de caminar, nada más que caminar, han demostrado que estábamos equivocados: ahora sabemos que incluso una actividad física moderada puede tener un efecto beneficioso enorme sobre la salud.

Esto no significa que no haya diferencias entre una actividad intensa y una moderada. Lo que significa es que la intensidad no lo es todo, y ni tan sólo lo más importante. La duración y la frecuencia del ejercicio, según los resultados de los estudios, importan más. Así, una intensidad moderada durante mucho rato es mejor para la salud que una actividad intensa durante poco rato. Lo cual es una gran noticia porque la mayoría de personas que abandonan la actividad física lo hacen porque les resulta demasiado dura, más que por el tiempo que le dedican. Por lo tanto, si se les aconseja que se pasen a una actividad menos sacrificada, puede que la mantengan y que acaben consiguiendo beneficios mayores.

Con todo, para una misma duración del ejercicio, una actividad vigorosa gasta más energía, activa más el sistema cardiorrespiratorio y a la postre es más saludable que una moderada. Para quienes no abandonan, tenemos varias maneras de medir la intensidad del ejercicio. En las pruebas de esfuerzo que hacemos en la consulta utilizamos los MET, o equivalentes metabólicos: 1 MET equivale a la cantidad de oxígeno —y por lo tanto de calorías— que consume el cuerpo de una persona en reposo. Entre 4 y 6 MET, para un adulto, reflejan una actividad moderada como caminar a paso rápido. A partir de 6 MET es una actividad intensa como correr. Y el límite máximo de consumo de oxígeno para un hombre de cincuenta años suele estar entre 9 y 10 MET. Los MET son útiles en la consulta pero tienen el inconveniente de que, cuando uno practica actividad física por su cuenta, no tiene modo de saber cuánto oxígeno está consumiendo a cada momento.

Para los grandes aficionados a hacer deporte tenemos lo que llamamos el objetivo de frecuencia cardíaca (OFC), que requiere llevar un pulsómetro para saber el ritmo al que late el corazón. Yo no lo recomiendo para la mayoría de personas que hacen ejercicio porque puede llevar a obsesionarse con el pulso. Pero en casos en que uno lleva su cuerpo al límite, como en corredores de maratón o en alpinistas, puede ser muy útil. Yo mismo utilizo pulsómetro cuando subo en bicicleta a los grandes puertos de los Pirineos o los Alpes como el Tourmalet o el Galibier durante las vacaciones de verano porque sé que mi límite está en 150 pulsaciones por minuto y que, si las supero, no llegaré arriba. Pero el resto del año no me pongo el pulsómetro para hacer ejercicio.

Para conocer el objetivo de frecuencia cardíaca, hay que empezar por calcular lo que llamamos la frecuencia cardíaca máxima (FCM), que se obtiene sustrayendo la edad de 220. Por ejemplo, para una persona de cuarenta años, la FCM sería 180 pulsaciones por minuto (220 menos 40). Esta frecuencia máxima es la que se puede conseguir, por ejemplo, en un sprint. El objetivo de frecuencia cardíaca, que es el que se puede mantener durante una actividad aeróbica prolongada como subir en bicicleta a un puerto de montaña, se sitúa entre el 60 % y el 75 % de la frecuencia máxima, según la definición de la Asociación Americana del Corazón. Así, una persona de cuarenta años debería poder mantener de manera sostenida una frecuencia cardíaca situada entre 108 (que es el 60 % de 180) y 135 (el 75 % de 180). Con todo, son cifras orientativas y es habitual que a una persona bien entrenada le cueste llegar a las 108 y que una persona desentrenada llegue rápidamente a las 135.

Estas medidas objetivas de la intensidad de una actividad física, tanto los MET como la frecuencia cardíaca, tienen una importancia menor de cara a la prevención cardiovascular. Lo más importante, según hemos descubierto en dos estudios de la Universidad de Harvard y de la Universidad de Duke en Estados Unidos, es la sensación subjetiva que uno percibe al hacer ejercicio. Es decir, si una persona no está acostumbrada a hacer ejercicio y se siente muy fatigada tras caminar dos kilómetros, consigue casi tanto desde el punto de vista de prevención cardiovascular como un atleta tras correr tal vez media maratón. Lo cual también es una gran noticia porque indica que una persona que se cansa en seguida y no se siente capacitada para hacer ejercicio puede obtener importantes beneficios sin tener que hacer actividades que le parezcan sobrehumanas.

¿Cuánto rato al día y cuántos días a la semana?

Más importante aún que la intensidad del ejercicio es la duración y la frecuencia con que se practica. Un ejemplo típico es el de la persona que levanta pesas con máquinas en el gimnasio, que se pone veinte kilos en cada brazo para reforzar la musculatura al máximo, y que abandona cuando ya no puede más al cabo de diez flexiones. Esta misma persona, si se pone sólo cinco kilos en cada brazo, aunque le parezca que apenas le cuesta levantarlos, conseguirá reforzar mejor la musculatura, porque el número de flexiones cuenta mucho más que el peso que se levanta en cada una.

Veinte minutos de actividad física vigorosa tres veces por semana han demostrado tener una influencia positiva apreciable sobre la salud cardiovascular. Treinta minutos cuatro veces por semana son aún mejores. Ésta es en realidad la recomendación básica que hacen la Asociación Americana del Corazón, el Colegio Americano de Medicina Deportiva y los Centros para el Control de Enfermedades de Estados Unidos: treinta minutos de actividad física moderada por lo menos cuatro veces por semana.

Si a alguien treinta minutos le parecen pocos y prefiere hacer una hora, es igual de beneficioso o incluso más, especialmente sobre los niveles de colesterol en la sangre. Y si en lugar de hacerlo cuatro días por semana prefiero hacerlo cada día, también. No hace falta practicar estos 30 a 60 minutos en una sola sesión sino que se pueden repartir a lo largo del día, porque lo que cuenta al final es la suma de minutos de actividad física. Y pueden contar como actividad física desde el tiempo que se dedica a fregar la casa, a cuidar el jardín o a limpiar el coche hasta el rato que se camina hasta la parada de metro —con la condición de que se camine a paso rápido— o los pisos que se pueden subir por la escalera en lugar de coger el ascensor para llegar a la oficina.

No sabemos si se obtiene algún beneficio adicional para la salud más allá de una hora de actividad física diaria. Es evidente que tiene que haber un punto en que se consiga un beneficio óptimo y en que la salud ya no mejorará más por mucho que uno se esfuerce por hacer aún más ejercicio.

Nos faltan estudios concluyentes para saber si este punto se encuentra en una hora al día, en más de una hora o incluso en menos. Pero por mi experiencia personal, después de haber practicado muchos deportes durante muchos años, sobre todo tenis y ciclismo, más allá de una hora al día el beneficio es sobre todo psicológico, porque uno se siente muy en forma y lleno de energía.

No es necesario hacer el mismo tipo de ejercicio todos los días. Para muchas personas, resulta más fácil integrar la actividad física en su agenda, y también más agradable, cuando alternan actividades distintas, como ir dos días a la piscina, caminar más de 30 minutos otro día y salir a patinar o de excursión o a esquiar el fin de semana.

He visto pacientes con agendas apretadas que prefieren dos sesiones de una hora a la semana que cuatro de media hora, pensando que el efecto es el mismo. O que no hacen nada de lunes a viernes y lo dejan todo para sábado y domingo. Desde luego, es mejor esto que nada. Pero parece que no es tan beneficioso como hacer menos ejercicio con más frecuencia.

La razón es que los efectos de la actividad física son similares a los de un fármaco: actúa sobre el colesterol, sobre la insulina, sobre la tensión arterial... En realidad, si tuviéramos un fármaco que tuviera los mismos efectos que la actividad física, y que tuviera tan pocos efectos secundarios, se lo recetaríamos a todo el mundo. Pero recetaríamos una píldora al día, o como mucho cada dos días, para mantener una actividad constante sobre el colesterol, la tensión y la insulina a lo largo de la semana. Dejar toda la actividad física para el fin de semana equivale a tomar las píldoras, aunque sea en ración doble, concentradas en sábados y domingos. Puede que consigamos un gran beneficio el lunes o incluso el martes, pero seguro que a partir del miércoles los efectos ya son menores.

¿Qué actividad elegir?

Me encuentro a menudo con pacientes que me dicen «sé que debería hacer deporte pero no sé qué deporte hacer». Antes de decidirse, conviene saber que hay dos tipos de ejercicios, los aeróbicos y los de resistencia, y aunque ambos tienen efectos saludables, sus efectos son distintos.

Los ejercicios aeróbicos incrementan la demanda de oxígeno de los músculos. Uno nota que hace un ejercicio aeróbico porque debe respirar más rápido y más profundamente y porque el pulso cardíaco se acelera para poder suministrar el oxígeno que los músculos le reclaman. Como la temperatura de los músculos tiende a aumentar por el mismo motivo por el que se calienta cualquier otra máquina, porque consumen energía, al cabo de unos pocos minutos el cuerpo se ve obligado a sudar para liberarse del exceso de calor. Son ejercicios ideales para mejorar la salud cardiorrespiratoria, ganar resistencia física y quemar calorías. Los ejemplos de actividades aeróbicas incluyen caminar, correr, nadar, patinar, ir en bicicleta y, como su nombre indica, hacer aeróbic.

Los ejercicios de resistencia, por el contrario, son aquellos en que uno nota que los músculos deben hacer fuerza, a menudo hasta el punto de temblar o de doler, para vencer una resistencia. Son ideales para fortalecer los músculos y los huesos, lo cual es especialmente beneficioso en personas mayores para prevenir la osteoporosis y para evitar caídas. Y también potencian el consumo de glucosa por parte de los músculos, lo cual es útil contra la diabetes. Pero son ejercicios que pueden provocar un fuerte aumento de la tensión arterial, por lo que las personas hipertensas deben practicarlos con precaución y previa consulta al médico. Los ejemplos de ejercicios de resistencia incluyen las pesas, las flexiones o las abdominales, así como aspectos concretos de actividades aeróbicas como subir una cuesta en bicicleta.

Actividades aeróbicas y de resistencia son complementarias y, salvo en los casos en que alguna esté contraindicada, como en personas hipertensas que no tengan la tensión bien controlada, lo ideal es combinar las dos para obtener los máximos beneficios para la salud.

Sin embargo, cuando una persona que lleva años sin practicar actividad física pide consejo porque no sabe qué deporte hacer, como norma le sugiero que empiece por caminar. Es la actividad perfecta para empezar a ponerse en forma porque casi todo el mundo puede practicarla, basta con algo tan sencillo como bajarse del autobús una o dos paradas antes o aparcar el coche en la otra punta del parking, el riesgo de lesiones es mínimo, no requiere ningún equipamiento especial excepto un par de zapatos cómodos, y además es gratis.

Lo único que hay que recordar es que caminar con el objetivo de hacer actividad física no es lo mismo que pasear. Hay que hacerlo durante un rato seguido y a paso lo bastante rápido para estimular el sistema cardiorrespiratorio. Se puede escuchar música con auriculares para amenizar la marcha si se quiere, pero no vale ir parando para mirar escaparates o ver el paisaje. Si uno no tiene la sensación de estar haciendo un esfuerzo, aunque recorra toda la distancia que tenía prevista, se queda a mitad de camino en protección cardiovascular.

Así que yo a mis pacientes les suelo decir, usted camine dos millas al día, que son entre tres y cuatro kilómetros y que es una distancia que una persona entrenada puede hacer en media hora a paso rápido, calcule cuánto tarda y cada mes procure bajar un minuto. Cuando llegue a un punto en que nota que se fatiga de verdad, habrá llegado a la velocidad ideal para su salud cardiovascular.

¿Quién tiene que ir al médico antes de empezar?

Hay personas, por supuesto, a quienes caminar les sabe a poco. Una vez se han hecho a la idea de que van a hacer actividad física después de tantos años parados, van a por todas. Y es un peligro: en Estados Unidos se calcula que entre un 3 y un 5 % de los infartos afectan a personas que estaban practicando una actividad física vigorosa para la que no estaban preparados. Lo cual no significa que la actividad física sea desaconsejable, ni tan sólo para estas personas. Lo único que significa es que uno no puede empezar a lo loco sin ser consciente de sus limitaciones, como no se puede aprender a escalar empezando por el Mont Blanc, y que para algunas personas es aconsejable una consulta al médico antes de lanzarse a hacer según qué actividad física.

Como norma general, todo el mundo debería empezar por una actividad de intensidad moderada antes de probar una actividad vigorosa si lleva años de vida sedentaria. Los hombres menores de cuarenta y cinco años y las mujeres menores de cincuenta y cinco que no fumen ni tengan otros factores de riesgo cardiovascular conocidos, como exceso de colesterol o hipertensión, pueden empezar sin necesidad de consultar a un médico.

La diferencia de edad entre hombres y mujeres se debe a que el riesgo de infarto se eleva unos diez años más tarde en la población femenina que en la masculina, aunque no se sabe si es por un efecto protector de los estrógenos hasta la menopausia en las mujeres, por el efecto agresor de andrógenos como la testosterona en hombres, o por las dos cosas a la vez.

A partir de los cuarenta y cinco años en hombres y de los cincuenta y cinco en mujeres, o en personas más jóvenes que tengan factores de riesgo cardiovascular conocidos, es aconsejable una visita al médico de cabecera para empezar la actividad física con garantías de seguridad. En casos extremos, como personas que ya tienen una enfermedad cardiovascular diagnosticada o que tienen antecedentes familiares de muerte súbita, es recomendable acudir directamente al cardiólogo, que evaluará si conviene realizar una prueba de esfuerzo para asegurarse de que el corazón puede soportar la actividad física sin riesgo.

Pero si se toman estas precauciones básicas, cualquier persona puede hacerse a sí misma el gran favor de reanudar la actividad física que había practicado de niño, cuando corría, saltaba y gritaba en el recreo siguiendo un instinto básico de la especie humana.

CAPÍTULO DIECISÉIS

Actividad física 2. ... Y cómo no dejarlo

Nunca me he encontrado a un solo paciente que discuta que practicar actividad física sería bueno para su salud. Ni uno. Pero he escuchado todo tipo de argumentos, y también dudas razonables, de pacientes que aceptan que la actividad física es ideal, pero no es ideal para ellos. La aceptan como idea abstracta, pero no la ven compatible con los problemas concretos que tienen ellos en su vida diaria. Les gustaría poder decirme que sí, que practicarán actividad física, pero no pueden. Creen que no pueden.

¿Qué podemos hacer los médicos en estos casos? Lo primero es recordar que estamos al servicio del paciente y no del Dios de la Actividad Física, por lo que debemos respetar la libertad de cada uno de hacer lo que le parezca mejor, y no tratar de imponerle cuatro sesiones de actividad física a la semana contra su voluntad. Pero creo que debemos informar de las ventajas de la actividad física y de los riesgos del sedentarismo, y aclarar las dudas que cada persona pueda tener sobre qué actividad es mejor para ella y cómo puede integrarla en su vida diaria, y, cuando acaban todas las explicaciones, nos encontramos a menudo con que aquellas personas que decían que la actividad física no era para ellas salen de la consulta dispuestas por lo menos a hacer un intento. Y cuando vuelven unos meses más tarde, una parte se mantienen activas y se encuentran mejor y algunas hasta son auténticas conversas que han pasado de no mover ni un dedo del pie a no poder vivir sin su dosis diaria de actividad física.

«No tengo tiempo», la excusa imperfecta

Muchos pacientes dicen que no tienen tiempo: es la reacción espontánea mayoritaria cuando se les aconseja practicar actividad física. Pero nunca es verdad. Ya lo dijimos en el capítulo 4, pero es tan importante que lo vamos a repetir: todo el mundo encuentra el tiempo para hacer aquello que le importa. Quien quiere hacer ejercicio y cuidar su salud, encuentra tiempo para hacerlo. Y quien no encuentra el tiempo, es porque no quiere, porque no está suficientemente motivado. El tiempo lo tiene, pero lo dedica a otras cosas.

Por mi experiencia personal, hacer ejercicio no roba tiempo de otras actividades sino todo lo contrario: hace que el tiempo que se dedica a otras actividades cunda más. Me lo han dicho muchos pacientes: en cuanto han empezado a practicar actividad física, se han encontrado mejor físicamente e intelectualmente, ha mejorado su capacidad de concentración y se han sentido con más energía.

La actividad física, además, permite tanta flexibilidad que cualquier persona puede encontrarle un hueco en su agenda. Se puede practicar casi a cualquier hora y casi en cualquier lugar. Tengo pacientes que han optado por tener una bicicleta estática en casa porque así les resulta más fácil compatibilizar la actividad física con la vida familiar. Otros se levantan pronto por la mañana para ir a correr o a nadar. Tengo otro que se ha apuntado a un gimnasio tres días por semana a mediodía y, como tiene comidas de trabajo a menudo, se ha impuesto cumplir dos días en el gimnasio y hacer alguna otra actividad física el fin de semana. No quiero decir que las mismas soluciones sean aconsejables para todo el mundo. Pero son ejemplos que muestran que todo el mundo puede encontrar una solución.

Si el horario de trabajo lo permite, el mediodía antes de comer suele ser una hora ideal para la actividad física. Después de comer no, porque la sangre tiende a ir hacia el aparato digestivo y no es aconsejable que en ese momento aumente la demanda de oxígeno de los músculos. Pero si se puede salir del trabajo a mediodía, en lugar de dedicarle una hora y media a la comida, muchas personas se acostumbran a hacer una hora de ejercicio y a comer en media hora, y después todo son beneficios a nivel personal y profesional: se queman más calorías, se ingieren menos, mejora el estado de ánimo, se rinde más en el trabajo... La actividad física a mediodía tiene la ventaja de que inhibe las sustancias que estimulan el apetito en el cerebro, por lo que ayuda a comer menos y es útil para evitar el sobrepeso. Además, practicar la actividad siempre a la misma hora, y para esto los mediodías son ideales, ayuda a ser constante y a no abandonar. Las personas que hacen ejercicio cuando encuentran un rato, sin tener un día y una hora fijos, tienden a dejarlo pronto. Se puede ser flexible para adaptar la actividad física a la vida que lleva cada uno, como el paciente que cumple dos de cada tres días en el gimnasio, pero no errático.

«Soy demasiado mayor»

También es habitual que algunas personas mayores reaccionen diciendo que ya no están para hacer ejercicio. Una persona de setenta y cinco años, es lógico, no se siente con la energía ni con la flexibilidad de una de veinticinco. Puede que tenga artritis o algún otro tipo de dolor crónico, que le duela la espalda, que tema que el ejercicio empeore aún más el dolor, o que tenga problemas de equilibrio. Pero aunque ya no pueda hacer las piruetas que hacen sus nietos, ni ejercitarse con la misma intensidad, la práctica de actividad física es tan saludable en personas mayores como en personas jóvenes. O incluso más.

Está bien demostrado que incluso una actividad física leve

mejora la capacidad cardiorrespiratoria y frena el declive intelectual en personas mayores. En pacientes que sufren dolor crónico, permanecer inactivo no alivia el dolor, y hasta puede empeorarlo. En casos de problemas de movilidad en las piernas, por ejemplo por dolor en las articulaciones de las rodillas, se pueden buscar actividades que ejerciten el tronco y los brazos. Si se dan problemas de equilibrio, conviene evitar correr en una cinta como las de los gimnasios, porque uno podría despeñarse, pero puede ser aconsejable una bicicleta estática. Y si la mera idea de hacer ejercicio se hace una montaña, conviene recordar que no es necesario acabar agotado, que para empezar basta con echar a andar y que cualquier progreso, por pequeño que sea, es un progreso.

Si uno vive en un cuarto piso, por ejemplo, puede tratar de subir por las escaleras y, si a medio camino no puede más, coger el ascensor en el segundo. Eso es mejor que nada.

La principal limitación con que se encuentran muchas personas mayores a la hora de hacer ejercicio no es física sino psicológica. Es decir, la limitación no está tanto en la condición física como en el hecho de pensar no soy capaz, no voy a poder, soy demasiado mayor, qué puedo hacer yo con la lumbalgia que tengo.

En realidad, el bloqueo psicológico ante el esfuerzo físico no sólo ocurre en personas mayores sino a todas las edades. Yo mismo lo he comprobado entrenándome para escalar en bicicleta los puertos de montaña de los Pirineos y los Alpes. En 2005, con sesenta y dos años, he subido al Mortirolo, en Italia, que tiene rampas con un desnivel del 15 % y que dicen los ciclistas que es el puerto más duro de Europa. El año anterior, también en Italia, subí al Stelvio, una ascensión de 23 kilómetros con llegada a 2.758 metros de altitud, donde uno nota cómo el oxígeno empieza a escasear. Y en 2003 había encadenado el Télégraphe y el Galibier de los Alpes franceses en un mismo día. Diez años antes no hubiera podido coronar ninguna de estas ascensiones porque no me sentía capaz. En realidad, la montaña que más me ha costado fue el Mont Ventoux, en Francia, en 1990, cuando tenía cuarenta y siete años, y no porque fuera más duro sino porque no estaba psicológicamente preparado.

Así que he llegado a la conclusión de que, a la hora de hacer actividad física, damos a la edad más importancia de la que tiene y olvidamos que lo más importante, mucho más importante que la edad, es la confianza que cada persona tiene en sus posibilidades. Al final, aunque una persona de ochenta y cinco años tenga artritis, que haga algún tipo de actividad física no depende sólo de su edad ni de su enfermedad. Depende sobre todo de si se siente capaz de hacerla.

«¿Seguro que no es peligroso?»

Recuerdo un verano que me estaba entrenando para escalar el Tourmalet en las rampas que suben al castillo de Cardona, el pueblo donde suelo pasar las vacaciones, y el repartidor de cervezas, que no me conocía, me alcanzó con su camión, aminoró la marcha y empezó a subir a mi lado. Era casi mediodía.

—Pero hombre, ¿cómo se le ocurre salir en bicicleta a esta hora con el sol que pega? —dijo en tono burlón.

—Me estoy entrenando.

—¿Entrenando? ¿Pero no ve que le va a dar algo? Vamos, hombre, váyase a casa y tómese una buena cerveza fría. ¿No se da cuenta de que lo que hace no es sano? Y además en subida. ¡Aún le va a dar un ataque al corazón!

—Oiga, soy médico —le dije al final—. Sé lo que me hago.

—¿Con que médico, eh? Pues, ¿sabe qué le digo? Que, si algún día estoy enfermo, a su consulta seguro que no iré.

Aceleró y ya no le volví a ver.

Es sólo una anécdota, pero ilustra una opinión extendida de que la actividad física puede ser contraproducente. En realidad, el repartidor de cervezas tenía razón en que, cuando uno hace ejercicio, está sometiendo todo el sistema cardiorrespiratorio a un sobreesfuerzo. Se respira más rápido, el pulso se acelera y la tensión arterial máxima puede subir entre 20 y 50 milímetros de mercurio. En las pruebas de esfuerzo que hacemos a los pacientes en la consulta vemos cómo la máxima llega a menudo a 180 en el momento en que se hace una actividad física vigorosa, cosa que no es preocupante. Lo preocupante sería una máxima de 180 sostenida durante todo el día, con picos que podrían llegar a más de 220. Pero picos de 180 durante unos minutos no creemos que tengan efectos perjudiciales importantes.

Al contrario, lo que se consigue al someter el sistema cardiorrespiratorio a este sobreesfuerzo es reducir el nivel al que se estabiliza la tensión máxima durante el resto del día —concretamente, la máxima baja entre 5 y 10 milímetros de mercurio cuando se practica actividad física— y reducir así el riesgo de accidente cardiovascular. Se consigue que el colesterol bueno se eleve un 5 %, que el colesterol malo baje también un 5 % y que el riesgo de desarrollar diabetes se reduzca en alrededor de un 50 %. Y en personas que han sufrido un infarto, y que a veces tienen miedo de hacer esfuerzos, la práctica de actividad física reduce en un 35 % el riesgo de sufrir un nuevo infarto —es decir, que evita uno de cada tres reinfartos—. Tenemos toda una colección de porcentajes que demuestran que los beneficios superan con creces a los riesgos.

Pero es cierto que, si no se hace con precaución, la actividad física puede tener riesgos. Por eso es tan importante que las personas que han sido sedentarias durante años consulten al médico antes de empezar a practicar un ejercicio vigoroso y, si es preciso, que se sometan a una prueba de esfuerzo. Si lo hacen, y si empiezan de manera gradual, cualquiera puede practicar actividad física dentro de sus posibilidades sin temor a sufrir un accidente cardiovascular.

«¿Y si me lesiono?»

En realidad, el problema más común de la actividad física son las lesiones musculoesqueléticas, lo que incluye músculos, huesos, tendones (la parte de los músculos que se inserta en los huesos) y ligamentos (que conectan los huesos unos con otros en las articulaciones). Pueden parecer menores comparadas con los accidentes cardiovasculares pero tienen un impacto enorme. Alrededor del 50 % de las personas que practican actividad física sufren en algún momento una lesión relevante. Y a una parte le quedan secuelas permanentes, mayoritariamente en rodillas, pies o espalda.

Es habitual, cuando uno se lesiona, que lo acepte como una fatalidad. Hice un mal gesto y me hice un esguince. Apoyé mal el pie y los ligamentos cedieron. Choqué con otro esquiador y me rompió el peroné. Pero la realidad es que la gran mayoría de las lesiones se pueden prevenir respetando unas pocas normas de sentido común.

La primera es empezar la actividad de manera gradual cuando se viene de una larga temporada de inactividad. Es habitual querer empezar a tope a partir del momento en que se toma la decisión de hacer actividad física, lo he visto en muchos pacientes. No importa si llevan diez años sin mover un músculo. Es la actitud de preparados, listos, ya: ¡diez kilómetros el primer día! A estos pacientes siempre les digo que podrán hacer un ejercicio vigoroso, pero no el primer día, que es mejor empezar poco a poco.

Una gran parte de las lesiones ocurren precisamente por querer hacer más de lo que uno puede. Uno sobrevalora sus capacidades, se fija objetivos que no son realistas, ignora las señales de fatiga y dolor de su propio cuerpo, que son señales de auxilio que vienen de los músculos, los tendones o las articulaciones y que están diciendo que pare, por favor, que ya basta, y si uno no les hace caso acaba aterrizando otra vez en el sofá, pero en esta ocasión con una venda, un analgésico, un antiinflamatorio y un dolor que antes, cuando se dedicaba a la vida sedentaria, no tenía.

Así que en caso de dolor, y sobre todo en caso de lesión, suele ser mejor parar que seguir para poder reanudar la actividad física en plenitud de condiciones unos días más tarde. Una lesión ignorada siempre es un riesgo. Uno puede pensar «no es importante, me molesta pero no me impide hacer nada», y olvidar que aquel músculo o aquella articulación necesitan un tiempo para recuperarse, y al final una lesión que era menor, que se hubiera resuelto con una o dos semanas de descanso, puede evolucionar hacia una lesión crónica. Con el tiempo, todas estas lesiones menores que se hacen mayores por ignorancia o por negligencia son una de las grandes causas de abandono de la actividad física. Futbolistas aficionados que se retiran por las rodillas o los tobillos, tenistas que dejan de jugar por dolores en un codo o en un hombro, atletas que dejan de correr por las rodillas... De modo que en caso de lesión, aunque sea leve, lo mejor es tomarse un descanso. Si las molestias no se resuelven con el reposo, lo mejor es consultar a un médico. Y si la recuperación es larga, lo mejor es buscar durante un tiempo una actividad alternativa que no sobrecargue el músculo o la articulación dañados.

Aunque correr pueda parecer una actividad inocua, es la causa de alrededor del 75 % de las lesiones deportivas, así que es básico buscarse un calzado adecuado que absorba bien la energía de cada paso y que evite sobrecargar tobillos y rodillas. También es muy aconsejable dedicar unos minutos a hacer estiramientos antes y después de cualquier actividad vigorosa. Y, para reducir al máximo el riesgo de lesión, conviene practicar actividad física con frecuencia: está comprobado que los deportistas esporádicos se lesionan mucho más que los asiduos.

Aparte de vigilar las lesiones, también conviene estar atento al riesgo de que la actividad física se convierta en una obsesión. No es un problema muy frecuente, pero puede llegar a ser tan grave como una adicción. He visto a personas que han convertido la actividad física en el centro de su vida, que han sacrificado parte de su carrera y parte de su vida personal por cumplir con programas intensos de actividad física, que han dejado de ver a amigos sin que les haya importado, y he visto hasta algún caso que ha llegado al divorcio.

De modo que la actividad física es enormemente saludable, es casi lo mejor que uno puede hacer por uno mismo, pero comporta un riesgo de lesiones y un riesgo de aislamiento social de los que conviene ser consciente para prevenirlos.

«Es que no me gusta»

Me encuentro a menudo con pacientes que dicen «ya sé que debería hacer ejercicio, pero es que no me gusta». Algunos han intentado nadar y lo dejan porque se aburren, otros han intentado correr pero se desaniman porque se cansan, otros no han intentado nada. Asumen su sedentarismo como parte de su personalidad.

Por mi experiencia con los pacientes, casi todo el mundo acaba encontrando algún tipo de actividad física que le gusta. Algunas de estas personas que se consideran sedentarias irreductibles pasan incluso de un extremo al otro y acaban siendo conversas de la actividad física. Pero es cierto que hay un grupo de pacientes, creo que minoritario, a los que simplemente no les gusta hacer ejercicio.

Son casos complicados porque, cuando la actividad física no resulta gratificante, lo más probable es que se abandone pronto. Se prueba, se deja y no se vuelve a probar hasta el año siguiente cuando se vuelve a ir a la consulta y el médico recuerda de nuevo todos los beneficios de la actividad física y todos los perjuicios del sedentarismo. Así que lo que tenemos que preguntarnos es cómo podemos conseguir que la actividad física resulte gratificante para estas personas.

Una opción es aconsejarles que caminen, con lo cual ya no se desanimarán como cuando intentaban correr, y el simple hecho de ver cómo su salud mejora puede resultarles gratificante. Pero es posible que caminar media hora al día les siga aburriendo, y que no les guste llevar auriculares para distraerse con la radio o con música.

Una alternativa que me ha dado buen resultado con muchos pacientes es aconsejarles que tengan una bicicleta estática en casa, porque les permite pedalear mirando la tele y hacer actividad física sin aburrirse.

También da muy buen resultado quedar con un amigo o un familiar para ir al gimnasio, o a nadar, o simplemente a caminar, por lo menos una vez por semana. Es un fenómeno muy habitual: uno disfruta haciendo con otras personas actividades que le aburrirían hacer sólo.

Otra estrategia eficaz es ir variando el tipo de actividad física que se practica. Es normal que uno se acabe cansando de salir a caminar o a correr cuatro días por semana, así que muchas personas prefieren caminar dos días y dedicar los otros dos, por ejemplo, a nadar o a ir en bicicleta. Cambiar de actividad, además, tiene la ventaja de que ejercita distintos grupos de músculos y reduce el riesgo de lesiones por repetición abusiva de un mismo ejercicio.

¿La natación es el ejercicio ideal?

Entre las distintas opciones de actividad física, la natación es seguramente una de las más recomendables. Es ideal para mejorar la capacidad cardiorrespiratoria, especialmente cuando se nada crol. Es ideal para fortalecer los músculos y por lo tanto también los huesos. Es útil para aliviar el dolor y la rigidez de artritis y lumbalgias. El riesgo de lesionarse es mínimo. Y es perfecta para mantenerse activo mientras uno se recupera de lesiones que se ha hecho practicando otra actividad.

A pesar de todos estos beneficios, es un error hacer natación sólo porque uno crea que le conviene si tiene opción de practicar actividades que le apetecen más. La experiencia demuestra que la mayoría de personas que eligen una actividad física que no les gusta la acaban dejando. Así que, si a alguien no le atrae nadar, lo mejor es buscar una alternativa.

Caminar es ideal para que personas que llevan mucho tiempo inactivas empiecen a ponerse en forma. También es adecuado para personas que ya están en forma y que pueden conseguir un beneficio cardiorrespiratorio si van a paso rápido.

Correr es más exigente para el sistema cardiorrespiratorio pero tiene el inconveniente de que, cuando se corre sobre superficies duras como asfalto o cemento, el riesgo de acabar sufriendo lesiones a largo plazo es alto porque el impacto de cada paso repercute en las articulaciones. Para reducir el riesgo, se aconseja un calzado adecuado que absorba la energía de los impactos, así como correr sobre superficies más blandas como caminos sin asfaltar, playas o pistas de atletismo.

El ciclismo es igualmente aconsejable aunque, al igual que ocurre a la hora de caminar, es preciso resistir la tentación de pasear, porque hay que conseguir una velocidad suficiente y un ritmo sostenido para conseguir beneficios cardiorrespiratorios apreciables.

La Asociación Americana del Corazón incluso ha defendido el patinaje en línea y el patinaje sobre hielo como ejercicios aeróbicos tan saludables como el ciclismo y el atletismo. Tienen la ventaja de ser entretenidos, de que queman una cantidad enorme de calorías, de que reducen el estrés y de que son óptimos para reforzar los glúteos y la musculatura de los muslos.

Por el contrario, los deportes de equipo como el fútbol o el baloncesto son menos adecuados de cara a practicar una actividad física continuada. Pueden ser un complemento ideal si se juega un partido a la semana, pero es difícil cuadrar las agendas de suficientes personas para formar dos equipos cuatro veces por semana.

¿Qué objetivos me fijo?

Dos de los errores más comunes al empezar a hacer actividad física son fijarse objetivos que no son realistas e intentar conseguirlos a corto plazo. Hay personas que intentan hacer a los cincuenta años lo mismo que hacían a los veinte. O que habían competido de jóvenes e intentan impresionar a sus amigos haciendo proezas que llevan décadas sin entrenar. O que plantean la actividad como una competición desde el primer día de su segunda juventud. Todas estas personas son candidatas a las lesiones, a la frustración y al fracaso.

Para evitar estos errores, a veces conviene recordar que el objetivo ya no es ganar una medalla olímpica ni ser campeón de nada sino simplemente mejorar la salud, que es mucho más importante. Y que no es algo que se pueda conseguir en diez segundos, como ganar una carrera de cien metros, sino que es una carrera de fondo en la que los objetivos se consiguen a largo plazo.

Una vez aceptado esto, cada uno puede fijarse si quiere objetivos concretos que sean razonables, pero los objetivos son muy variables de unas personas a otras y dependen de la personalidad de cada uno y del tipo de actividad que haga. Puede no haber ningún objetivo concreto más allá de cumplir con cuatro sesiones de actividad física por semana. Puede ser un objetivo como correr los mil metros en menos de 3,30. O, en mi caso, escalar un gran puerto de los Pirineos o los Alpes en bicicleta cada verano, que es algo que me mantiene motivado para no descuidar mi forma física el resto del año.

«¿Y si engordo cuando lo deje?»

Si se siguen estas recomendaciones básicas —buscar una actividad física gratificante, integrarla en un horario compatible con la vida laboral y familiar, fijarse objetivos sensatos, no descuidar las lesiones—, el riesgo de abandonar y recaer en la inactividad es bajo. Hay más personas que recaen en el tabaquismo o a las que les cuesta cumplir con la dieta que personas que abandonan la actividad física una vez han empezado.

Aun así, me encuentro en ocasiones con pacientes que temen que la musculatura que ganan con la actividad física se vuelva fofa y se convierta en grasa si un día dejan de ser tan activos. A veces tienen en la cabeza la imagen de Marlon Brando, que tan fuerte estaba y que tanto engordó después. Pero es un temor infundado. Músculos y grasa son dos tipos de tejido distintos que no se transforman uno en otro. Los músculos no se convierten en grasa del mismo modo que la grasa no puede convertirse en músculo, de modo que perder músculo no tiene por qué significar ganar grasa.

Es cierto que los músculos pueden atrofiarse cuando dejan de ejercitarse, y que si uno reduce su actividad física y no reduce la cantidad de calorías que ingiere, acabará engordando. Pero esto no es lo peor de abandonar la actividad física. Lo peor es que todas las amenazas para la salud que se mantenían a raya contraatacan: vuelve a subir el colesterol malo, a bajar el bueno, vuelve la hipertensión, se pierde agilidad, se pierde la sensación de tener energía, se dispara de nuevo el riesgo de diabetes... Y todos aquellos beneficios que había costado tanto conseguir, y que volverá a costar tanto recuperar en el futuro, se acaban esfumando en unas pocas semanas.

CAPÍTULO DIECISIETE

Estrés. Vivir al límite

Creo que no he visto a ningún paciente en mi vida que haya tenido un infarto, o cualquier otra enfermedad cardiovascular, y que sólo tuviera estrés. Siempre se puede encontrar otra causa que explique la enfermedad. Puede ser un colesterol elevado, puede ser diabetes, o tabaquismo, o hipertensión... Cualquiera de estos problemas puede ser suficiente para causar un accidente cardiovascular. Pero el estrés no. Si uno tiene estrés y nada más, no va a tener un infarto.

Pero, aunque el estrés no cause infartos, puede desencadenarlos: puede ser la gota que colme el vaso sanguíneo. Por eso, si alguien tiene otros factores de riesgo importantes y además pasa por una situación de estrés agudo, está en zona de peligro.

Tenemos un sinfín de casos de personas que se mantenían estables y, en el momento en que se enfrentan a una situación que les desborda, sucumben. Por ejemplo, la mujer que muere de un infarto pocos días después de la muerte de su marido, o al revés, y es frecuente que se diga «era una pareja muy unida» cuando, más que infartos por amor, son infartos por estrés. O el acusado que cae fulminado en el momento de declarar ante el juez. O una mujer que acabó en el hospital el día que cumplía sesenta y cinco años porque le habían preparado una fiesta sorpresa y al llegar a casa, cuando encendió la luz, una docena de invitados salieron de la oscuridad gritando felicidades y le dieron un susto de muerte.

La expresión susto de muerte se refiere precisamente a esto, a un episodio de estrés súbito que, en personas vulnerables, puede llegar a provocar un paro cardíaco.

Emociones fuertes

Pero el estrés, a pesar de la mala fama que tiene, ni es una reacción enfermiza ni es siempre negativo. En realidad, es una reacción natural, no sólo de los humanos, sino de los animales en general, en que el organismo se activa con una descarga masiva de hormonas como la adrenalina y el cortisol para, por ejemplo, escapar de un peligro o enfrentarse a una presa. Así que podemos darle las gracias al estrés porque si este mecanismo de supervivencia hubiera fallado una sola vez en uno solo de nuestros antepasados en los últimos quinientos millones de años, no tendríamos la suerte de estar hoy aquí con un libro entre las manos.

Un cierto nivel de estrés, además, puede resultar hasta gratificante, como reconocerá cualquiera que haya disfrutado en una montaña rusa o ante una película de terror. Hay mucha gente a la que un punto de tensión le hace sentirse más activa, con más energía y con más ganas de hacer cosas. Incluso hay casos extremos de personas a quienes esta sensación les resulta tan estimulante que eligen llevar una vida alta en adrenalina haciéndose paracaidistas, corresponsales de guerra o pilotos de fórmula uno.

Y aunque hay otras personas a las que no les gustan las emociones fuertes, el estrés es una reacción biológica tan natural que realmente no existe la opción de vivir sin estrés. Ni tan sólo las experiencias felices están libres de estrés: casarse es estresante, marcharse de vacaciones suele serlo, comprar los regalos de Navidad o preparar una cena para quince invitados también lo es, y no digamos ya educar a los hijos, cambiar de piso, llegar a fin de mes o quedarse pillado en un embotellamiento a doscientos kilómetros de casa un domingo por la tarde.

Así que el problema que tenemos con el estrés no es cómo

erradicarlo de nuestras vidas sino cómo aprender a controlarlo para que una reacción natural y necesaria no se convierta en una reacción perjudicial.

Estrés agudo, estrés crónico

Lo primero que conviene aclarar, para controlar el estrés, es que existen distintos tipos de estrés perjudicial que se originan de manera distinta y tienen consecuencias distintas sobre la salud.

Tenemos, por un lado, los episodios de estrés agudo, como cuando uno sufre un ataque de ira o cuando pierde los nervios al volante y acaba comportándose de una manera que escapa a su propia voluntad. En estas situaciones, es como si se produjera un cortocircuito en el cerebro, como si las neuronas que controlan las respuestas racionales perdieran el contacto con las neuronas que controlan las respuestas emocionales, y el resultado es que uno se ve arrastrado a una conducta emocional primaria sin ningún tipo de control racional. Suelen ser episodios breves, que duran segundos o minutos, en los que se disparan los niveles de adrenalina y cortisol en la sangre.

En personas que tienen el corazón y las arterias deteriorados, estos episodios pueden resultar fatales. Recuerdo el caso de un paciente que estaba tan a disgusto con su jefe que un día se subió a una mesa para que todo el mundo le viera y empezó a insultarle para que todo el mundo le oyera. Y lo que todo el mundo oyó fue cómo se quedaba sin voz y lo que vieron un segundo después fue cómo se desplomaba. La culpa fue de la adrenalina, que tiene un potente efecto coagulante y por lo tanto puede desencadenar un infarto del mismo modo que el tabaco, y que además interfiere con el ritmo cardíaco y puede desencadenar una arritmia mortal.

Por el contrario, en personas que gozan de buena salud cardiovascular, descargas esporádicas de adrenalina como éstas no parecen tener ningún efecto negativo importante sobre la salud

—aunque está claro que pueden tenerlo sobre las relaciones personales.

Hay un segundo tipo de estrés, provocado por algún acontecimiento traumático como un divorcio o la muerte de un familiar, que suele prolongarse unos días o unas semanas y en el que también se registra un aumento de la secreción de adrenalina. Aunque las hormonas de estrés no suelen alcanzar niveles tan elevados como en un ataque de ira, también pueden desencadenar un infarto en personas que tienen una mala salud cardiovascular, como ocurre a veces en personas mayores que acaban de enviudar.

Pero el tipo de estrés que tiene un mayor impacto sobre la salud es otro: es un estrés persistente, que no se disipa en unos minutos o unas semanas, sino que tiende a convertirse en crónico. Aquí ya no hay una gran secreción de adrenalina, pero la persona se encuentra viviendo al límite de lo que es capaz de soportar, en un estado de insatisfacción permanente, ya sea por problemas en el trabajo, o en casa con la familia, o porque se siente sola, o por todo a la vez, y al final no es raro que no aguante más y reviente.

No está claro si esta forma de estrés crónico puede desencadenar directamente un accidente cardiovascular, ya que los niveles de adrenalina y de cortisol no llegan a cotas tan altas como en el estrés agudo. Pero está demostrado que lleva a comer más y peor, a fumar más, a tomar más alcohol, a cuidarse menos y que, al final, cuando se suman todas las consecuencias del estrés crónico sobre la salud, el resultado es enorme.

El estado anímico y el equilibrio psicológico son tan importantes para la evolución de las personas con enfermedades cardíacas que una de las preguntas que les hago por sistema a mis pacientes es si se sienten estresados o deprimidos. Y lo que veo es que alrededor del 60 % dicen que viven estresados. Y la mitad de ellos asegura estar bajo un estrés insoportable. No es que estos datos tengan la validez de un estudio científico, no son más que lo que veo a diario en la consulta. Pero creo que, si salimos a la calle y hacemos las mismas preguntas a cien personas elegidas al azar, no encontraremos a 60 con estrés crónico ni a 30 que se sientan bajo un estrés insoportable. Lo que significa que esta forma de estrés, aunque no desencadene directamente el infarto, predispone a sufrirlo. Viene a ser, para muchos pacientes, la causa de las causas del infarto. Y si se pudiera erradicar el estrés crónico, probablemente se reduciría de manera drástica el número de accidentes cardiovasculares.

Esclavos del reloj

Pese a sus diferencias, los distintos tipos de estrés perjudicial tienen algo en común: en todos ellos, la persona pierde el control de lo que hace. Esto es lo que caracteriza el estrés: en lugar de poder decidir lo que queremos hacer el entorno decide por nosotros. El entorno nos domina

En el origen de la mayoría de casos de estrés crónico confluyen a menudo la falta de tiempo y el exceso de ambiciones. Si uno no tiene tiempo de hacer todo lo que quiere, y quiere hacer más de lo que puede, es inevitable que se sienta desbordado. Y como el tiempo es limitado, que es la parte de la ecuación que no podemos cambiar, unas ambiciones ilimitadas sólo pueden conducir a una sensación de frustración y a una crisis personal.

Me encuentro con muchos casos de personas que, desde primera hora de la mañana, ya se sienten estresadas por falta de tiempo. Son las ocho, acaban de salir de casa, se quedan pilladas en un atasco como cada día y ya se ponen nerviosas porque llegan tarde al trabajo. Este tipo de estrés no tiene por qué afectar a la salud de una persona sana, pero desde luego afecta a su calidad de vida. Hay gente que vive completamente estresada, que siempre va al límite, haciéndolo todo en el último minuto. Y a lo mejor les iría bien pararse un momento a pensar qué les hace ir siempre con prisas y cómo pueden remediarlo, a lo mejor saliendo de casa diez minutos antes, o asumiendo que van a llegar diez minutos tarde, o a lo mejor pensando si realmente quieren hacer.

Personalmente, nunca he hecho un proyecto con prisas que haya tenido después buenos resultados. No recuerdo ni uno. La prisa puede llevar a un resultado mecánico, a acabar un trabajo en la fecha fijada, pero desde el punto de vista del desarrollo personal, no lleva a nada.

Reconocer el estrés crónico

Lo malo del estrés crónico es que, si uno no aprende a cortarlo de raíz, si no aprende a gestionar su tiempo para no sentirse desbordado, es un monstruo que se retroalimenta, el estrés genera más estrés. Puede ocurrir, por ejemplo, que el estrés lleve a dormir mal, lo que lleva a levantarse cansado, lo que a su vez lleva a sentirse desbordado más fácilmente y al final a más estrés. Si además se empiezan a tomar altas dosis de cafeína para combatir la somnolencia y mantener el ritmo de trabajo, lo cual es una reacción muy habitual, se acaba durmiendo aún peor, necesitando una dosis cada vez más alta de cafeína y sintiéndose aún más desbordado. A partir del momento en que el estrés entra en esta dinámica de círculo vicioso, es fácil que se amplifique hasta el punto en que baste la amenaza de una amenaza para sentirse agobiado: ya no hace falta enfrentarse a una situación estresante, basta con pensar en ella para perder la calma. En algunas personas, el sistema se retroalimenta hasta tal punto que escapa a todo control y hace el equivalente psicológico de una explosión nuclear.

Y es algo que le puede ocurrir a cualquiera. No hay un perfil típico de persona vulnerable al estrés. Le puede ocurrir por igual a hombres y a mujeres. A ejecutivos de Wall Street y a obreros de fábricas. Y también a personas que se creían capaces de soportar todas las presiones, que nunca habían perdido el control de nada y a quienes los demás creían inmunes al estrés. Hay personas que no suelen exteriorizar sus emociones, pero que el día que llegan al límite estallan como una olla a presión. Y entonces, cuando todo empieza a volar a su alrededor, es muy típico que quienes trabajan con ellos se queden asombrados diciendo «¿quién lo hubiera dicho?, parecía un tipo tan frío...».

El problema en las sociedades urbanas modernas es que, aunque interactuamos con cientos de personas cada día, hay mucha gente que vive aislada, gente que no tiene a nadie que le escuche, y también gente que no escucha a nadie, que no confía en nadie, que persigue sola sus ambiciones hacia la cumbre y se está dirigiendo sin saberlo hacia el abismo. Y no se dan cuenta del impacto que tiene el estrés en su vida hasta el día que sufren un problema de salud importante, porque nadie les ha dicho antes que la vida que llevan es absurda, haciendo tanto y disfrutando tan poco, o si alguien ha intentado decírselo, no le han escuchado.

Por eso creo que es importante que todo el mundo tenga a alguna persona próxima en quien confíe, a quien haga caso y que le pueda advertir y ayudar si cree que lleva rumbo de colisión. Porque uno no es imparcial consigo mismo y lo que suele ocurrir con el estrés crónico es que la gente lo acepta como parte de su vida, y se siente capaz de torearlo, hasta que un día le embiste.

Hay muchos síntomas que pueden ayudar a reconocer un estrés crónico incipiente, aunque ninguno es inequívoco, y pueden reflejar situaciones que no tengan nada que ver con el estrés. Los más obvios son síntomas físicos como morderse las uñas, apretar los dientes, una sensación de cansancio, dolores de cabeza, molestias digestivas o insomnio. Los síntomas psicológicos, que pueden ser más difíciles de reconocer pero no son menos importantes, incluyen mal humor, ansiedad, sentimientos pesimistas, sentimientos de sentirse incomprendido o poco valorado, ataques inesperados de llanto, o incluso de risa, y ganas de romper con todo.

Cuando se dan algunos de estos síntomas y no hay una causa obvia que los explique, es conveniente pensar en la posibilidad de que se deban a una situación de estrés para tratar de pararla antes de que entre en la dinámica del estrés crónico.

Reconocer la situación y tomar la decisión de corregirla es lo más difícil. La mayoría de los casos se descontrolan porque las personas no son conscientes de que los síntomas que tienen se deben al estrés o porque no son conscientes de las consecuencias que tendrá y prefieren seguir adelante con la vida que llevan.

Pero una vez reconocida la situación, una vez hecho lo más difícil, la pregunta siguiente es cómo corregirla. O, más exactamente, lo que preguntan las personas que sufren estrés es cómo corregirla sin tener que cambiar de profesión y sin tener que cambiar de familia.

Soluciones que no funcionan

Empecemos por cómo no corregirla. La reacción más habitual ante el estrés, a la que se apuntan millones de personas, es automedicarse con alcohol. Llegan a casa por la noche y se relajan tomándose una copa o dos. Y es verdad que se relajan, porque el alcohol no es un estimulante como el café sino que tiene el efecto contrario: es un depresor del sistema nervioso.

No es que esté en contra de tomar una copa de vez en cuando por placer. Pero acostumbrarse a tomarla cada noche por sistema para relajarse es un error. Porque el alcohol no resuelve los problemas que originan el estrés, no resuelve los conflictos laborales o familiares, ni la falta de tiempo y el exceso de ambiciones, sino sólo el exceso de revoluciones al final del día. Es una solución superficial de última hora, un parche, que a la larga puede deteriorar aún más la capacidad de resolver problemas y agravar los sentimientos negativos asociados al estrés. Así que el alcohol es paz para hoy, nervios para mañana.

Tampoco es una solución, y también es un error muy habitual, recurrir por sistema a fármacos tranquilizantes. Tienen el mismo efecto y las mismas limitaciones que el alcohol: relajan, pero no resuelven el problema. Y son igualmente adictivos. El error es pensar que las presiones a las que todos nos enfrentamos en nuestra vida diaria son una enfermedad que se puede medicar, cuando son una realidad con la que hay que aprender a convivir.

Otras reacciones habituales, y que tampoco resuelven el problema de fondo, son levantarse de la silla en la oficina y tomarse un respiro, o ir a fumarse un cigarrillo, o a buscarse una chocolatina a la máquina expendedora, para interrumpir una actividad estresante. Todo esto puede aportar un alivio momentáneo, e incluso evitar una crisis de estrés agudo, pero no rompe el ciclo del estrés, porque el estrés crónico no es una tormenta que se forme y se disipe en quince minutos sino todo un sistema de altas presiones que tarda mucho más en formarse y mucho más en resolverse.

Soluciones que funcionan

A los pacientes que me llegan desbordados por el estrés, suelo recomendarles tres medidas: técnicas de relajación, actividad física y meditación. A menudo les aconsejo que se apunten a hacer yoga, que en cierto modo es una síntesis de estas tres medidas. En mi hospital incluso hemos abierto una unidad que ofrece yoga como terapia a pacientes estresados, y algunos al principio se extrañan:

—¿Yoga yo? La verdad, doctor, nunca se me hubiera ocurrido.

Pero la mayoría se sienten tan a disgusto con sus vidas que aceptan lo que les proponemos. Los resultados son espectaculares. Con el yoga ganan control físico sobre su propio cuerpo, porque mejoran la flexibilidad y el sentido del equilibrio, y sobre todo ganan control mental, porque aprenden a relajarse con técnicas de respiración profunda y a olvidar las prisas. Es una manera de ayudarles a recuperar el control de sus vidas, para que puedan decidir qué quieren hacer con su tiempo en lugar de dejar que el entorno decida por ellos.

Aunque uno no se apunte a yoga, siempre son recomendables las técnicas de relajación basadas en el control de la respiración. No son difíciles de aprender, son útiles tanto para evitar situaciones de estrés agudo como para prevenir o superar el estrés crónico y tienen la ventaja de que pueden aplicarse con discreción en cualquier circunstancia, ya sea una reunión de trabajo crispada, una cola en el supermercado o una aglomeración en el metro. Consisten básicamente en aprender a respirar de manera lenta y profunda moviendo el diafragma, es decir, el músculo que separa el tórax del abdomen, de modo que no se mueven los hombros ni se hincha el tórax sino que lo que se hincha es el abdomen.

En los casos en que la falta de sueño sea uno de los eslabones del ciclo del estrés, también es aconsejable tratar de recuperar un sueño de calidad. Pero es un error dar al sueño más importancia de la que tiene. Un error común, por cierto: hay personas que se obsesionan porque les cuesta dormir, y acaba siendo peor la obsesión que el insomnio. Y no quiero decir que dormir bien no sea importante. Pero se dan muchos casos de trastornos de sueño que no se acompañan de estrés. Y de hecho, el contrario del estrés no es el descanso sino la relajación. Así que descansar no es una solución universal contra el estrés. Sólo es útil en aquellos casos en que el estrés se acompaña de agotamiento físico.

También ha demostrado ser muy útil la práctica de actividad física, especialmente como medida preventiva en los casos en que aún no se ha entrado en la dinámica del estrés crónico: tenemos comprobado que hacer ejercicio varias veces por semana ayuda a disipar tensiones y proporciona una especie de inmunidad psicológica frente al estrés. Otras personas, por el contrario, prefieren técnicas más tranquilas como la meditación. Todas las opciones son válidas si consiguen que uno se sienta relajado, y cada uno puede buscar lo que le vaya mejor según su temperamento, su estado físico o su estado de ánimo.

Tiempo para pensar

Un último consejo que suelo dar a las personas estresadas es que se reserven un rato cada día, media hora por ejemplo, para ellas mismas, para poder pensar. Simplemente pensar. Puede que suene raro como tratamiento médico, porque la reflexión no es algo que se pueda recetar como una píldora ni implantar en un quirófano como un marcapasos, ni tan sólo requiere un profesor como el yoga, y es más barato que una tirita, pero los resultados terapéuticos son asombrosos.

Veo cada año un sinfín de pacientes que se han dejado arrastrar por las inercias de todo lo que les rodea hasta que llegan al infarto. Comen mal, fuman, se estresan, castigan su cuerpo, y muchas veces no saben ni por qué lo hacen. Son personas que, mientras consiguen grandes éxitos profesionales, pierden completamente el control de sus vidas. Pero aquellos que, después del infarto, empiezan a reflexionar sobre lo que hacen, a plantearse si tiene sentido para ellos, a menudo recuperan el control de sus vidas, y esto tiene un impacto mucho mayor sobre su salud y su bienestar que lo que pueda hacer cualquier fármaco.

En realidad, dedicar un rato cada día a pensar es un consejo que le daría a todo el mundo y que yo mismo, que no me considero una persona especialmente estresada, me aplico. Me he acostumbrado a despertarme pronto cada mañana para tener un rato para mí a primera hora porque tengo la impresión de que en el mundo actual sobran prisas y falta reflexión.

Por eso el estrés crónico es una de las enfermedades de la humanidad moderna, porque vivimos en un mundo tremendamente acelerado donde no se nos deja tiempo para pensar dónde estamos, ni adónde vamos, ni cuáles son nuestros objetivos, ni cómo conseguirlos. El mundo está cambiando tan rápido que la velocidad a la que se producen los cambios supera a menudo nuestra capacidad de adaptación. Y a lo mejor lo que tendríamos que hacer, cada uno por nuestra cuenta, es levantar el pie del acelerador, vivir sin tantas prisas y recuperar la capacidad de decidir qué queremos hacer con nuestro tiempo.

CAPÍTULO DIECIOCHO

Emociones. La felicidad como seguro de vida

Siempre me he sentido escéptico ante las teorías que dicen que la mente controla el cuerpo, que el cuerpo a su vez controla la mente, que gran parte de las enfermedades orgánicas tienen su origen en un desequilibrio psicológico y que lo que hay que tratar no son los síntomas de la enfermedad sino el desequilibrio psicológico de base. Y sigo pensando que gran parte de estas teorías no tienen ninguna base científica y que son hasta peligrosas, porque impulsan a algunos enfermos a gastarse el dinero en terapias esotéricas que no funcionan cuando existen otros tratamientos que han demostrado ser eficaces y que les podrían ayudar más.

Pero en estos momentos tengo un paciente con un cáncer con metástasis que tiene unas ganas enormes de vivir, un cáncer que tenía muy mal pronóstico cuando se lo diagnosticaron y, tres años después, los médicos no tenemos ninguna teoría satisfactoria para explicar cómo aún está vivo. He visto otros pacientes que entran en un quirófano diciendo que no irá bien y, aunque la operación a priori no sea complicada, resulta que no va bien.

No sé por qué ocurre todo esto, nadie lo sabe. Pero con los años, a fuerza de ver a pacientes que mejoran o empeoran según la actitud con que afrontan la enfermedad, me he acabado convenciendo de que hay algún mecanismo por el que el cerebro influye de manera decisiva en la evolución de algunas enfermedades. Sospecho que debe de intervenir algún mecanismo neuro-hormonal, por el que el cerebro libera cantidades mayores o menores de algunas hormonas según el estado de ánimo, y estas hormonas modulan el sistema inmunitario o inciden directamente en otros órganos a los que llegan a través de la sangre. Es un campo de investigación fascinante sobre el que sabemos aún muy poco. Por no saber, no sabemos ni cuáles son las enfermedades en que puede influir el estado de ánimo, ni si puede prevenirlas o curarlas, o si lo máximo que puede hacer es retrasar su evolución una vez han aparecido, ni sabemos cómo potenciar la acción protectora del cerebro sobre la salud. Pero creo que algún día, en un futuro no muy lejano, lo averiguaremos.

De la depresión a la enfermedad

A la espera de que llegue ese día, hay algunas cosas sobre la relación entre el estado de ánimo y la salud que sí conocemos bien. Más de 25 estudios han detectado, en distintas poblaciones, que la depresión incrementa el riesgo de muerte prematura. Entre las enfermedades concretas a las que las personas deprimidas son más vulnerables, destacan las enfermedades coronarias y la diabetes tipo 2. Y se ha descubierto que las personas casadas tienen una esperanza de vida más larga que las que viven solas, lo cual parece deberse a que las emociones positivas de la vida en pareja tienen algún efecto beneficioso sobre la salud.

Hablar de depresión puede prestarse a confusiones porque es una palabra que se utiliza de manera indistinta para designar fenómenos distintos. Por un lado, se dice que una persona está deprimida cuando se siente infeliz por algún acontecimiento negativo como una crisis familiar o un despido laboral, o por los altibajos emocionales que no tienen una causa obvia pero que casi todo el mundo experimenta. Este tipo de depresión transitoria es una reacción natural de nuestro organismo y, aunque en casos extremos puede ser útil algún tipo de psicoterapia o de tratamiento farmacológico, pocas veces puede considerarse una enfermedad.

Después existe otro tipo de depresión más persistente, más a largo plazo, que puede iniciarse después de una experiencia personal negativa o de manera aparentemente espontánea, en el que hay un mal funcionamiento de algunas redes de neuronas en el cerebro. Es una avería en el ordenador central que hunde a la persona en un pozo de tristeza y pesimismo mucho más profundo que el de la depresión transitoria. Y aunque se puede salir del pozo, y de hecho la mayoría de los afectados consigue salir, es una enfermedad que, sin un tratamiento adecuado, tiende a convertirse en crónica.

A pesar de las grandes diferencias que hay entre estos dos tipos de trastornos depresivos, y de que deben ser abordados con estrategias distintas, tienen también puntos importantes en común. Ambos son estados emocionales de falta de vitalidad en los que domina una sensación de no tener ganas de hacer nada. En ambos hay una tendencia a aislarse, a rehuir el contacto con otras personas, que suele tener el efecto perjudicial de agravar los sentimientos de soledad y de tristeza. Y ambos tienen un impacto negativo sobre la salud que va más allá del malestar psicológico y que repercute en otros órganos como el corazón y las arterias. La gran pregunta, de la que sólo conocemos una parte de la respuesta, es por qué se produce este impacto negativo.

La parte de la respuesta que conocemos es que los estados de ánimo negativos llevan a adoptar conductas poco saludables. Cuando uno se siente deprimido tiende a adoptar una actitud de no me importa nada; la desesperanza es tan grande que no se piensa a largo plazo y se tiende a descuidar la salud. Es habitual, por ejemplo, que una persona deprimida recurra al tabaco, al alcohol o a la comida porque le dan la sensación de aliviar su malestar. Por lo tanto, hay una influencia negativa de la depresión sobre algunas enfermedades a través de los factores de riesgo.

Pero esto no explica cómo un paciente puede sobrevivir más de tres años a un cáncer que parecía casi terminal. Ni explica que el riesgo cardiovascular siga siendo más alto en personas deprimidas incluso cuando no fuman, ni beben, ni tienen sobrepeso. Así que tiene que haber algo más, algo en los estados de ánimo que tiene una influencia directa sobre la salud. Este algo más es la parte de la respuesta que no conocemos.

Y no podemos contentarnos con decir que la depresión lleva a la enfermedad. Para poder ayudar a los pacientes, debemos tratar de comprender qué ocurre a nivel microscópico, qué hormonas u otras proteínas participan en la cascada de reacciones bioquímicas que llevan de la depresión a la enfermedad, en qué células inciden estas proteínas, en qué órganos, si involucran al sistema inmunitario o no, si producen una reacción inflamatoria o no... Si comprendemos todo este proceso con detalle, como hoy día comprendemos por ejemplo qué lleva a una célula cancerosa a multiplicarse sin control, podremos desarrollar nuevas terapias que ayuden a los pacientes con depresión, como se han desarrollado en los últimos años nuevas terapias útiles para pacientes con cáncer.

De la felicidad a la salud

Si sabemos poco del proceso que lleva de la depresión a la enfermedad, aún sabemos menos del que lleva de la felicidad a la salud. A la hora de investigar la felicidad, nos encontramos con el problema de que no tenemos ningún test objetivo para diagnosticarla o cuantificarla, mientras que sí tenemos buenos tests para la depresión. Un segundo problema es que los estados de ánimo positivos a menudo fluctúan según la hora del día y de unos días a otros, mientras que la depresión suele ser más persistente. Y además la medicina se ha dedicado desde sus orígenes a investigar enfermedades para curarlas, más que a investigar la salud para conservarla, lo que explica que se hayan dedicado más esfuerzos a investigar la depresión que a investigar la felicidad.

El resultado es que, a día de hoy, no tenemos estudios consistentes que demuestren que la felicidad reduzca el riesgo de ninguna enfermedad. Todo lo que tenemos es la experiencia de los médicos en el trato diario con los pacientes, lo que en investigación biomédica se llaman pruebas anecdóticas, que indican que es probable que la felicidad y el optimismo tengan un impacto positivo, no sólo sobre la calidad de vida inmediata, sino incluso sobre la salud a largo plazo.

Por mi experiencia personal, los pacientes que tienen una actitud positiva controlan mucho mejor los factores de riesgo cardiovascular como el tabaquismo o el abuso de alcohol que los que tienen una actitud negativa. Son personas que pueden acabar de tener un infarto pero que, si son optimistas y tienen confianza en sí mismas, no pierden la esperanza y hacen lo que sea preciso para recuperarse. Por lo tanto, hay una influencia indirecta de los estados de ánimo positivos sobre la salud a través de los factores de riesgo, del mismo modo que había una influencia indirecta de la depresión sobre la enfermedad.

Pero no está tan claro si también hay una influencia directa, a través de hormonas, del sistema inmunitario o de cualquier otro mecanismo bioquímico. Tenemos unos pocos estudios que indican que es posible que sí, pero son poco concluyentes. Se ha detectado, por ejemplo, una correlación entre las emociones positivas expresadas por un grupo de monjas en textos escritos a los veintidós años y su longevidad. Otro estudio ha encontrado una relación entre el grado de satisfacción en un grupo amplio de personas adultas de Finlandia y su supervivencia veinte años más tarde. Son datos dispersos que apuntan una tendencia, pero que nos dejan con más preguntas que respuestas. ¿La felicidad a los veintidós años es decisiva para el resto de la vida, o lo importante es un estado de felicidad sostenido durante varios años o varias décadas? ¿Qué pasaría con una persona que fuera infeliz a los veintidós pero después enderezara su vida, como ocurre con frecuencia? ¿Y al revés, qué pasaría con una persona feliz en su juventud a la que después se le agriara el carácter, como también ocurre? Y, sobre todo, ¿de qué manera influye la felicidad en la salud?; ¿qué hormonas intervienen, si es que interviene alguna?; ¿en qué órganos inciden?

Risa, alegría y optimismo

Si queremos avanzar en las investigaciones sobre los estados de ánimo positivos, y entender de qué modo influyen en la salud, primero vamos a tener que aclarar de qué estamos hablando porque, igual que ocurría con la depresión, puede prestarse a confusiones.

Seguramente todos conocemos casos de personas que son felices sin ser alegres, y puede que también casos de personas que son alegres sin ser felices. Así que vamos a tener que analizar por separado los efectos de la alegría, que es un estado de ánimo volátil que tan pronto viene como se va; los efectos de la felicidad, que es más estable y se mantiene más a largo plazo, aunque puede fluctuar según la hora del día o de un día a otro; los efectos del optimismo, que más que un estado de ánimo es una actitud; y, si se quiere, hasta los efectos de la risa.

Mi impresión personal es que, el día que lo investiguemos, nos daremos cuenta de que un bienestar a largo plazo como la felicidad tiene efectos mucho más beneficiosos que un bienestar breve como la alegría. Y que la risa, que es aún más breve que la alegría, seguramente no tiene todos los efectos positivos que se le han llegado a atribuir.

Se ha dicho que reír activa el sistema cardiovascular de manera similar a la actividad física, que tiene un impacto positivo gracias a las hormonas que se liberan en el cerebro cuando se ríe, y hasta se ha hecho algún estudio en pequeños grupos de voluntarios a los que se han mostrado películas cómicas para ver si la risa tiene alguna acción sobre el endotelio, es decir, sobre la capa interna de las arterias. Pero la realidad es que no sabemos cómo influye la risa en la salud, más allá de lo bien que uno se lo pasa cuando ríe. Nadie sabe qué mecanismos hormonales activa en el cerebro ni si tiene una influencia apreciable en el sistema cardiovascular. Sabemos que las personas enfermas suelen reír poco, pero no se le puede dar la vuelta a la frase y decir que, si uno ríe mucho, no va a estar enfermo. A mí, imagino que como a todo el mundo, la capacidad que tenemos los humanos de reírnos me parece fantástica, un auténtico regalo de la naturaleza. Pero hablar de propiedades terapéuticas de la risa, como hacen las personas que defienden la risoterapia, no tiene ninguna base científica.

Loros, perros, gatos y plantas

Lo que he aconsejado yo a muchos de mis pacientes que viven solos, sobre todo si se sienten tristes y aislados, es que compren un animal de compañía. Por lo general aconsejo un loro y, aunque algunas personas se sorprenden, la gran mayoría de las que compran un loro me dan después las gracias, porque los loros llenan la casa con su parloteo y hacen una compañía enorme.

Si a alguien no le gustan los pájaros y prefiere un perro, también los aconsejo, especialmente perros afables como los cockers, que expresan emociones y, por lo que he visto con mis pacientes, son extraordinarios para personas que se sienten solas. En cambio, con perros más adustos como los grandes daneses o los pastores alemanes, los pacientes no tienen tanto la sensación de que el animal está a su lado cuando se sienten desanimados.

Si a alguien le gustan los gatos, pueden serle igualmente beneficiosos. Pero con un gato suele establecerse una relación distinta que con un perro. Son más independientes, menos leales y uno no tiene tanto la sensación de que se comunica con ellos. Y no es que no me gusten los gatos. Al contrario, en casa tenemos dos gatos, y además uno de ellos es tan afable como un cocker. Pero tengo comprobado que perros y loros suelen ser los animales de compañía más beneficiosos para pacientes que se sienten solos y desanimados, que les ayudan a dar más sentido a su vida y a que su salud mejore.

Puede sorprender que un cardiólogo recete un loro o un cocker porque lo habitual, en la medicina que se practica hoy día, es limitarse a recetar fármacos. Lo habitual es que los médicos nos comportemos cada vez más como técnicos y tratemos a los pacientes cada vez más como objetos, conformándonos con tratar un infarto como quien repara una tubería averiada. Pero en el fondo todos los médicos sabemos que los factores psicológicos tienen una influencia decisiva en el origen y la evolución de muchas enfermedades y a mí la experiencia me ha demostrado que un animal de compañía puede tener una influencia mayor que un fármaco en el bienestar y la salud de los pacientes.

A quienes no les gustan los animales, les aconsejo que compren plantas. Puede que parezca aún más raro, pero tengo muchos pacientes que establecen una relación con las plantas que no establecerían con algo inanimado como un cuadro, por bello que sea, una tele, un ordenador o un coche. Las riegan, las limpian, a veces les hablan, y las plantas crecen y cambian según cómo las cuiden. No es que hagan compañía como la haría un perro, pero hay una parte creativa en el cuidado de las plantas que resulta gratificante para muchos pacientes.

En cuanto a otras actividades creativas como pintar, escribir o tocar un instrumento, no las desaconsejo, aunque no estoy tan seguro de sus beneficios para la salud de los pacientes. Las personas deprimidas a menudo tienen necesidad de expresar sus sentimientos, y la historia del arte está plagada de grandes artistas que han sufrido grandes depresiones. Pero dudo que expresar las emociones de este modo ayude a un porcentaje importante de pacientes a superar sus problemas. Además no es fácil que se pueda inducir a una persona que se siente desanimada y sin ganas de hacer nada a encontrar la energía y la vitalidad para expresarse de manera creativa. En realidad, cuando se analiza la historia del arte, uno se da cuenta de que los períodos de máxima creatividad de artistas depresivos como Schumann o Tennessee Williams suelen ser los períodos en que se encontraban mejor.

Soledad y responsabilidad

Lo primero que se consigue con un perro o con un loro es romper con el ciclo de la soledad, con la sensación de «nadie se ocupa de mí, no le importo a nadie», de no tener a nadie con quien hablar, que es el factor de riesgo número uno del alcoholismo y que lleva a aislarse y a sentirse cada vez más solo y más desanimado.

Pero al mismo tiempo, y es igualmente importante, se rompe con la sensación de «yo no me ocupo de nadie» y se restaura un sentido de responsabilidad. Es habitual que a la persona deprimida nada le importe, que tenga la impresión de que tanto da si se cuida como si no porque al fin y al cabo ahí fuera en el mundo, fuera del cascarón donde se refugia, nadie depende de ella, así que qué más da.

Pero a partir del momento en que se tiene un perro o un loro, hay un ser que depende de nosotros y uno percibe que tiene una responsabilidad. Este sentimiento de responsabilidad es un estímulo para mantenerse a flote y actúa como un antídoto contra la depresión que ayuda a conservar el control de la propia vida. Por mi experiencia personal, por lo que veo con los pacientes, esta sensación de hacer algo por otros, de contribuir a la comunidad, es básica para que una persona se sienta feliz y realizada. Quienes sólo trabajan pensando en sí mismos son extremadamente vulnerables y tarde o temprano llegan a un punto en que se dan cuenta de que ya han hecho todo lo que podían y de que ya no pueden hacer nada más. Y esto explica en parte que las personas que están en la cima de la jerarquía social no sean en conjunto más felices que las de clase media o baja.

Qué es el éxito

Las encuestas en las que se pregunta a la gente por su bienestar económico y emocional no detectan que haya relación entre el nivel de ingresos y el de felicidad. Sólo cuando los ingresos son muy bajos, cuando uno no gana ni para cubrir las necesidades básicas, se observa que la pobreza es una causa de infelicidad. Pero a partir del momento en que uno gana lo suficiente para salir adelante, tener un coche más nuevo, una casa más grande o unos zapatos más caros no le hará sentirse más feliz. Y yo personalmente suelo encontrar más felicidad entre los pacientes de clase baja que entre los de clase alta.

A lo mejor valdría la pena pararse un momento a pensar si la escala de valores con la que se mide el éxito social, la escala del dinero, el poder y la fama, se corresponde con lo que nosotros consideramos el éxito personal. Y puede que algunas personas se sientan realizadas con el éxito social. Pero seguro que para otras es más importante poder estar con la familia los fines de semana que tener mil euros más en la cuenta corriente a final de mes. Así que cada uno se enfrenta al gran reto de definir su propia escala de valores, en lugar de limitarse a seguir la escala de valores que nos ofrece la sociedad sin cuestionarla.

El éxito, para mí, consiste en disfrutar de lo que haces, en saber que haces lo que debes y en dar a la sociedad todo lo que puedes; ésta sería la situación ideal. Y también en aprovechar al máximo los momentos buenos y dar menos importancia a los momentos difíciles porque, aunque a veces se nos presenta el mundo como un gran parque temático donde lo podemos tener todo sin renunciar a nada, la realidad es que no hay éxito sin sacrificios y que todo el mundo pasa por momentos difíciles y por situaciones que escapan a su control. Pero no estoy seguro de que este pequeño manual de supervivencia emocional que aplico yo sea válido para todo el mundo, porque otras personas tendrán escalas de valores, o puntos de vista, o temperamentos, distintos.

De lo que estoy seguro, porque lo veo a diario en la consulta, es que muchas personas consiguen todo el éxito social al que podían aspirar y sin embargo fracasan en su vida personal. Y lo que les digo siempre es que el éxito social es irrelevante, que la vida dura lo que un abrir y cerrar de ojos y que, cuando se mueran, a la semana siguiente ya nadie se acordará de quiénes eran, así que yo en su lugar apostaría por el éxito personal. Por disfrutar de lo que hacen y por ayudar a los demás. Y algunos hasta me hacen caso.

CAPÍTULO DIECINUEVE

La noche. Sexo, drogas y corazón

Los humanos tenemos una capacidad asombrosa para preocuparnos por amenazas menores y no prestar atención a amenazas más graves. Millones de personas pueden sentirse amenazadas por un virus exótico como el del ébola, aunque el riesgo de que les infecte es prácticamente nulo, pero nadie se acuerda de una nueva cepa de las bacterias *Staphylococcus aureus* que resiste a los antibióticos y cada año causa miles de muertes en nuestros hospitales. Se arma un escándalo por un brote de legionela que afecta a unas decenas de personas, y es correcto que se tomen medidas para evitar nuevos brotes, pero nadie se escandaliza por episodios de contaminación atmosférica que afectan a miles de personas. Me encuentro con la misma paradoja en la consulta cuando me llegan pacientes preocupados por problemas que objetivamente son menores —aunque son importantes a partir del momento en que a ellos les preocupan— que al mismo tiempo no prestan ninguna atención a problemas que objetivamente son enormes.

Malentendidos con el sexo

Un ejemplo típico de problema insignificante que causa una angustia desproporcionada es el riesgo de que una relación sexual acabe en un infarto. Corren muchas leyendas sobre personas que han sufrido un paro cardíaco en pleno acto sexual. Circulan versiones rocambolescas con variantes improbables como infartos en prostíbulos, o en hoteles con amantes, y una versión moderna de la misma historia habla del alto número de personas que han sufrido paros cardíacos tras tomar viagra.

Algunas partes de estas leyendas son ciertas, pero la conclusión de que mantener relaciones sexuales eleva el riesgo de infarto es falsa. Es un problema estadístico: hay tantísimas relaciones sexuales en curso a cada minuto del día en cada ciudad del mundo que es inevitable que una parte de los infartos recaiga en personas que están manteniendo una relación sexual, del mismo modo que una parte recae en personas que están en reuniones de trabajo, mirando la televisión o esperando el autobús. Pero cuando uno analiza si las relaciones sexuales tienen algún efecto en el riesgo de infarto, no se observa que lo aumenten de manera apreciable. Es decir, la persona que sufre el infarto en la cama lo hubiera sufrido igual si se hubiera quedado en el sofá mirando la tele. Y tan equivocado es decir «el sexo aumenta el riesgo de infarto» como decir «esperar el autobús aumenta el riesgo de infarto».

Se puede objetar que durante una relación sexual, a diferencia de lo que ocurre en el sofá o en la parada del autobús, el sistema cardiovascular se activa para responder a las demandas de oxígeno y energía del propio cuerpo y de la pareja, lo que supone un estrés para el corazón y puede tener un desenlace imprevisible. Pero es una exageración. La realidad es que mucha gente sobrevalora la actividad física que se hace durante el sexo.

Se ha calculado que mantener una relación sexual puede suponer un esfuerzo equivalente a subir dos pisos por las escaleras. Nada más que dos pisos. Lo cual es reconfortante para personas que han sufrido un infarto o tienen otras dolencias cardíacas y que, si pueden subir dos pisos sin quedarse sin aliento ni experimentar dolor en el pecho, pueden reanudar sin temor su vida sexual.

Por esta misma razón, porque las calorías que se gastan suelen ser pocas, es un error pensar que la actividad sexual sea saludable para el corazón igual que lo es la actividad física. Y hay que reconocer que muy pocas parejas llegarían a las cuatro sesiones semanales, y a los treinta minutos por sesión, que se recomiendan para obtener beneficios cardiovasculares de la actividad física. Hay muy buenas razones para mantener una vida sexual activa a cualquier edad: es gratificante, es beneficiosa desde un punto de vista emocional, es positiva para la relación de intimidad con la pareja... Hay muchas razones y muy buenas, pero pretender que se está practicando actividad física no es una de ellas.

Por supuesto, hay parejas que dedican mucha más energía a su vida sexual que la de subir escaleras de dos pisos en dos pisos. Pero éstas suelen ser parejas donde ambos tienen una buena salud cardiovascular y son capaces de soportar sin dificultad el sobreesfuerzo de una actividad física intensa o de una relación sexual desenfrenada. Con el sexo, igual que con la actividad física, uno controla la actividad que hace y, salvo casos excepcionales, como personas que han sufrido un infarto en las últimas cuatro semanas, todo el mundo puede practicarlo de manera que se sienta cómodo y seguro.

La actividad sexual, por lo tanto, y contrariamente a una idea muy extendida, no tiene un efecto negativo sobre la salud cardiovascular. Lo realmente preocupante es el problema contrario, que afecta a muchas más personas y al que se presta mucha menos atención: una mala salud cardiovascular puede tener efectos muy negativos en la actividad sexual.

En hombres, sobre todo, la arteriosclerosis deteriora los vasos sanguíneos que irrigan el pene y que son imprescindibles para mantener una erección. Así que el colesterol, la hipertensión, la diabetes, el tabaquismo, todos ellos son números en la tómbola de la impotencia. Cuantos más factores de riesgo cardiovascular se coleccionan, mayores son las posibilidades de acabar teniendo problemas de erección. Y al revés: cuanto más se cuida la dieta y se practica actividad física, menor es el riesgo de tener impotencia en el futuro.

Se ha debatido mucho si el mismo problema afecta también a mujeres y en qué medida. Está claro que la arteriosclerosis también deteriora las arterias que irrigan la zona genital en mujeres, especialmente el clítoris, pero no está tan claro si esta irrigación es tan necesaria para disfrutar de la actividad sexual como en los hombres. Se han hecho grandes debates sobre esta cuestión, pero nos faltan datos para poder evaluar la magnitud del problema y no tenemos respuestas claras. Los datos que tenemos hasta ahora apuntan a que una buena irrigación sanguínea de la zona genital también es importante en mujeres para disfrutar de una vida sexual plena, aunque tal vez sin llegar a ser tan determinante como en hombres.

Preguntas íntimas

Incluso si uno (o una) tiene una forma de arteriosclerosis especialmente piadosa que le respeta la irrigación del pene (o del clítoris), muchos de los fármacos que recetamos los cardiólogos como betabloqueantes, bloqueantes del calcio o estatinas mejoran su salud cardiovascular pero en algunos casos tienen el efecto secundario de que empeoran su salud sexual.

Éste es un problema ante el que los médicos debemos aprender a ser sensibles y a ser capaces de hacer preguntas a los pacientes. Durante años hemos ignorado las repercusiones de la salud cardiovascular en la vida sexual, las hemos tratado como un tabú, y el resultado ha sido que no hemos sabido ayudar a muchos pacientes en un ámbito de su vida que era muy importante para ellos. Pero a medida que se habla más del problema, nos estamos dando cuenta de que tiene una envergadura enorme. Desde luego, si los pacientes no saben cómo decírnoslo, y nosotros no sabemos cómo preguntárselo, no vamos a descubrir que tal o cual fármaco ha afectado a su capacidad sexual y no se nos ocurrirá cambiar el tratamiento por otro que a lo mejor no le provoca ningún efecto secundario apreciable. Así que los médicos tenemos que superar los tabúes y aprender a hacer las preguntas oportunas a cada paciente, respetando su intimidad pero dejando que se sienta libre de hablar de cualquier problema que le preocupe.

Recuerdo el caso de un paciente de cincuenta años, y fue un ejemplo de un fallo de comunicación entre médico y enfermo, que había sufrido un infarto seis semanas antes y que se encontraba con ganas de salir adelante, con ganas de reanudar una vida normal, con tantas ganas que una noche invitó a su pareja a cenar, después tomó cien miligramos de viagra sin habérmelo consultado y al llegar a casa mantuvieron una relación sexual que empezó muy bien, según dijo, pero que acabó de repente cuando se desmayó.

Si me lo hubiera consultado, o si yo me hubiera dado cuenta de que iba a tomar viagra tan pronto después del infarto, no se lo hubiera desaconsejado. Por supuesto que podía tomar viagra, le hubiera dicho. Pero le hubiera advertido que estaba tomando ya varios fármacos, entre ellos algunos para controlar la hipertensión, y que una dosis excesiva de viagra le podía provocar una caída brusca de la tensión arterial, lo que podía causar una falta de riego sanguíneo en las arterias coronarias y en el cerebro. Y más si la tomaba justo después de una gran comida, que es lo que hizo, porque en ese momento el estómago necesita una gran cantidad de sangre para la digestión y sólo falta tomar viagra para dejar el corazón y el cerebro sin suministro. Así que podía tomar viagra, pero no era prudente tomarla justo después de una gran comida ni empezar con 100 miligramos. Empezaríamos con 25 miligramos, si todo iba bien subiríamos a 50 y tal vez después podríamos escalar a 100. Y no hubiera habido ningún problema.

Los pacientes que no pueden tomar viagra son los que se medican con nitroglicerina, porque ambos fármacos dilatan las arterias actuando sobre el óxido nítrico y juntos pueden convertirse en un cóctel explosivo. Y tampoco conviene que la tomen aquellos pacientes que tienen la tensión arterial baja y propensión a sufrir desmayos. Pero con estas dos excepciones, cualquier paciente cardíaco puede tomar viagra si lo hace con prudencia, empezando por dosis bajas y de acuerdo con su médico.

Fulminados por la cocaína

Con las drogas estimulantes ocurre al revés que con el sexo. La mayoría de sus consumidores no son conscientes de que puedan dañar su corazón, y tienen un impacto devastador. Yo he visto a pacientes que han sufrido un infarto a los veinticinco años después de tomar cocaína por primera vez en su vida. Y los he visto de treinta. Y de treinta y cinco. He visto ya a unos cuantos. Y me he dado cuenta de que lo que al colesterol le cuesta treinta años dañar las arterias hasta llegar al infarto, la cocaína puede hacerlo en una sola noche.

Hace poco en mi hospital hemos analizado el caso de un hombre de treinta y ocho años que una noche tomó alcohol y cocaína, llegó a casa de madrugada, se levantó a mediodía con molestias en el estómago, pensó que era una gastritis por el alcohol, según explicó después su pareja, y a las dos de la tarde estaba muerto. Unas horas más tarde la autopsia reveló que había sufrido un infarto. Y me pareció un ejemplo ilustrativo porque muestra cómo, ante ciertos síntomas, los consumidores de cocaína deben pensar que pueden estar sufriendo un accidente cardiovascular.

No sé hasta qué punto éste es un problema frecuente. No se ha investigado qué porcentaje de consumidores esporádicos de cocaína sufren un accidente cardiovascular inmediato ni qué porcentaje de consumidores habituales sufren secuelas a largo plazo. Pero sé que, cuando nos llega al hospital una persona menor de cuarenta años con un infarto, lo más probable es que haya tomado cocaína.

Lo más probable es que la cocaína, que tiene una potente acción coagulante y además un efecto vasoconstrictor tremendo, haya estrechado las arterias y al mismo tiempo haya formado coágulos lo bastante grandes para ocluir alguna de las coronarias. También es posible que la cocaína interfiera con el sistema eléctrico que controla los latidos del corazón y provoque la muerte súbita por una taquicardia ventricular. O bien que provoque una miocarditis aguda, una enfermedad poco frecuente en la que el corazón se inflama y empieza a latir a toda velocidad.

No es preciso ser un gran consumidor de cocaína para experimentar estos problemas. Basta con un consumo ocasional, y hasta con haberla tomado una sola vez. Si uno además es consumidor habitual, la lista de posibles complicaciones cardiovasculares se amplía con las cardiomiopatías, en las que el músculo cardíaco se deteriora hasta el punto de no poder bombear sangre de manera eficaz.

Sin llegar a los extremos devastadores de la cocaína, también se subestiman los efectos de las drogas estimulantes de síntesis como las anfetaminas o el éxtasis. En el verano de 2005 tuve una paciente de veintidós años que había tomado anfetaminas durante tres semanas para afrontar los exámenes de final de curso, que viene a ser como hacer dóping pero en versión universitaria, y que había acabado con una cardiopatía.

Uno de los problemas de estas drogas es que, sin ser tan potentes como la cocaína, también favorecen la constricción de las pequeñas arterias. Al ser menos potentes, es raro que un consumo esporádico provoque un infarto —aunque no es raro que una sobredosis de éxtasis provoque ataques de ansiedad, aumento de la agresividad y hasta convulsiones—. Pero al tener efectos algo similares a los de la cocaína, un consumo repetido, aunque sólo sea durante tres semanas como en el caso de la estudiante de veintidós años, puede causar daños irreversibles en el corazón.

En cuanto al resto de drogas ilegales, no está demostrado que tengan un impacto importante sobre la salud cardiovascular —lo cual no quiere decir que no lo tengan, sólo que no sabemos si lo tienen o no—. Cuando se fuma marihuana, es muy posible que los productos de la combustión de la hierba sean tóxicos, no sólo para los pulmones, sino también para el corazón, del mismo modo que los productos de la combustión del tabaco y la contaminación urbana también son tóxicos para el corazón. Y de hecho tenemos casos de pacientes que han sido grandes fumadores de marihuana y que han desarrollado cardiopatías. Pero también hay cardiopatías entre personas que nunca han fumado marihuana y fumadores de marihuana que nunca han desarrollado cardiopatías, y al final, cuando se analizan los datos disponibles, que son escasos, porque no es un tema que se haya investigado a fondo, no queda claro si la marihuana es un factor de riesgo de cara a sufrir enfermedades cardíacas o no.

El mito de la luna llena

Lo que sí tiene una influencia conocida sobre el riesgo de infarto es la hora en que se producen. Se han hecho suficientes investigaciones para ver cómo se distribuyen los infartos según el momento del día, según el ciclo de la luna y según las estaciones del año, y lo que hemos descubierto es que a lo largo del día hay dos períodos críticos en que se registra una mayor proporción de infartos. De seis a doce de la mañana, el riesgo de infarto se triplica, con un riesgo máximo a primera hora. Y de seis de la tarde a doce de la noche, casi se duplica. Por el contrario, de medianoche a seis de la mañana y de mediodía a seis de la tarde es cuando el riesgo es más bajo. Aun así, que el riesgo sea estadísticamente más bajo no significa que podamos bajar la guardia, porque se producen tantos infartos que pueden llegar a cualquier hora.

Nadie sabe exactamente a qué se deben estas oscilaciones a lo largo del día, pero es obvio que el cuerpo humano está adaptado a un ciclo de 24 horas y que gran parte de las sustancias que regulan la fisiología del organismo registran altibajos regulares a lo largo del día, como la melatonina que regula el sueño, los neurotransmisores que regulan el hambre y hasta los elementos del sistema inmunitario que regulan la fiebre, así que no es sorprendente que otras sustancias que regulan la coagulación o la presión arterial también registren oscilaciones a lo largo del día y que esto se traduzca en un mayor riesgo de infarto a ciertas horas.

Por el contrario, no se ha detectado que el riesgo cambie de manera apreciable a lo largo del mes según el ciclo de la luna. El mito de que se registran más infartos en días de luna llena es eso, un mito, y no creo que tenga más base científica que las creencias de la astrología. Y es lógico que el riesgo no cambie a lo largo del mes del mismo modo que cambia a lo largo del día, porque gran parte de los procesos fisiológicos del cuerpo humano siguen un ciclo diario, pero no hay casi ningún proceso —la excepción obvia es la menstruación— que siga un ciclo mensual.

En cuanto al ciclo anual, sí guarda una relación con el riesgo de infarto, pero no es por una razón biológica relacionada con el funcionamiento del cuerpo humano sino por una razón cultural relacionada con las tradiciones de cada sociedad. En culturas cristianas se registra un aumento de los accidentes cardiovasculares coincidiendo con las Navidades. En comunidades que celebran las tradiciones judías se registra el aumento coincidiendo con el final del ayuno en festividades como el Rosh Hashanah y el Yom Kippur, y en mi hospital nos preparamos para recibir un mayor número de pacientes cuando llegan estas fechas. Y aunque es un problema que apenas se ha investigado, sospecho que se debe a lo mucho que se come y que se bebe en las culturas cristianas en Navidades y al consumo de grandes cantidades de alimentos ricos en sal en el caso de las festividades judías. Por lo demás, no se registran oscilaciones apreciables en el riesgo de infarto a lo largo del año. El riesgo es aproximadamente el mismo haga frío o haga calor, llueva o haya sequía y dominen las altas presiones o dominen las bajas.

Cambios de temperatura

El problema para los pacientes cardíacos no es si hace frío o calor sino si la temperatura cambia de manera suave o brusca. Tengo pacientes con angina de pecho que experimentan dolores terribles al pasar de un lugar caluroso a uno frío porque, al caer la temperatura, se les contraen las arterias coronarias y las células del corazón se ven de repente privadas de oxígeno. Al revés, tengo pacientes que toman fármacos contra la hipertensión y que se desmayan al pasar de un lugar frío a uno caluroso porque el aumento de temperatura les dilata los vasos sanguíneos y les provoca una bajada de tensión. Por eso, como norma general, no se puede recomendar a los pacientes cardíacos que hagan sauna. Y si alguna persona, al salir de la sauna y meterse bajo la ducha fría, nota dolor en el pecho, es recomendable que vaya al cardiólogo para comprobar si tiene angina de pecho o no.

Algo parecido ocurre con los cambios bruscos de presión atmosférica —que, por cierto, no tiene nada que ver con la presión arterial—. Es habitual que pacientes con hipertensión pulmonar, que afecta a los vasos sanguíneos que llevan la sangre del corazón a los pulmones, se sientan mal y tengan la sensación de ahogarse cuando suben a un teleférico de montaña y ganan cientos de metros de altitud en pocos minutos. También pueden experimentar molestias, aunque es menos habitual, pacientes con anemias graves o con angina de pecho avanzada. Esto ocurre porque, cuanto mayor es la altitud, menor es la presión atmosférica y menos oxígeno hay en el aire. En Estados Unidos lo vemos en personas que viajan a Colorado y suben a Aspen, que se encuentra a unos 2.400 metros de altitud. Y se ha estudiado también en pacientes que viajan a Ciudad de México y acaban sufriendo un edema pulmonar, es decir, una acumulación de sangre en los pulmones, tras llegar a una altitud de más de 2.200 metros.

Pero el problema no es tanto la gran altitud como el cambio

brusco. Estos mismos pacientes podrían ascender a la altitud de Aspen o de México sin problemas si subieran poco a poco. Con la montaña, igual que decíamos antes con el sexo, uno puede controlar la actividad que hace y el ritmo al que asciende y todo el mundo, con la posible excepción de personas que tienen dificultades para respirar y que deben tomar precauciones adicionales, puede subir sin dificultades a la altitud de una estación de esquí o de un puerto de los Pirineos.

CAPÍTULO VEINTE

Infarto. Cuándo ir a urgencias por un dolor en el pecho

No sé de ningún médico que le haya dicho nunca a una persona que ha ido a urgencias sospechando que tenía un infarto y que al final no lo ha tenido que se ha equivocado. En realidad, el 80 % de los pacientes que nos llegan temiendo sufrir un infarto no tienen nada grave. Y nadie debe tener miedo de hacer el ridículo si acude a urgencias y después no tiene nada. Porque los síntomas de un infarto no siempre son claros ni especialmente dolorosos. Y los médicos estamos absolutamente vacunados de ver a pacientes que llegan creyendo que se mueren y no tienen más que un susto, y no lo consideramos ridículo en absoluto, ni nos resulta molesto, ni tenemos la sensación de perder el tiempo asegurándonos de que una persona no tiene un infarto. Al contrario: da una gran alegría poderle decir a alguien que llega con síntomas ambiguos que puede irse a casa tranquilo. Y su primera reacción es: «¿Está seguro, doctor?» Y cuando les explicamos por qué estamos seguros, a veces dicen «a lo mejor no tenía que haber venido». Y les decimos que sí, que han hecho muy bien, que es lo mejor que podían hacer, porque los síntomas que tenían podían haber sido los de un infarto y otras personas con los mismos síntomas han muerto por no hacer lo que han hecho ellos. Para nosotros, lo que de verdad resulta frustrante no es la gente que acude a urgencias y no tiene un infarto sino la gente que tiene el infarto y no viene, y pensar que al 95 % de las personas que mueren así las hubiéramos podido salvar. Y es algo que pasa cada día.

Tengo pacientes que trabajan de ejecutivos en Wall Street y que me han llamado entre dos reuniones de trabajo para decirme que notaban un dolor en el pecho. Es una situación con la que me he encontrado más de una vez.

—¿Cuánto rato hace que lo nota, más o menos de quince minutos? —les pregunto por teléfono.

—Más de quince minutos.

—¿Es un dolor que va y viene o es constante?

—Es constante.

—Si se aprieta, ¿le duele más?

—No.

—Mire, anule la próxima reunión, coja el primer taxi que pueda y venga lo más rápido posible.

Y recuerdo a dos pacientes concretos que me dijeron:

—No me encuentro tan mal, doctor, iré después de la reunión.

Y me costó un trabajo enorme convencerles de que por favor vinieran, de que sus síntomas eran los de un infarto y que a cada minuto que pasaba sus probabilidades de poder seguir asistiendo a reuniones de trabajo en el futuro se reducían, y de que si entraban en aquella próxima reunión podía ser la última.

Por mi experiencia en Nueva York, las mujeres suelen ser más capaces que los hombres de valorar la importancia de un problema de salud crítico y de saber reaccionar de manera adecuada ante una emergencia. No sé hasta qué punto ocurre lo mismo en otras culturas, pero me he encontrado a menudo con la actitud del macho que se comporta como si fuera indestructible y que puede estar experimentando los síntomas de un infarto y no saber aceptar que tiene un problema, como en el caso de los dos pacientes que querían ir a la siguiente reunión. Esta actitud en mujeres no la he visto. Y he visto muchos casos en que una mujer ha hecho venir a su marido a urgencias, a veces trayéndolo casi a rastras, porque él se encontraba mal pero no quería venir, y le ha salvado la vida. Y por el contrario, muy pocos casos en que un hombre haya hecho venir a su mujer.

Después, una vez tratado el infarto y salvada la vida del paciente, no es raro que el hombre se sienta hundido. Es el desconcierto de la persona que se sentía invulnerable, que interpretaba a un personaje fuerte y dominante, y que de repente se siente frágil y ya no sabe qué lugar ocupa en el mundo. En cambio, las mujeres, seguramente porque tienen más asumida su vulnerabilidad desde el principio, suelen tener más fortaleza emocional para salir adelante tras un infarto. Es una de esas paradojas de las que uno se da cuenta tratando a los pacientes: cuanto más acepta una persona que es vulnerable, menos vulnerable es.

Qué es un infarto

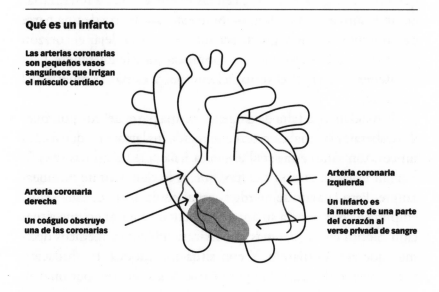

Las arterias coronarias son pequeños vasos sanguíneos que irrigan el músculo cardíaco

Arteria coronaria derecha

Un coágulo obstruye una de las coronarias

Arteria coronaria izquierda

Un infarto es la muerte de una parte del corazón al verse privada de sangre

El tiempo es vida

Los primeros minutos a partir del momento en que se inician los síntomas del infarto son vitales. El 75 % de las muertes se producen en la primera hora desde el instante en que la persona se da cuenta de que algo no marcha bien. Pero si actúa rápido y llega al hospital, la probabilidad de sobrevivir es del 95 %. Es decir, por cada veinte pacientes que ingresan con un infarto, diecinueve se salvan.

Ahora bien, si no se actúa rápido, el infarto progresa. Todo el drama empieza con un coágulo de sangre que se incrusta en una de las arterias coronarias y bloquea el paso de sangre a una parte del músculo cardíaco. Al quedarse sin suministro de sangre, y por lo tanto sin oxígeno, esa parte del corazón se asfixia. Los médicos decimos que el tejido hace una necrosis, lo que significa que muere. Y las células del corazón que se destruyen en un infarto son, en el estado actual de la medicina, irreparables —aunque las investigaciones sobre células madre aspiran a restaurarlas en un futuro a medio plazo—. Sólo esto, la muerte de una parte del músculo cardíaco, puede ser suficiente para dejar el corazón fuera de combate, incapaz de bombear suficiente sangre para mantener la vida en el resto del cuerpo, y causar la muerte del paciente.

Pero además la falta de oxígeno en una parte del corazón puede desbaratar la señal eléctrica que regula los latidos cardíacos. En un corazón sano, esta señal eléctrica hace que las células se contraigan todas al mismo tiempo, que es lo que permite bombear sangre. Pero cuando se pierde la señal en un infarto, cada célula empieza a contraerse a su antojo y el corazón entra en una situación caótica en la que, más que latir, tiembla. Los médicos decimos que está fibrilando. Y esta situación caótica, la fibrilación ventricular, es lo que causa gran parte de las muertes por infarto.

No hay nadie que esté libre de estos riesgos. Si recuerdan al paciente del capítulo 3, que quería saber si había alguna prueba capaz de garantizarle que no iba a sufrir un infarto, la respuesta era que no la había. Algunas personas tienen un riesgo más alto y otras un riesgo más bajo, pero nadie tiene un riesgo cero. Incluso yo, que soy cardiólogo, que tengo unos niveles de colesterol y una tensión arterial correctos, que no fumo y practico actividad física, puedo tener un infarto mañana.

Las estadísticas muestran que, de cada cien personas que sufren un infarto, a unas 30 se les han diagnosticado antes otros problemas cardíacos. Para las otras 70, su primer contacto con el cardiólogo llega con el infarto. Cuando analizamos qué ha ocurrido en cada caso, vemos que unos 60 de estos 70 pacientes tenían factores de riesgo conocidos como tabaquismo, hipertensión o exceso de colesterol. Pero queda un 10 % de pacientes a quienes el infarto les llega sin previo aviso y sin que tengan ningún factor de riesgo conocido. Y cuando después nos preguntan ¿por qué yo?, no tenemos respuesta. Aún no lo sabemos.

Así que cualquiera puede ser el próximo. Y lo más prudente en caso de duda, si uno experimenta síntomas que cree que a lo mejor pueden ser de un infarto, es pensar lo peor y acudir a urgencias. Éste no es un tipo de urgencia en el que se haga esperar a nadie para ser atendido, se le da prioridad inmediata. Incluso en el caso de una persona menor de cincuenta años sin ningún factor de riesgo obvio, una persona que tiene una probabilidad realmente muy baja de sufrir un infarto, es tanto lo que hay en juego que lo mejor en caso de duda es ir al hospital. Y nos alegraremos mucho si le podemos decir, una vez hechas todas las comprobaciones necesarias: «falsa alarma, no le vamos a ingresar. Puede irse a casa tranquilo».

Síntomas para preocuparse

¿Pero cuáles son los síntomas que pueden hacer sospechar de un posible infarto? Por desgracia, no hay ningún síntoma inequívoco que se dé en todas las personas que sufren un infarto. Algunas personas tienen unos, otras personas tienen otros y muchos de estos síntomas pueden confundirse con síntomas de otras dolencias.

El más típico es el dolor en el centro del pecho. No se trata de un dolor cualquiera. Suele ser opresivo, como si alguien nos estuviera aplastando el tórax. Es continuo y justifica una visita inmediata a urgencias si se prolonga durante más de quince minutos.

Y, lo más característico, es un dolor que los pacientes nunca han experimentado antes a menos que hayan tenido otro infarto con anterioridad —y en ese caso lo reconocen en seguida.

En algunos casos, aunque no en todos, el dolor puede irradiar a los brazos —generalmente al izquierdo—, a la boca del estómago, a la espalda o a la mandíbula.

No tiene por qué ser un dolor excesivamente intenso. Hace años se había pensado que, cuanto mayor era el dolor, más falta de oxígeno había en el corazón y mayor era el infarto. Pero ahora sabemos que no es así: puede haber infartos menores, que se localizan en una arteria secundaria y afectan a una región pequeña del corazón, pero que se acompañan de un dolor enorme; y al revés, puede haber infartos enormes, que bloquean una arteria principal y provocan una destrucción masiva de tejido cardíaco, que se acompañan de un dolor leve. E incluso puede haber infartos sin dolor.

Tenemos calculado que el dolor sólo es intenso en aproximadamente la mitad de los infartos. En alrededor de un 25 % se percibe un dolor difuso que por lo general el paciente no sabe a qué atribuir. Y en el 25 % restante no hay dolor.

A falta de dolor, hay otros síntomas que también pueden alertar de la posibilidad de un infarto. En el caso del hombre que sufrió el infarto tras consumir cocaína del que hemos hablado en el capítulo anterior, el síntoma principal había sido una sensación de indigestión. Otras señales de alarma pueden ser sensaciones de náusea, de vértigo o de debilidad, así como sudores fríos, que en algunos casos se acompañan de dolor en el pecho y en otros no, y que se dan en aproximadamente la mitad de los infartos.

También puede darse, aunque es menos frecuente, una ansiedad extrema dominada por la sensación de que uno se está muriendo. O bien un cambio de color de la piel, con palidez o color amoratado, especialmente alrededor de los labios. O también una sensación de ahogo debida a que el corazón se ve incapaz de bombear toda la sangre que le llega, de modo que la sangre se acumula en los pulmones y dificulta la respiración.

Síntomas de un infarto

Cualquiera de los síntomas siguientes puede darse en caso de infarto, aunque es excepcional que se den todos a la vez y no hay ninguno que se dé en todos los casos.

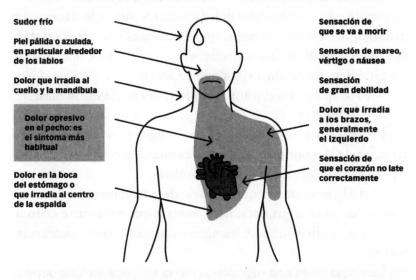

Sudor frío

Piel pálida o azulada, en particular alrededor de los labios

Dolor que irradia al cuello y la mandíbula

Dolor opresivo en el pecho: es el síntoma más habitual

Dolor en la boca del estómago o que irradia al centro de la espalda

Sensación de que se va a morir

Sensación de mareo, vértigo o náusea

Sensación de gran debilidad

Dolor que irradia a los brazos, generalmente el izquierdo

Sensación de que el corazón no late correctamente

El problema es que todos estos síntomas pueden responder a causas que no tengan nada que ver con el corazón. Pero, aunque sean síntomas ambiguos, los pacientes casi siempre se dan cuenta de que les ocurre algo que no es normal, algo que no han experimentado antes, y visto lo mucho que hay en juego es mejor pecar de prudentes y acudir al hospital que ignorar las señales de alarma pensando que son molestias pasajeras.

Síntomas que no son urgencias

Todo el mundo puede tener dolores ocasionales en el pecho. Y cualquier dolor intenso en el pecho que uno no sepa a qué atribuir merece una consulta médica porque podría deberse a un problema cardíaco o pulmonar grave. Pero para evitar que al primer aguijonazo uno se alarme pensando que le ha llegado la hora del infarto, puede ser útil saber que, si un dolor es punzante, si es como un pinchazo y remite, entonces no es de origen coronario.

Cuando un paciente me llama diciendo que le duele el pecho, que es una de las consultas más frecuentes que se le hacen a un cardiólogo, bastan unas pocas preguntas para saber si es un incidente sin importancia o si puede ser grave y merece una visita al hospital para hacer una exploración a fondo.

—Si se aprieta en el punto donde le duele, ¿le duele más?

—¡Ay, mucho!

Este paciente ya no hace falta que venga. Su dolor no es de infarto, ni de ningún otro problema cardíaco, sino que viene probablemente de la musculatura del tórax.

—¿Es la primera vez que le duele de esta manera?

—No, no es la primera, hace tiempo que me ocurre cuando tengo tos, y últimamente también cuando respiro profundamente.

Este caso no es una urgencia. Pero es un paciente que debería ir al médico para descartar alguna lesión que pudiera afectar, por ejemplo, a la pleura (la membrana que recubre los pulmones), al pericardio (la que recubre el corazón) o a las costillas.

—¿El dolor es constante o intermitente?

—Va y viene. Es un dolor extraño, como si me apretaran. Dura uno o dos minutos, se va y después vuelve.

Este paciente sí que debe venir a urgencias. No porque tenga un infarto, sino porque probablemente tiene una angina inestable, lo que antes llamábamos un preinfarto. El dolor viene de una oclusión parcial de las arterias coronarias y uno de cada cinco casos progresa hacia una oclusión total, es decir, un infarto, en los cinco días siguientes.

Cuando preguntamos a los pacientes que han llegado al hospital con el infarto ya declarado qué habían sentido en los días anteriores, la mayoría dicen que habían tenido dolores intermitentes, aunque por lo general leves, en el pecho. Y gran parte de ellos se habían sentido indispuestos el día anterior, o unas horas antes, con una sensación de náusea o indigestión. Todo esto indica que el proceso del infarto dura bastantes horas y el problema es que los síntomas más aparatosos, como el dolor intenso en el pecho o el desmayo en la calle, no se manifiestan hasta que el proceso está muy avanzado. Pero si se prestara atención a estos síntomas que preceden a la fase crítica, como el dolor intermitente de la angina inestable o el malestar de las últimas horas, podríamos evitar muchas muertes actuando antes de que una arteria coronaria quede totalmente ocluida.

Desfibriladores salvavidas

Para los casos en que ya se ha producido el infarto y la señal eléctrica que regula los latidos cardíacos se desbarata, lo mejor que podemos hacer para salvar al mayor número posible de pacientes es tener una gran cantidad de desfibriladores distribuidos en centros comerciales, recintos deportivos, locales de ocio, estaciones, aeropuertos, e incluso dentro de trenes y aviones, y enseñar a la gente cómo utilizarlos.

Un desfibrilador es un aparato que aplica una descarga al corazón y restaura la señal eléctrica que hace que las células se contraigan de manera sincronizada. Es decir, restaura la capacidad de latir en caso de paro cardíaco.

En personas que sufren un infarto masivo, con obstrucción de una de las arterias coronarias principales y destrucción de gran parte del músculo cardíaco, no hay desfibrilador que valga. Pero hay muchos otros infartos donde vivir o morir depende de si se tiene acceso a un desfibrilador o no.

Recuerdo un caso reciente —un caso ilustrativo, porque aquel día todo funcionó a la perfección— en que un espectador cayó fulminado en las gradas durante un partido de béisbol en el estadio de los Yankees de Nueva York. Se encontraba cerca de la enfermería del estadio y pudieron reanimarle con un desfibrilador. Minutos después estaba ya en una ambulancia camino del hospital. Llegó sólo 30 minutos después de caer en las gradas. Le hicimos un electrocardiograma, vimos que estaba sufriendo un infarto, y le inyectamos un fármaco trombolítico para licuar el coágulo. Aquel paciente había sufrido un paro cardíaco eléctrico tan fulminante que, sin desfibrilador, posiblemente hubiera muerto en el estadio. Pero le reanimaron tan pronto y llegó tan rápido al hospital que, en otro electrocardiograma que le hicimos tres días más tarde, no apareció ni rastro del infarto. Lo cual es raro porque, cuando uno sufre un infarto, queda un trazo característico en el electrocardiograma para toda la vida. Pero, en el caso de aquel hombre, era como si nunca hubiera tenido el infarto. Su corazón estaba intacto. Y todo gracias a que en el estadio había un desfibrilador.

Los desfibriladores han salvado ya tantas vidas que en el futuro creo que serán obligatorios, o por lo menos habituales, en los espacios donde se congregan miles de personas como centros comerciales o grandes recintos deportivos. Aunque no son difíciles de utilizar, es preciso haber recibido unas mínimas instrucciones para emplearlos correctamente y creo que a medio plazo se enseñará a utilizarlos a los jóvenes en los institutos al igual que se enseñan otras técnicas de socorrismo y primeros auxilios. En Estados Unidos empieza a haber pacientes con un riesgo elevado de infarto, por ejemplo porque han sufrido ya un infarto en el pasado y siguen teniendo el colesterol o la tensión arterial descontrolados, que compran un desfibrilador para tenerlo en casa y enseñan a sus familiares a utilizarlo. Tengo pacientes que se han salvado así, gracias a un desfibrilador doméstico, y creo que llegará un día, en un futuro a medio plazo, que las compañías de seguros sufragarán el coste de estos desfibriladores. Aún son caros, porque el precio de una unidad puede oscilar desde unos 1.500 euros hasta más de 5.000, y una parte de los que se compran no llegan a utilizarse nunca, pero resultan baratos comparados con el valor de una vida.

Al llegar a urgencias

Lo primero que hacemos cuando un paciente ingresa en urgencias con una sospecha de infarto es hacerle un electrocardiograma y darle una dosis de nitroglicerina sublingual —un comprimido que se diluye bajo la lengua y desde allí pasa a la sangre—. El electrocardiograma indica si hay algún problema de riego sanguíneo en una parte del corazón. La nitroglicerina, que dilata las arterias de manera inmediata, indica si el problema se debe a una angina inestable o a un infarto. Si se trata de una angina inestable, el dolor desaparece en un minuto porque las arterias coronarias se dilatan y se restablece el flujo sanguíneo normal. Si es un infarto, el dolor permanece porque la nitroglicerina no puede diluir el coágulo y la circulación permanece obstruida.

Inmediatamente después administramos una dosis de aspirina, que ayuda a que no se formen nuevos coágulos, y si se confirma el diagnóstico de infarto llegamos al momento crítico de tomar la decisión sobre cómo restablecer la circulación sanguínea en la arteria coronaria obstruida. Tenemos tres opciones —angioplastia con stent, fármaco o by-pass—. Y apenas tiempo de pararnos a pensar.

La primera opción es la angioplastia con stent (véase el gráfico de la pág. 260). Sin necesidad de anestesia, se introduce un catéter por el muslo, se remonta por el interior de las arterias hasta llegar al corazón, al llegar al punto donde se ha producido el infarto se hincha un pequeño globo para abrir la arteria ocluida haciendo presión desde dentro —que es lo que llamamos la angioplastia— y se deja colocada una pequeña malla cilíndrica —lo que llamamos el stent— para evitar que la coronaria se vuelva a cerrar. En cosa de quince minutos, la circulación sanguínea está restablecida. Entre las distintas opciones que tenemos hoy día, ésta es la mejor: ninguna otra es más rápida, ni más eficaz, ni más segura.

El problema es que no todos los centros sanitarios tienen una

Tratamientos de un infarto

Fármaco trombolítico
Si no han pasado más de dos horas desde el inicio de los síntomas del infarto, un fármaco trombolítico es capaz de licuar el coágulo y restablecer la circulación en la coronaria obstruida.

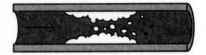

Angioplastia
Se hace llegar un pequeño globo hasta el corazón con un catéter. El globo se hincha dentro de la coronaria para abrirla haciendo presión. Además, se puede implantar un tubo de malla (stent) en el interior de la arteria para evitar que se vuelva a cerrar.

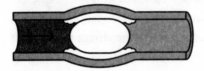 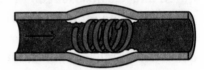

By-Pass
Se empalma un fragmento de otro vaso sanguíneo del paciente haciendo un puente sobre el punto donde la coronaria está obstruida para que la sangre pueda salvar el obstáculo y volver a circular. El by-pass conecta la aorta con la coronaria obstruida.

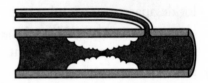

unidad de cateterismo con personal formado para desatascar una coronaria. Si a uno le sorprende el infarto cuando se encuentra a más de dos horas de un hospital con unidad de cateterismo, y llega por ejemplo a un hospital comarcal poco después del inicio de los síntomas, entonces la mejor opción es empezar destruyendo el coágulo con fármacos. En estas primeras dos horas, los fármacos tienen una eficacia comparable a la de la angioplastia. Pero comportan un riesgo de hemorragias —aunque es un riesgo que hoy día tenemos bastante bien controlado— y no evitan necesariamente tener que colocar un stent unas horas o unos días más tarde.

En cuanto al by-pass, es una técnica que hoy día utilizamos menos que hace unos años porque es más agresiva, pero no más eficaz, que los stents. Se trata de una operación quirúrgica en la que se corta un fragmento de una vena o una arteria que no son vitales y se implanta en el corazón (véase el gráfico). El fragmento, de unos pocos centímetros de longitud, se conecta entre la aorta y la coronaria formando un puente sobre el punto que ha quedado ocluido por el infarto de modo que la sangre pueda salvar el obstáculo. Es una técnica de una gran eficacia en pacientes coronarios crónicos, pero que en casos de infarto agudo se reserva en la actualidad para aquella minoría de pacientes en que los stents no se pueden implantar, o bien se han intentado implantar y han fracasado.

Una vez superado el momento crítico del infarto, con la arteria coronaria de nuevo operativa, el paciente suele quedarse unos tres días ingresado —lo habitual es que se quede entre dos y cinco—. Antes de darle el alta, tenemos un encuentro muy importante en el que hablamos de su estilo de vida, de sus factores de riesgo y de cómo puede prevenir un nuevo infarto. Le recetamos en general cuatro fármacos: aspirina (porque es antiinflamatoria y anticoagulante); una estatina (por sus efectos antiinflamatorios y sobre el colesterol); un betabloqueante (que ayuda a que el corazón consuma oxígeno de manera más eficiente y reduce el riesgo de un nuevo infarto); y lo que llamamos un inhibidor de la ECA (que evita que el corazón siga deteriorándose en los días posteriores al infarto).

A algunas personas les hacemos también una prueba de esfuerzo de baja intensidad, que consiste en pedirles que corran despacio sobre una cinta rodante mientras les hacemos un electrocardiograma y analizamos el estado de sus arterias con una técnica de imagen.

Y entonces llega el momento decisivo, el momento de salir del hospital y volver a casa. Mientras el paciente ha estado ingresado, le hemos atendido con los mejores medios que tenemos a nuestro alcance y no ha tenido que decidir qué hacía o dejaba de hacer. Pero ahora, cuando se cumple el día 3 tras el infarto, se encuentra de repente con que tiene que adaptarse a una nueva situación, una situación que no había previsto, en un momento en que se siente físicamente débil y psicológicamente vulnerable. Es el día 3 de una nueva vida. De cómo afronte este momento crítico va a depender en gran parte su recuperación y su calidad de vida en el futuro.

CAPÍTULO VEINTIUNO

Después de un infarto. Volver a empezar

En ocasiones me he preguntado cómo reaccionaría yo si algún día sufro un infarto. No quiero decir cómo reaccionaría en los primeros minutos, en el momento de notar el dolor en el pecho o de sentirme indispuesto; si los síntomas son claros, creo que sabría reconocerlos y, a menos que el infarto fuera fulminante, creo que llegaría a tiempo al hospital. Quiero decir cómo reaccionaría después, en el momento de salir del hospital, a partir del día 3 de mi nueva vida. Y, la verdad, no estoy seguro.

Por un lado, creo que reaccionaría bien. Que sabría salir adelante, sin culparme por lo que pudiera haber hecho mal con mi salud, ni hundirme en la depresión, ni vivir atenazado por el miedo a sufrir un nuevo infarto. Que sabría volver a llevar una vida normal. Y si el infarto fuera masivo y el corazón me quedara muy deteriorado, y ya no pudiera subir en bicicleta a los puertos de los Pirineos y los Alpes como me gusta, creo que sería capaz de encontrar otras actividades que me llenaran. Porque al fin y al cabo reaccionar bien ante un infarto es esto: ser capaz de salir adelante, independientemente de si uno ha quedado muy mermado o poco.

Pero he visto tantos casos de personas que parecían fuertes, como políticos votados por millones de ciudadanos o altos directivos de grandes empresas que decidían sobre cientos de millones de dólares, y que después han resultado ser terriblemente vulnerables, y he visto tantos casos de personas que parecían vulnerables y después han reaccionado con una entereza extraordinaria, que al final he llegado a la conclusión de que la reacción de una persona ante un infarto es impredecible.

Mi impresión personal es que las personas que tienen una visión más realista de la vida y de su lugar en el mundo, que no se creen más fuertes de lo que son y que aceptan el infarto como parte de lo que les puede llegar a ocurrir, son las que mejor reaccionan. Pero un infarto activa procesos emocionales tan profundos, procesos que uno no puede controlar de manera racional como el miedo a morir o la sensación de que la juventud ha terminado de repente, que realmente no se puede saber cómo reaccionará una persona hasta el día que lo sufre.

Tres maneras de reaccionar

En los tres días que la víctima de un infarto suele estar ingresada en un hospital, todo cambia para ella. Cuando llegó a urgencias el lunes, teníamos un infarto que resolver y aplicamos el mismo tratamiento rápido y directo que ante cualquier otro caso similar. Pero el jueves, cuando le damos el alta, ya no estamos ante una enfermedad que resolver sino ante un enfermo con sus dudas, sus temores y su estado de debilidad física. Una persona para quien la vida acaba de tomar una dirección inesperada. Ahora ya no tenemos soluciones rápidas y directas, es todo más sutil. Ya no vale el mismo tratamiento, ni valen las mismas palabras, para todos.

Sin embargo, aunque cada persona reacciona de manera distinta, después de haber estado tratando a pacientes desde hace más de treinta años pienso que las actitudes tras un infarto tienden a dividirse en tres grandes grupos.

Alrededor de un tercio de los pacientes adoptan una actitud positiva, ven el infarto como una señal de que algo no iba bien en sus vidas y toman la decisión de corregirlo. Tengo incluso pacientes, y no son pocos, a quienes sus familiares y sus amigos les han dicho «¡qué suerte tuviste de sufrir el infarto!», porque después, en cuanto empiezan a cuidarse, se encuentran mucho mejor y disfrutan más de todo lo que hacen.

Otro tercio toman la dirección contraria, cuesta abajo por calle Pesimismo, y entran en una dinámica depresiva. Se sienten hundidos, emocionalmente apaleados, a veces sin tener claro qué lugar ocuparán a partir de ahora en la sociedad, y el gran reto que tenemos los médicos en estos casos, que son casos difíciles, es evitar que la vía en la que han entrado se convierta en una calle sin salida.

Finalmente, lo que domina en el último tercio es una actitud de temor. Tienen tanto miedo a sufrir un nuevo infarto que no se atreven a llevar una vida normal. Podrían conducir, pero prefieren no hacerlo. Podrían reanudar las relaciones sexuales, pero se abstienen. Podrían marcharse de vacaciones a otro país, pero ¿qué les pasaría si les sorprendiera un infarto allí? Son tan prudentes que acaban llevando una vida pequeña, con limitaciones que ellos mismos se imponen de manera voluntaria pero que son innecesarias y hasta contraproducentes, y lo que tenemos que conseguir entonces es restaurar su confianza para que se atrevan a salir de la cáscara y enfrentarse de nuevo al mundo.

Lo que no se da casi nunca es una actitud de aquí no ha pasado nada. Un infarto supone un cambio de planes para todos los que lo sufren, en muchos casos incluso un cambio en la manera de vivir, y les obliga a adaptarse a una situación nueva que no habían previsto.

Y todos los casos, desde los que lo afrontan con optimismo a los que lo afrontan con pesimismo o con temor, se encuentran ante los mismos dos problemas. Por un lado está el problema físico de tener una arteriosclerosis que va a haber que tratar y un corazón deteriorado, un corazón que tal vez ya nunca más podrá bombear sangre con tanta eficiencia como antes del infarto. Y después están los problemas psicológicos asociados al infarto, los sentimientos de culpabilidad, la sensación de dependencia respecto a otras personas y el hecho de sentirse, en muchos casos por primera vez en la vida, vulnerable y efímero.

Cómo ayudar a quien ha sufrido un infarto

El médico es quien se encuentra mejor situado para ayudar al enfermo a tratar el problema físico. A estos pacientes que acaban de salir de un infarto, que tienen una visita programada un mes después de recibir el alta, yo suelo llamarles antes por teléfono, porque se encuentran en un momento muy importante, un momento del que depende su futuro, y es positivo que sepan que el médico no se ha olvidado de ellos, que se preocupa porque tomen la medicación y sigan las recomendaciones, que le pueden plantear las dudas que tengan, que le pueden llamar cuando quieran y que les ayudará lo mejor que sepa a salir adelante.

Pero este apoyo que ofrece el médico no puede ser paternalista porque, si se trata al paciente como a un niño, o como a una persona dependiente, es fácil que acabe actuando de manera dependiente, a veces incluso hipocondríaca, haciendo infinidad de consultas por cuestiones insignificantes, viendo al médico como una figura que ofrece seguridad, pero un tipo de seguridad más propio de la relación con un padre que con un médico, y esto no ayuda a ningún paciente a recuperar su autonomía.

Lo mismo vale para los familiares, que pueden ofrecer una gran ayuda para superar los problemas psicológicos asociados al infarto. Pero lo que no deben hacer, y es un error habitual, es tratar al enfermo como si hubiera dejado de ser una persona autónoma. La actitud de ahora-me-dedicaré-a-cocinar-como-tú-necesitas, que es una reacción muy común, lleva a menudo a obsesionarse con la comida y a reproches o sentimientos de culpa por cuestiones sin importancia como tomarse un día un entrecot en lugar de un lenguado a la plancha.

También es contraproducente, y es otro error habitual, la actitud de yo-ya-te-lo-dije-y-no-me-hiciste-caso, porque quien sufre un infarto suele tener un gran sentimiento de culpabilidad por todo lo que hizo mal con su salud y lo último que necesita es que además vengan la pareja o los hijos y, en lugar de apoyarle, le machaquen.

Y tampoco conviene que los familiares, que muchas veces están preocupados por el riesgo de que el paciente sufra un nuevo infarto, le transmitan su ansiedad y se obsesionen por si se cuida, por lo que come o por si ha tomado la medicación, porque esto no le ayudará a superar su propia ansiedad.

¿Qué pueden hacer entonces los familiares para ayudarle? Sobre todo apoyarle para reanudar una vida lo más normal posible, si puede ser una vida como antes del infarto, sin presionarle, respetando sus dudas y sus miedos, pero proponiéndole salir de casa, ir al cine, ir a hacer algún tipo de actividad física juntos, marcharse el fin de semana... En fin, la actitud de por-qué-no-hacemos-aquel-viaje-a-París-que-teníamos-pendiente. Y seguir adelante. Ésta es una de las frases que más a menudo les digo a mis pacientes en Nueva York: *move on*, sigan adelante.

«Mi vida va a mejorar a partir de ahora»

Las personas a las que les resulta más fácil son las que tienen una reacción positiva tras el infarto, aquellas que se conciencian de que la vida que llevaban era insostenible y están dispuestas a cambiarla. Esta actitud no depende del tamaño del infarto: hay personas que sufren un infarto masivo y quedan con un corazón muy deteriorado y que sin embargo adoptan una actitud positiva; y hay personas que sufren un infarto menor del que apenas les quedan secuelas y que se hunden en el desánimo.

Cuando se produce esta reacción positiva, no tiene por qué ser inmediata. Recuerdo un caso reciente, un caso muy típico por cierto, de un hombre que era fumador, obeso, hipertenso y con una vida completamente desorganizada y que sufrió un infarto a los cincuenta y ocho años. En las pruebas que le hicimos antes de darle el alta vimos que el infarto había sido de tamaño medio y que el corazón no estaba excesivamente dañado. Se marchó a casa con nuestras recetas y nuestros consejos, estuvo unos días convaleciente, seguramente reflexionando, y se reincorporó a su trabajo de directivo en una empresa de comunicaciones. Cuando le volví a visitar al cabo de un mes, le encontré muy preocupado. No se veía capaz de mantener su ritmo de trabajo y tenía la impresión de que todo se estaba desmoronando a su alrededor. Entonces le planteé que estaba ante una gran oportunidad de cambiar su vida, que hasta entonces había sido errática, y de empezar a cuidarse y a disfrutar. Y tuvo la mejor reacción posible. Dijo: «Doctor, el tiempo que me queda, no sé si es mucho o poco, le aseguro que va a ser bueno; mi vida va a ser mejor a partir de ahora.» Y un mes después de sufrir el infarto, su actitud cambió y empezó a cuidarse.

Pero lo que ocurrió después con este paciente, que también es típico, ilustra el gran riesgo de estas personas que reaccionan de manera tan positiva. Como es habitual, tenía la siguiente visita programada para seis meses después del infarto. Pero llamó unos días antes porque le coincidía con una reunión importante a la que no podía faltar. Le dimos otra hora y, pocos días antes de la visita, volvió a llamar. En esta ocasión era un viaje de trabajo que no podía anular. Le dimos una tercera hora y la aplazó por un problema familiar. Al final, no le vi hasta más de un año después del infarto. Había vuelto a fumar, había dejado de hacer ejercicio, había ganado peso y volvía a comer tan mal como antes. Se había encontrado tan bien después de empezar a cuidarse que se sentía como si hubiera vencido sus problemas de salud y había recaído en todos los malos hábitos que le habían llevado al infarto. Es la gran paradoja de estos pacientes: si creen que han vencido, van a volver a perder; si creen que pueden perder, entonces vencerán.

Y lo que tenemos que hacer los médicos en estos casos es animarles a que sigan cuidándose y al mismo tiempo moderar su entusiasmo recordándoles que, aunque se encuentren mejor que nunca, tienen un riesgo más alto que el resto de la población de sufrir un día un nuevo infarto.

Pacientes que se deprimen

Con los pacientes que entran en una dinámica depresiva tenemos que actuar al revés: en lugar de destacar el riesgo de sufrir un nuevo infarto, tenemos que minimizarlo. No se trata de engañar al paciente, de negar que haya tenido un infarto ni de que pueda sufrir otro. Pero si se siente hundido tras haber sufrido un infarto pequeño, hay que recordarle que ha sido pequeño y que sus posibilidades de recuperarse son excelentes si sigue las recomendaciones que le damos. Si el infarto ha sido grande, hay que recordarle que se encontrará mucho mejor si cuida la dieta, hace actividad física y se abstiene de fumar, y que de este modo podrá evitar un nuevo infarto. Y si el infarto ha afectado a una persona que ya se cuidaba pero que tiene una predisposición genética a la arteriosclerosis, que es un caso complicado porque la persona tiene la sensación de que ha hecho todo lo posible y aun así no le ha servido de nada, conviene recordar que hoy día disponemos de terapias que las generaciones anteriores no tenían y que, a partir de la experiencia acumulada con otros pacientes similares, su esperanza de vida puede ser parecida a la del resto de la población.

No es raro, en estos casos en que los pacientes se encuentran deprimidos, que rompan a llorar en la consulta. Y, por mi experiencia, lo mejor que se puede hacer para ayudarles a salir adelante es hacerles ver los aspectos positivos de su recuperación.

Tampoco es raro que algunos pacientes, después de ir al cardiólogo por el corazón, vayan a un psiquiatra por la depresión, y que les recete un fármaco antidepresivo. Y aunque hay situaciones en que la medicación antidepresiva puede ser útil, creo que son minoritarias. Personalmente, en estos casos tengo mucha más fe en la relación entre médico y paciente que en los fármacos, porque aquí no estamos ante depresiones que se originen por un fallo en el funcionamiento del cerebro —y en esos casos los fármacos sí son útiles—, sino ante un tipo de depresión intelectual originada por todo lo que el paciente piensa a raíz del infarto y, aunque se le recete un antidepresivo, seguirá sabiendo que ha tenido un infarto. Así que, para resolver el origen del problema, lo mejor es hablar con el paciente y hacerle ver que su visión de lo que le ocurre es incompleta, que es cierto que su corazón ha quedado dañado y tiene razón en que esto es negativo, pero que hay mucha vida después de un infarto y que tiene ocasión de disfrutarla como el que más.

Temor a un nuevo infarto

En cuanto al tercio de los pacientes en que domina una actitud de temor, que es un tipo de paciente al que le suele resultar difícil encarrilar su vida tras un infarto, lo que debemos preguntarnos es cómo podemos ayudarles a restaurar su confianza.

Éstas son personas que se autolimitan, que se abstienen de actividades que podrían hacer porque no se sienten capaces. Y una estrategia que a mí me ha dado buen resultado con muchos pacientes es algo tan sencillo como decirles que tienen que caminar una milla al día, que viene a ser algo más de un kilómetro y medio. Cuando se dan cuenta de que pueden hacerlo, recuperan confianza en su capacidad física y pronto se encuentran caminando distancias cada vez más largas hasta que un día se atreven a correr.

Si el infarto ha sido pequeño, además, una actividad física como caminar tiene la ventaja de que pueden hacerla sin supervisión médica, lo que les ayuda a sentirse autónomos de nuevo.

Por el contrario, si el infarto ha sido grande, la actividad física debe empezar en el marco de un programa de rehabilitación supervisado, y se hace más difícil restaurar la autonomía y la confianza del paciente. Cuando una persona ha perdido un tercio de la musculatura viable del corazón, y entra en una dinámica en que se ve dominada por el miedo, una dinámica neurótica pero muy habitual, en la que puede tener hasta miedo de caminar porque en seguida nota cómo el corazón se le acelera, ya no basta con dar énfasis a los aspectos positivos de su recuperación como en el caso de los pacientes que estaban deprimidos. Lo que suelo hacer yo en estos casos, porque por mi experiencia es lo más beneficioso para los pacientes, es explicarles de entrada que su vida no volverá a ser como antes, que la capacidad de su corazón para bombear sangre ha quedado mermada, pero que a partir de ahora ellos y yo trabajaremos juntos para mejorar su calidad de vida.

Y de lo que me he dado cuenta tratando a estos pacientes tan complicados es que los seres humanos tenemos una capacidad enorme para superar nuestros problemas, y cuando un problema es tan grande que parece que no vayamos a poder con él, incluso en estos casos podemos superarlo dividiéndolo en problemas más pequeños y abordándolos uno a uno, caminar cien metros hoy, ciento diez metros mañana, y al final una persona puede volver a llevar una vida relativamente normal aunque haya sufrido un infarto masivo.

Objetivo: una vida normal

Un infarto no tiene por qué ser visto como una condena a una muerte prematura. Las estadísticas indican que entre el 5 y el 6 % de las víctimas de infartos sufren un segundo infarto en los tres meses siguientes, con un riesgo máximo en las primeras seis semanas. Superados estos tres meses críticos, el riesgo baja y se sitúa entre un 2 y un 3 % anual —es decir, que por cada cien personas que sufrieron un infarto en el pasado, cada año recaen entre dos y tres y al cabo de diez años han recaído más de veinte—. Pero hay casi ochenta que, pasados estos diez años, no han recaído, y tenemos multitud de ejemplos de pacientes que corrigen sus problemas de salud, controlan su colesterol y su tensión arterial, y llegan a vivir hasta más allá de los noventa años, muy por encima de la esperanza de vida media de la población.

Por eso es tan importante que cada paciente siga las recomendaciones que se le dan y cumpla los tratamientos que se le recetan, porque son el billete hacia una vida larga y satisfactoria. Pero aquí los médicos tenemos que reconocer que demasiado a menudo no somos capaces de convencer a nuestros pacientes de que nos hagan caso: sólo un año después del infarto, un 75 % de los afectados ya se han relajado y han dejado de seguir una parte de las recomendaciones, lo cual es una tasa de fracaso muy alta.

Fracasamos especialmente con el tratamiento farmacológico, porque a muchas personas les resulta engorroso cumplir con los fármacos que les recetamos, que no suelen ser menos de cuatro, y antes o después empiezan a tomarlos sin rigor. A veces se sienten tan bien que actúan como si nunca hubieran tenido un infarto y dejan de tomar los fármacos. O bien se sienten tan deprimidos que tanto les da. O simplemente se olvidan. Y al final, cuando se suman todos los casos, resulta que la mayoría de los pacientes incumplen el tratamiento.

Pero si se siguen las recomendaciones y se cumplen los tratamientos no hay razón para que la vida de una persona que ha superado un infarto sea muy distinta de la de cualquier persona sana, especialmente si el infarto ha sido pequeño. A menudo me preguntan: «Doctor, ¿podré seguir trabajando como antes?» Y claro que podrán, uno no tiene por qué renunciar a su carrera por un infarto. Tengo pacientes que son jueces y trabajan sometidos a una gran presión y que se han reincorporado a su trabajo sin problemas. «¿Podré volver a esquiar?» Sí que podrán, a esquiar y a practicar cualquier actividad física aeróbica como la natación, el tenis o el ciclismo; sólo en aquellos casos en que la prueba de esfuerzo que hacemos en la consulta indica que el corazón está sufriendo, que son menos del 15 %, recomendamos a los pacientes que lleven un pulsómetro y no pasen de un cierto número de pulsaciones por minuto. Y después está una de las preguntas que más preocupa a los pacientes y que menos se atreven a hacer, así que si ellos no la plantean, la planteo yo: ¿podrán tener una vida sexual activa como antes? Y la respuesta también es que sí: podrán.

Así que, ante la tendencia que tienen a veces los pacientes a mirar atrás, a sentirse psicológicamente encadenados a un infarto que tuvieron hace tiempo, a menudo les recuerdo que la vida de cada persona es un proyecto en construcción permanente. La idea de que sólo hay una vía posible para cada uno y que, si nos sorprende un infarto o cualquier otro accidente a mitad de trayecto, descarrilamos y ya no podremos llegar a destino, me parece un completo error. En realidad, cada vida se construye a partir de un sinfín de variables e imprevistos, y el infarto es una variable más, pero no tiene por qué ser la más importante. Y aunque después del infarto uno acabe con el corazón tan maltrecho que ya no pueda escalar montañas, seguro que podrá encontrar otras actividades que le resulten gratificantes. Cada uno vive su vida como decide vivirla, les recuerdo. Y el mejor consejo que les puedo dar es *move on*: sigan adelante.

CAPÍTULO VEINTIDÓS

Ictus. Una urgencia más urgente que un infarto

A pesar de la mala fama que tienen los infartos, y de toda su gravedad, hay un tipo de urgencia debida a la arteriosclerosis que es aún peor: el ictus, o accidente vascular cerebral, en el que una arteria del cerebro se ocluye o se rompe y millones de neuronas resultan destruidas. Es peor para los médicos, porque diagnosticar el problema para decidir el tratamiento correcto es más complicado que en un infarto, mientras que el margen de tiempo que tenemos para actuar es más estrecho. Y sobre todo es peor para los enfermos, porque es frecuente que después de un ictus quede algún tipo de minusvalía permanente.

Por eso tantos pacientes, y tantos amigos médicos, me han dicho que, si hay algo que no quieren tener, es un ictus. Pueden aceptar un infarto, porque su cerebro quedará intacto y podrán salir adelante. Pero un ictus, que es lo mismo que antiguamente se llamaba un ataque de apoplejía, les resulta pavoroso, porque temen verse incapacitados y no quieren que sus familiares se vean obligados a cuidar de ellos.

Accidentes de circulación en el cerebro

El primer problema con que nos encontramos cuando llega un paciente con síntomas de haber sufrido un ictus a urgencias es que no hay manera de saber a primera vista qué le ocurre exactamente, y el tratamiento que es más eficaz para unos casos es perjudicial para otros. Un infarto de miocardio siempre es un infarto, y es sencillo decidir qué hacer, pero un ictus puede ser tres cosas distintas.

Puede ser, en primer lugar, una embolia: una oclusión de una de las arterias que irrigan el cerebro a causa de un coágulo que se ha originado en otra parte del cuerpo y que llega al cerebro haciendo *rafting* por la sangre. A estos coágulos que viajan por la sangre, y que proceden a menudo de las cavidades del corazón, de las arterias carótidas del cuello o de la aorta, les llamamos émbolos, de ahí el nombre de embolia.

Puede ser también lo que llamamos un trombo in situ: la oclusión de una arteria del cerebro a causa de un coágulo que se ha formado en la propia arteria. A los coágulos que se forman en el interior de los vasos sanguíneos, y que tanto pueden desprenderse como quedarse incrustados en el lugar donde se han formado, les llamamos trombos —a diferencia de los coágulos que se forman para reparar las paredes de venas y arterias tras una herida, como los que aparecen en la piel cuando uno se hace un corte—. De ahí el nombre de trombosis, que es la formación anormal de coágulos en el interior de los vasos sanguíneos, o, en este caso, trombo in situ, que indica que el coágulo se forma en el mismo punto donde causa el daño.

Finalmente, puede darse una hemorragia cerebral, lo que también se conoce como un derrame, en la que una arteria se rompe y la sangre que escapa a toda presión inunda una parte del cerebro. Cualquiera a quien se le haya roto alguna vez una tubería en casa puede hacerse una idea de lo extensa que puede llegar a ser la inundación cuando el fluido, en este caso la sangre, circula a alta presión. Y cualquiera que se haya hecho alguna vez un buen hematoma puede hacerse una idea de lo dañino que puede llegar a ser un vertido de sangre en los tejidos vecinos.

En los dos primeros tipos de ictus —la embolia y el trombo in situ— se ocluye una arteria y se corta el suministro de sangre a una parte del cerebro. Ambos son lo que llamamos infartos cerebrales —porque un infarto se produce precisamente por la oclusión de una arteria, como en un infarto de miocardio.

En la hemorragia cerebral se produce el problema contrario: en lugar de sequía, tenemos inundación. Algunas de estas hemorragias se deben paradójicamente a la oclusión de una arteria, que se rompe tras quedar obstruida por un trombo: hablamos entonces de infarto hemorrágico.

La solución al problema también es la contraria. En los infartos oclusivos se trata de conseguir que la sangre vuelva a fluir. En las hemorragias, lo ideal sería que, en el lugar donde se ha producido la lesión, dejara de fluir.

Los tres grandes tipos de ictus
En el ictus, o accidente vascular cerebral, se produce una destrucción masiva de neuronas a raíz de la obstrucción o la rotura de un vaso sanguíneo en el cerebro.

1 Embolia
Un coágulo procedente de otro órgano que llega transportado por la sangre obstruye una arteria del cerebro.

2 Trombo in situ
Se forma un coágulo sobre una placa de una arteria del cerebro y la obstruye.

3 Hemorragia cerebral
Un vaso sanguíneo se rompe en el cerebro e inunda de sangre los tejidos vecinos.

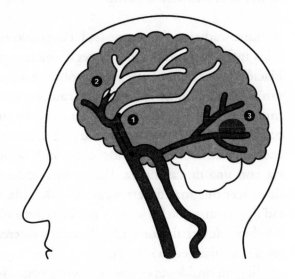

Pero aunque se trata de problemas opuestos, los daños son los mismos. En todos los casos se produce una hecatombe de neuronas, neuronas que son irrecuperables porque las células del cerebro, a diferencia de las de otros órganos, no se regeneran, y la víctima deja de ser capaz de ejecutar los actos que aquellas neuronas controlaban. Actos a veces tan elementales como hablar, o caminar, o controlar los movimientos de la mano derecha, se convierten en objetivos imposibles. Los daños concretos que sufre cada paciente dependen de la parte del cerebro que haya resultado destruida: pueden afectar a la vista si el accidente vascular se ha localizado en la parte posterior del cerebro, donde se encuentran las neuronas que controlan la visión; pueden causar parálisis de medio cuerpo si se ha localizado en la parte anterior; pueden afectar al sentido del equilibrio si se ha localizado junto al oído... Los daños pueden ser muy diversos pero, si el ictus ha sido importante, casi siempre son graves, y la posibilidad de recuperación total, prácticamente nula.

Mañana es demasiado tarde

Aunque tradicionalmente se les ha prestado menos atención que a los infartos de miocardio, y seguramente gran parte de la población no está tan concienciada sobre los ictus como sobre el corazón, el número de víctimas que causan es similar. El infarto de miocardio sigue siendo la primera causa de muerte tanto en España como en otros países occidentales, con alrededor de una de cada nueve muertes. Pero los ictus son la segunda a poca distancia con una de cada diez. Por comparación, en España el tipo de cáncer que más muertes causa, el de pulmón, se cobra la mitad de víctimas que los ictus. Y por cada persona que muere por un accidente de circulación en las carreteras mueren siete por accidentes de circulación en el cerebro.

El gran problema es que el cerebro es un órgano terriblemente delicado, que las neuronas se deterioran más rápido que las células del corazón en cuanto se ven privadas de sangre y que el margen de tiempo que tenemos para rescatarlas a partir del momento en que se produce el ictus es mínimo. Si en un infarto de miocardio tenemos en general hasta cuatro horas para restablecer la circulación en la arteria ocluida —aunque hay una minoría de infartos que evolucionan más rápido—, en un ictus tenemos como mucho de dos a tres horas. De modo que se trata de una urgencia más urgente que un infarto.

Un problema añadido es que, cuando llega el paciente al hospital, primero hay que aclarar si tiene un infarto cerebral oclusivo o bien una hemorragia para decidir qué hacer. En el infarto cardíaco, todo está enfocado desde el minuto uno a eliminar el coágulo que bloquea la arteria coronaria. Pero en un ictus no se puede dar de entrada un fármaco trombolítico para disolver el posible coágulo porque, si se trata de una hemorragia, y hay un 15 % de probabilidades de que lo sea, el fármaco no haría más que agravarla.

Así que lo primero que hay que hacer es examinar al paciente con tomografía computerizada, que es una técnica de imagen más sofisticada que una radiografía con la que se puede ver el estado de las arterias, y en el mejor de los casos se tiene el resultado al cabo de 20 minutos. Si no se dispone de tomografía computerizada y se examina al paciente con resonancia magnética, el resultado puede retrasarse hasta los 45 minutos. Si además el hospital no está bien organizado para atender este tipo de urgencias, como ocurre todavía en algunos centros donde no hay equipos de neurólogos integrados en el servicio de urgencias, o donde hay máquinas de tomografía computerizada pero están en otro servicio, se pierden minutos adicionales. Y con cada minuto que pasa las posibilidades de salvar al paciente con una calidad de vida decente van menguando.

Cuando finalmente se consigue un diagnóstico, llega el momento de actuar. Si las técnicas de imagen revelan una embolia o un trombo in situ, se administra un fármaco trombolítico llamado tPA, que suele ser capaz de restablecer la circulación en la arteria ocluida pero que puede provocar hemorragias cerebrales y debe administrarse en las tres primeras horas desde el inicio de los síntomas. Más allá de las tres horas, los riesgos del fármaco superan a los beneficios.

En los casos en que el diagnóstico es de hemorragia, no disponemos de ningún fármaco capaz de rescatar al paciente, aunque en algunos casos tenemos la opción de trasladarle al quirófano y drenar la sangre que ha quedado estancada en el cerebro.

Al final, una vez se ha hecho todo lo posible, a aproximadamente tres de cada cuatro personas que sobreviven les queda algún tipo de secuela permanente, secuelas que pueden ser desde leves hasta devastadoras. Tres de cada cuatro es un mal resultado: demuestra que estamos tratando a demasiados pacientes demasiado tarde.

Y cuando uno se pregunta por qué el resultado es malo, una parte de la respuesta es que los ictus causan estragos de manera casi inmediata y, por muy rápido que uno actúe, siempre será difícil llegar a tiempo. Otra parte de la respuesta es logística: el sistema sanitario no está bien preparado para atender estas urgencias con toda la rapidez que requieren, aunque este es un problema que se está corrigiendo. Otra parte es técnica: el arsenal de fármacos que tenemos frente a los ictus es más limitado que el que tenemos, por ejemplo, frente al infarto.

Pero aún hay un cuarto aspecto del problema que no está en lo que hacemos los médicos o en los medios que tenemos sino en los propios pacientes y sus familiares: gran parte de los afectados no saben reconocer los primeros síntomas de un ictus y reaccionan tarde. En Estados Unidos, y no tengo datos de España pero no creo que sean muy distintos, la mayoría de los pacientes tardan más de doce horas en ir a urgencias a partir del momento en que empiezan a notar que algo no va bien. Y es un error típico, cuando un familiar mayor tiene algún síntoma de estar sufriendo un ictus, como una pequeña alteración del habla o una parálisis parcial de una extremidad, que por lo general son síntomas que no le hacen encontrarse mal, decir: «Vamos a ver cómo pasa la noche y mañana lo llevamos al hospital.» Y cuando al día siguiente lo llevan al hospital ya es demasiado tarde.

Cómo reconocer un ictus

Así pues, ¿cuáles son los síntomas ante los que conviene pensar que una persona pueda estar sufriendo un ictus? En algunos casos, especialmente en embolias y hemorragias, son aparatosos. El paciente trata de hablar pero no se le entiende, o bien no entiende lo que otros le dicen, o se le tuerce media cara, o le queda inmóvil una parte del cuerpo, o también puede ocurrir que no consiga coger un lápiz o un vaso porque se queda sin fuerza en una mano, o que deje de ver bien por un ojo, o por los dos, o incluso que caiga al suelo porque se queda sin fuerza para aguantarse de pie... Cualquiera de estos síntomas es posible —aunque no todos a la vez, porque dependen del área del cerebro que haya resultado dañado— y cualquiera de ellos merece una visita inmediata a un servicio de urgencias, aunque el paciente diga que se siente bien y se resista.

Uno de los problemas para el diagnóstico precoz de los ictus es precisamente que no suelen causar dolor ni molestias —aunque hay una minoría de casos en que el primer síntoma sí es una cefalea importante— y muchos pacientes tienden a pensar que no tienen nada cuando ya han empezado a perderlo todo.

En otros casos, los síntomas son menos evidentes, a pesar de que el accidente vascular pueda ser igual de grave. En un trombo in situ, por ejemplo, los problemas suelen aparecer de manera más gradual que en una embolia o una hemorragia. Unas horas antes del desenlace, o incluso unos días antes, uno puede empezar a notar que no controla bien el movimiento de una mano, o que la lengua no le obedece al pronunciar ciertas letras, o que se siente inestable cuando camina... Y esto suele ocurrir porque el trombo aún se está formando y corta poco a poco el paso de sangre antes de llegar a la oclusión total. En la embolia, por el contrario, la circulación se interrumpe de repente en el momento en que el émbolo se incrusta en la arteria, de manera que los síntomas aparecen de manera súbita.

Por otro lado, si en lugar de afectar a las áreas del cerebro que controlan el movimiento o el habla, el ictus afecta a áreas involucradas en la memoria o el razonamiento, es fácil que los primeros síntomas pasen inadvertidos. La persona afectada puede notar que algo no va bien pero no llegar a identificar qué es, o identificarlo y no decirlo, mientras que otras personas que están con ella pueden no darse cuenta de nada.

Y las personas que están con ella tienen a menudo un papel decisivo para identificar los primeros síntomas de un ictus y para convencer a la víctima de que vaya al hospital. No es raro que el paciente no se dé cuenta de lo que le ocurre, y que intente seguir hablando sin advertir que no se le entiende, o que intente seguir caminando sin advertir que una parte del cuerpo no le responde. Y son los familiares los que tienen que tomar la iniciativa y decir «vamos corriendo al hospital». Y si el paciente contesta «¿al hospital, para qué?», como ocurre a veces, es preciso insistir hasta convencerle.

Qué hacer si los síntomas remiten

Puede ocurrir que los síntomas de un accidente vascular cerebral desaparezcan al cabo de unos minutos o unas horas: cuando el abuelo se acostó no podía mover una pierna y a la mañana siguiente vuelve a moverla. Entonces la familia piensa: «Hicimos bien en esperar a ver cómo pasaba la noche, ya no hace falta llevarle al hospital.» Y vuelven a hacer mal.

Lo que le ha ocurrido en realidad a este paciente no es un achaque más sin trascendencia propio de la edad como piensa la familia sino lo que llamamos un ataque isquémico transitorio. Decimos que es isquémico —una breve aclaración para aquellos lectores que le estén empezando a coger afición a estas palabras médicas— porque se debe a un infarto cerebral y produce una isquemia, es decir, una falta de riego sanguíneo. Y decimos que es transitorio porque se resuelve espontáneamente gracias a que el trombo que ocluía la arteria se desintegra y la circulación sanguínea se restablece.

Una vez vuelve a circular la sangre es raro que queden secuelas apreciables y la reacción más habitual es pensar que no ha pasado nada, que ha sido un incidente sin importancia. Pero es una reacción errónea: al igual que un pequeño seísmo que no llega a causar daños, un ataque isquémico transitorio puede ser el preludio de un cataclismo mayor. Concretamente, un 5 % de los afectados por un ataque transitorio —uno de cada veinte— sufren un gran accidente vascular cerebral en los tres meses siguientes. Al cabo de un año, el porcentaje ha subido al 14 % —uno de cada siete—. Y al cabo de diez años, a casi el 50 % —uno de cada dos—. De modo que, ante cualquier ataque isquémico transitorio, aunque haya sido breve y aunque los síntomas hayan sido menores, es aconsejable ir al neurólogo en los días siguientes para prevenir un accidente mayor.

Más frecuentes aún que los ataques isquémicos transitorios son lo que llamamos microembolias, que se deben a la oclusión de pequeños vasos sanguíneos en el cerebro, lo que provoca una pérdida pequeña pero apreciable de facultades intelectuales o de aptitudes físicas. Es un problema habitual en personas mayores, que se suele diagnosticar examinando el cerebro con resonancia magnética y que requiere tratamiento médico, no tanto para reparar los daños, que posiblemente son irreversibles, como para evitar nuevas microembolias y grandes accidentes vasculares.

Un drama que se puede prevenir

Durante años hemos estado aceptando los ictus como una fatalidad: una desgracia que llegaba sin previo aviso y frente a la que poco podíamos hacer los médicos antes de la invención de la resonancia magnética y del desarrollo del tPA. Pero la medicina ha avanzado lo suficiente para que hoy día podamos, no sólo tratar, sino prevenir gran parte de los ictus.

La medida de prevención más importante es controlar la hipertensión, que es el factor de riesgo número uno de los ictus y que es aún más peligrosa para el cerebro que para el corazón. Después, conviene controlar la coagulación de la sangre, ya que si la sangre es demasiado coagulable, tiende a provocar trombos, pero si lo es demasiado poco, tiende a provocar hemorragias. También conviene, por supuesto, controlar el colesterol, que está en el origen de un elevado porcentaje de accidentes vasculares, tanto en el cerebro como en otros órganos.

Gran parte de la prevención está en manos de los pacientes, que pueden reducir el riesgo de sufrir un día un ictus del mismo modo que reducen el riesgo de sufrir un infarto de miocardio: cuidando la dieta, practicando actividad física, evitando el tabaco y controlándose la tensión.

Pero aquí, mucho más que con el infarto, una parte importante de la prevención está en manos de los médicos y del sistema sanitario, porque somos los médicos los que podemos recetar el tratamiento óptimo en casos de hipertensión. Somos los que podemos recetar el tratamiento anticoagulante adecuado para reducir el riesgo de embolia o trombo in situ sin aumentar el de hemorragia. Podemos identificar el origen de los coágulos que causan ataques isquémicos transitorios. Si el coágulo viene, por ejemplo, de una de las arterias carótidas —las que suben a un lado y otro del cuello en dirección al cerebro—, podemos averiguar si la arteria está muy constreñida y si conviene dilatarla con una angioplastia para facilitar el paso de sangre... En teoría, todo esto lo podemos hacer, y la prevención ha mejorado en los últimos años gracias sobre todo a los progresos en el tratamiento de la hipertensión, pero la realidad es que aún se producen demasiados ictus que se podrían evitar con los conocimientos que tenemos hoy día.

La vida después de un ictus

Cuando falla la prevención, la probabilidad de sobrevivir a un ictus se sitúa en el 85 %, una probabilidad más alta que con un infarto, donde la supervivencia se sitúa en torno al 70 %. Pero sólo una minoría de los que sobreviven se recuperan sin secuelas o con secuelas mínimas, mientras que, con el infarto, la gran mayoría puede volver a llevar una vida perfectamente normal.

Entre las víctimas de ictus, la actitud de *move on* de la que hablábamos en el infarto, la actitud de saldré adelante y empezaré a cuidarme, no es habitual. Incluso en personas de carácter optimista, el impacto emocional de verse con una parte del cuerpo inmovilizada o de querer hablar y no poder es tremendo. Y el temor a sufrir un nuevo accidente vascular, que es una reacción común tras un infarto, se observa en pocos pacientes.

Las consecuencias que tiene un ictus entre los familiares, que de un día para otro tienen que reorganizarse la vida para atender a una persona que ya no puede valerse por sí misma, son también enormes.

Los pacientes suelen experimentar una mejoría apreciable en los primeros días a medida que el cuerpo elimina el líquido que había quedado acumulado en el cerebro por el accidente vascular. Pero seis meses después, según un estudio hecho en Estados Unidos, a un 50 % de los supervivientes les queda algún tipo de parálisis. Un 35 % tiene síntomas de depresión. Un 30 % necesita ayuda para caminar. Y un 26 % necesita ayuda para sus actividades diarias.

Los programas de rehabilitación pueden ayudar a recuperar parte de las aptitudes perdidas. Se puede recuperar hasta cierto punto el control de determinados músculos, y en algunos casos volver a hablar de manera inteligible, o mover las partes del cuerpo que habían quedado paralizadas. Pero la recuperación, tras un ictus importante, nunca es total. Las neuronas perdidas no se regeneran, de modo que la rehabilitación no está orientada a reparar el cerebro, lo cual tal vez será posible en el futuro pero hoy día aún es utópico, sino a aprovechar lo mejor posible las neuronas que le quedan operativas al paciente.

CAPÍTULO VEINTITRÉS

Cuándo ir al cardiólogo aunque no sea una urgencia

En septiembre del año 2000, una mujer de veintiocho años se desplomó minutos después de salir del avión en el aeropuerto de Heathrow tras dar media vuelta al mundo en un vuelo de 21 horas que cubría el trayecto Melbourne-Londres. Todos los intentos por reanimarla fueron en vano. La autopsia reveló después que no había sufrido un infarto sino una embolia pulmonar: un gran coágulo se le había desprendido de una vena de las piernas y le había obstruido la arteria que va del corazón a los pulmones. Días más tarde salió a la luz que la formación de coágulos peligrosos en las venas de las piernas no es infrecuente en vuelos intercontinentales, aunque aquel caso fue excepcional porque afectó a una mujer joven que murió de manera fulminante. Incluso existía una expresión para designar lo que le había ocurrido: síndrome de la clase turista. Se le llama así porque afecta mayoritariamente a personas que vuelan en clase turista, donde el espacio entre asientos es escaso, y que permanecen largas horas sentadas sin mover las piernas, lo que favorece que la sangre quede estancada y se formen coágulos en las venas. Y hoy día, una vez las compañías aéreas han reconocido el problema, gran parte de los pasajeros saben que, cuando toman un vuelo intercontinental, es conveniente mover las piernas por lo menos cada dos o tres horas para favorecer la circulación sanguínea y prevenir la formación de coágulos.

La joven que murió en Heathrow sufrió una versión extrema

de un problema común, los trastornos en la circulación venosa de las piernas, un problema al que se da una importancia menor pero que puede tener consecuencias mayores. Y estos trastornos no son un caso único: en realidad, hay todo un abanico de síntomas en cardiología que, sin ser urgencias, merecen una consulta a un especialista.

Enfermedad arterial periférica

Tomen el ejemplo de la persona que siente dolor en los muslos o en las pantorrillas cuando camina, un dolor a veces tan intenso que la obliga a detenerse. Esta persona puede tener lo que llamamos enfermedad arterial periférica (EAP), en la que las arterias de las piernas están parcialmente ocluidas por la arteriosclerosis. Es un caso que no tiene nada que ver con la circulación en las venas que está en el origen del síndrome de la clase turista. Con lo que está relacionado es con los problemas de las arterias coronarias como el infarto: se trata del mismo problema, pero en las piernas en lugar del corazón. De hecho, está tan relacionada con el corazón que decimos que es una enfermedad equivalente a coronaria, porque el riesgo de muerte cardíaca de una persona con EAP es aproximadamente el mismo que el de una persona que ya ha sufrido un infarto. Y no es que la EAP en sí sea mortal. Pero indica que la arteriosclerosis está tan avanzada que el infarto se está cocinando.

Por esta razón, una de las mejores estrategias que tenemos hoy día a nuestro alcance para prevenir infartos es identificar a las personas que sufren EAP. Lo cual no siempre es fácil, porque hay personas que sienten dolor al caminar y no tienen EAP, y hay otras personas que tienen EAP y sin embargo caminan sin dolor.

Cuando hay dolor en las piernas al caminar, el problema es distinguir si se debe a la EAP o si obedece a alguna otra causa, como una artritis de cadera o a la compresión de fibras nerviosas a nivel de la columna vertebral, que puede repercutir por debajo de la cintura. Aunque se trata de problemas distintos, los síntomas son a veces similares y hay pacientes que peregrinan de especialista en especialista antes de conseguir un diagnóstico correcto.

La técnica que ha demostrado ser mejor para diagnosticar la EAP es lo que llamamos el índice tobillo-brazo, una prueba sencilla que consiste en tomar simultáneamente la tensión arterial en el brazo y en la pierna. Si la tensión que se registra en la pierna es inferior a la del brazo en más de un 10 %, indica que hay un déficit de riego sanguíneo en la pierna. Cuanto mayor es la diferencia entre la pierna y el brazo, mayor es el déficit.

Esta técnica tiene la ventaja de que es tan sencilla que cualquier médico o cualquier enfermera la pueden aplicar, es tan barata que cualquier sistema sanitario la puede asumir y, sobre todo, es tan eficaz que permite identificar al 70 % de personas con EAP que no sienten dolor al caminar. Mi impresión personal es que es una técnica que en un futuro no muy lejano se aplicará de manera rutinaria a todas las personas mayores de cincuenta años.

Una vez diagnosticada la EAP, el tratamiento persigue dos objetivos. El primero es frenar la progresión de la arteriosclerosis y reducir el riesgo de que sufra un infarto o algún otro accidente cardiovascular, de modo que actuamos sobre el colesterol, la tensión arterial o la coagulación de la sangre. El segundo objetivo es corregir el problema concreto de las piernas, y aconsejamos al paciente que intente caminar aunque sea doloroso, porque de este modo estimulará la circulación sanguínea en las piernas, o en casos extremos implantamos un stent o hacemos un by-pass en las arterias dañadas.

En los pacientes en que estos tratamientos no se aplican, o no son suficientes, y se llega a una oclusión total de una arteria, la zona de la pierna o del pie que deja de recibir sangre se queda sin pulso y se vuelve pálida, fría y dolorosa. En estos casos, la EAP se convierte en una urgencia, una urgencia no tan perentoria como un infarto porque no es mortal y tenemos algunas horas más para resolver la oclusión, pero es preciso actuar lo más rápido posible para evitar que la pierna se gangrene y se tenga que amputar.

Diabetes y síndrome metabólico

Hay otras dos enfermedades que se consideran equivalentes a coronarias además de la EAP. La más importante, por el número de personas al que afecta, es la diabetes. Se estima que más del 5 % de la población española, más de dos millones de personas en total, sufre diabetes tipo 2, la más frecuente, aunque alrededor de la mitad de los afectados aún no saben que son diabéticos.

La ignorancia, en este caso, es un riesgo: la mortalidad cardíaca de las personas diabéticas es similar a la de las personas a quienes se ha diagnosticado alguna enfermedad del corazón. Y si el riesgo es tan alto es porque a la diabetes no se la está tratando con la importancia que merece: demasiado a menudo la estamos abordando como si fuera una enfermedad de segunda categoría, aplicando tratamientos poco agresivos y aceptando niveles excesivos de glucosa en la sangre, cuando en realidad se trata de un problema de salud de primer orden.

No quiero decir que la diabetes la tengamos que tratar los cardiólogos. Los especialistas mejor formados para evitar que la diabetes progrese suelen ser endocrinólogos. También pueden tratarla, en teoría, los médicos de cabecera. Pero es una enfermedad compleja, más compleja que la hipertensión, y se dan demasiados casos en que, con las medidas que receta el médico de cabecera, no se controla de manera adecuada. Cuando ocurre esto, es preferible desviar el paciente a un especialista que arriesgarse a que tenga un accidente cardiovascular que se hubiera podido prevenir.

En los últimos años, junto a la diabetes, estamos dando una importancia creciente a lo que llamamos el síndrome metabólico, que suele ser la antesala de la diabetes tipo 2. Engloba un conjunto de trastornos que, por separado, suponen un aumento del riesgo cardiovascular y que, juntos, conforman un cóctel temible: obesidad abdominal (más de 102 centímetros de circunferencia en la cintura en hombres y más de 88 en mujeres); exceso de triglicéridos (más de 150 miligramos por decilitro de sangre); exceso de glucosa en la sangre (más de 110 mg/dl en condiciones de ayuno); déficit de colesterol HDL (menos de 40 mg/dl); y tensión arterial alta (más de 130 de máxima u 85 de mínima). Cualquiera que tenga por lo menos tres de estas cinco anomalías tiene síndrome metabólico, según la definición del Programa Nacional de Educación sobre el Colesterol de Estados Unidos. Y cualquier persona con síndrome metabólico tiene un riesgo de mortalidad cardiovascular de un 10 % al cabo de diez años —un riesgo de más del doble que en el resto de la población.

Aneurisma de aorta

La tercera enfermedad equivalente a coronaria, después de la EAP y la diabetes, es el aneurisma de aorta. La aorta es la gran arteria que emerge del corazón y por la que fluye la sangre que va a todo el cuerpo. Un aneurisma es un ensanchamiento de la arteria, que se dilata de manera similar a un globo en un punto donde la pared de la arteria es más débil.

Gran parte de los aneurismas de aorta se localizan en el abdomen, por donde pasa la sangre que va hacia las piernas, aunque también pueden localizarse en el tórax, justo a la salida del corazón. Son en la mayoría de los casos consecuencia de la arteriosclerosis y están especialmente relacionados con la hipertensión y con el tabaquismo: cuanto más avanza la arteriosclerosis, más probable es que se deteriore la arteria aorta y que aparezca un punto lo bastante débil para que pueda crecer un aneurisma.

Cuando un aneurisma abdominal mide menos de cuatro centímetros de diámetro, aconsejamos hacer revisiones periódicas para comprobar si aumenta de tamaño o no. A partir de los 4 centímetros, aconsejamos operar por el alto riesgo de que la arteria se rompa y el paciente muera de manera súbita: menos del 20 % de los afectados sobreviven más de cinco años con un aneurisma abdominal de más de cinco centímetros. La operación, de alto riesgo, consiste en reforzar la aorta implantando un tramo de arteria artificial en el lugar del aneurisma.

Uno de los grandes problemas que tenemos con los aneurismas de aorta es que más del 70 % de los afectados no perciben ningún tipo de dolor y, entre los que lo perciben, no todos lo experimentan igual. El dolor puede ser leve o intenso, constante o intermitente, y pocas veces lo bastante apremiante para buscar ayuda médica. La consecuencia es que la gran mayoría de los casos se detectan por casualidad cuando se examina el abdomen con una técnica de imagen para diagnosticar alguna otra dolencia.

Un médico completo que sepa explorar el abdomen de los pacientes con las manos puede detectar un aneurisma de aorta con el tacto y, dado que se trata de un problema relativamente frecuente, que afecta tal vez a un 2 % de la población, no es desaconsejable que se palpe el abdomen de los pacientes con hipertensión o con arteriosclerosis en busca de posibles aneurismas. Pero la realidad es que la mayoría de los aneurismas no se descubren hoy con el tacto sino con técnicas de imagen, de manera que una parte importante de los casos permanece sin diagnosticar y no los descubrimos hasta que la arteria se rompe causando una hemorragia masiva.

Angina de pecho crónica

Lo que es una enfermedad directamente coronaria es la angina de pecho crónica. Se trata de un dolor opresivo que se percibe en el centro del tórax y que puede extenderse, al igual que el del infarto, a todo el pecho, a los brazos —en general el izquierdo—, al cuello, a la mandíbula, a la espalda y a la boca del estómago. Pero a diferencia del dolor agudo del infarto, el de la angina es recurrente, aparece en situaciones de esfuerzo físico o estrés emocional y remite con el descanso o la calma.

El dolor se debe en la mayoría de casos a que las arterias coronarias se estrechan por la arteriosclerosis, aunque sin llegar a estar totalmente ocluidas como en un infarto. Una angina de pecho viene a ser así como una carretera estrecha: la circulación no es fluida y el riesgo de accidente es apreciable.

El problema se nota sobre todo en situaciones de esfuerzo o de estrés, cuando el corazón se ve obligado a bombear sangre con más intensidad que en situación de reposo, que es como querer correr más por la carretera estrecha. Lo que ocurre entonces es que el corazón no recibe suficiente oxígeno a través de las coronarias para latir con la intensidad que se le exige, de modo que se ve obligado a recurrir a un sistema de producción de energía alternativo que no requiere oxígeno. Resultado: el corazón cumple, porque es capaz de quemar glucosa sin oxígeno, pero al precio de generar ácido láctico, que es un residuo doloroso. El dolor del ácido láctico —la misma sustancia que causa el dolor del infarto o dolor en los músculos cuando uno hace un esfuerzo físico para el que no está entrenado— es la señal de que el corazón está trabajando más allá de su capacidad.

A pesar de que es una enfermedad de las arterias coronarias, la angina de pecho pocas veces es una urgencia. Lo más habitual es que se mantenga estable durante años, causando molestias que impiden hacer algunas actividades pero sin amenazar la vida del paciente. Sólo en aquellos casos en que la angina se vuelve inestable, con un dolor intenso e intermitente que aparece aunque no se haya hecho ningún sobreesfuerzo extraordinario y que dura unos pocos minutos, merece una visita a urgencias porque puede ser el preludio de un infarto.

Con la angina de pecho nos encontramos con la paradoja de que un dolor más o menos intenso no significa que la enfermedad esté más o menos avanzada. Hay pacientes que experimentan un gran dolor y que no corren ningún riesgo inminente y, al revés, hay pacientes de alto riesgo que experimentan un dolor menor. Incluso hay un 25 % de los pacientes que reúnen las condiciones para tener angina, porque tienen las coronarias peligrosamente estrechas, que no perciben ningún tipo de molestia. Para detectar a este 25 % de afectados, es conveniente ofrecer una prueba de esfuerzo a aquellas personas que puedan tener un riesgo elevado de falta de riego sanguíneo en el corazón.

El tratamiento suele iniciarse con fármacos que dilatan las arterias para ampliar el diámetro de las coronarias y aliviar el déficit de sangre, o bien con betabloqueantes para que el corazón pueda funcionar con menos oxígeno. Cuando la medicación no es suficiente, lo cual ocurre sobre todo en pacientes jóvenes que desean hacer algún tipo de actividad física pero se ven limitados por el dolor, es habitual implantar un stent o hacer un by-pass para restaurar una circulación sanguínea adecuada en el corazón.

Válvulas deterioradas

También son enfermedades directamente cardíacas, aunque en este caso no coronarias, las que afectan a las válvulas del corazón. Las válvulas están diseñadas para que la sangre circule hacia adelante en su trayecto por las cuatro cavidades del corazón, las dos aurículas arriba y los dos ventrículos abajo, y no pueda empantanarse ni regresar hacia atrás. El trayecto no es simple: la sangre llega con poco oxígeno a la aurícula derecha del corazón por dos grandes venas, de allí pasa al ventrículo derecho, es expulsada hacia los pulmones para oxigenarse, regresa de nuevo al corazón por la aurícula izquierda, pasa al ventrículo izquierdo y finalmente sale cargada de oxígeno por la arteria aorta (véanse gráficos de las páginas 296 y 297).

Para garantizar una circulación fluida son precisas cuatro válvulas que actúan a modo de semáforo, abriéndose para que la sangre pueda salir hacia adelante cuando está en verde y cerrándose para que la sangre se detenga brevemente en el interior del corazón cuando está en rojo. Pero puede ocurrir que alguna de estas cuatro válvulas —la tricúspide, la pulmonar, la mitral y la aórtica— funcione mal y cree problemas de tráfico en el corazón. Si una válvula está demasiado cerrada, si sufre lo que llamamos una estenosis, frena la circulación de la sangre hacia adelante; es como tener el semáforo en verde pero encontrarse con alguno de los carriles de circulación cortados. Si por el contrario una válvula está demasiado abierta, y sufre lo que llamamos una insuficiencia valvular, permite que la sangre vuelva hacia atrás; entonces es como tener el semáforo rojo y toparse además con vehículos que están intentando hacer marcha atrás: atasco seguro.

Lo que más suele notar el paciente en estos casos es que le cuesta respirar cuando hace algún esfuerzo, a veces un esfuerzo tan pequeño como caminar, debido a que la sangre queda estancada en los pulmones y parece que haya que vencer una gran resistencia para que entre el aire.

Aunque las enfermedades valvulares pocas veces llegan a ser críticas, sin un tratamiento adecuado pueden degenerar en una insuficiencia cardíaca y llegar a ser mortales, ya sea porque al paciente le cueste tanto respirar que se ahogue o porque el corazón, incapaz de satisfacer las demandas del organismo, entre en una arritmia irreversible.

El tratamiento suele iniciarse con fármacos diuréticos para reducir la cantidad de sangre que el corazón debe manejar y la que puede quedar estancada en los pulmones, de modo que el corazón tenga que hacer un esfuerzo menor y que se alivie la sensación de ahogo. En algunos casos —sobre todo en casos de estenosis mitral— se puede abrir una válvula demasiado cerrada con un catéter que se introduce por una pierna y que se remonta hasta el corazón por el interior de los vasos sanguíneos. Pero en la mayoría de casos graves es preciso reparar la válvula averiada quirúrgicamente, o sustituirla por una válvula biológica o mecánica. Las válvulas biológicas, en general de cerdo o de oveja, tienen la ventaja de que no requieren después un tratamiento con fármacos anticoagulantes, pero el inconveniente de que es preciso sustituirlas al cabo de unos años.

Cómo circula la sangre.
El corazón por dentro

El corazón está dividido en cuatro cavidades: las dos pequeñas aurículas en la parte superior y los dos ventrículos de tamaño mayor en la parte inferior.

1 La sangre pobre en oxígeno llega al corazón por la **aurícula derecha**.

2 De la aurícula derecha, pasa al **ventrículo derecho**, que al contraerse la enviará hacia los pulmones.

3 La sangre, una vez oxigenada en los pulmones, regresa por las venas pulmonares a la **aurícula izquierda**.

4 Pasa finalmente al **ventrículo izquierdo** que, con una potente contracción la envía a todo el cuerpo a través de la aorta.

■ **Sangre rica en oxígeno**

■ **Sangre pobre en oxígeno**

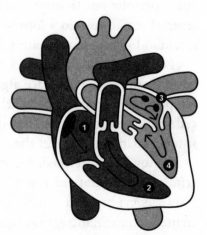

Cómo circula la sangre.
El corazón por fuera

1 Vena cava
Por donde llega al corazón la sangre pobre en oxígeno procedente del cuerpo.

2 Arteria pulmonar
Por donde la sangre pobre en oxígeno es enviada en dirección a los pulmones para oxigenarse.

3 Venas pulmonares
Por donde regresa la sangre procedente de los pulmones una vez oxigenada.

4 Arteria aorta
Por donde sale hacia el cuerpo la sangre rica en oxígeno.

■ **Sangre rica en oxígeno**

■ **Sangre pobre en oxígeno**

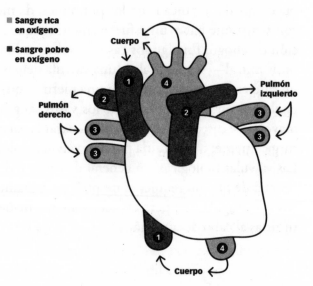

Cómo bombea la sangre el corazón

Diástole
El corazón está en reposo, sin contraerse, lo que permite que se llene de sangre. Le llega sangre pobre en oxígeno por la aurícula derecha y sangre oxigenada procedente de los pulmones por la aurícula izquierda.

Sístole auricular
Las dos aurículas se contraen simultáneamente y llenan de sangre los ventrículos.

Sístole ventricular
Los dos ventrículos se contraen simultáneamente y expulsan la sangre del corazón: sangre pobre en oxígeno hacia los pulmones y sangre oxigenada hacia todo el cuerpo.

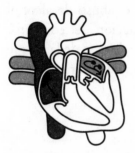 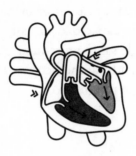 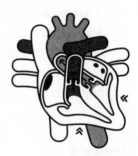

■ Sangre rica en oxígeno   ■ Sangre pobre en oxígeno

Insuficiencia cardíaca

La insuficiencia cardíaca se produce cuando la capacidad de bombear sangre del corazón no alcanza a cubrir las necesidades del organismo. El paciente nota entonces que le falta el aliento, a veces incluso estando tumbado en la cama, y que se cansa por esfuerzos menores. Otros síntomas incluyen la hinchazón de pies y piernas, molestias en la parte superior del abdomen por la acumulación de sangre en el hígado y en ocasiones falta de apetito y sensación de náusea.

Pueden llevar a una insuficiencia cardíaca, además de las enfermedades valvulares, un infarto (cuando una parte importante del tejido del corazón ha resultado destruida) y las cardiomiopatías (o enfermedades del músculo cardíaco). En los tres casos, el corazón se encuentra limitado y se ve obligado a hacer un sobreesfuerzo para bombear sangre con los recursos que le quedan.

Aunque la insuficiencia cardíaca es una enfermedad grave que puede llegar a requerir un trasplante de corazón, tenemos fármacos y recomendaciones adecuados para controlar el problema en un alto porcentaje de pacientes. Los fármacos están encabezados por los diuréticos para reducir el volumen de sangre que el corazón debe manejar y para controlar la tensión arterial, ya que una tensión excesiva induce al corazón a contraerse con más fuerza. Entre las recomendaciones destacan evitar el abuso de alcohol (pues interfiere con la capacidad de contracción del corazón), moderar el consumo de sal (para reducir el volumen de la sangre y la hipertensión) y acudir al médico en caso de notar sensación de ahogo permanente o progresivo.

Arritmias

Una insuficiencia cardíaca, y en realidad cualquier enfermedad que afecte al corazón, puede desembocar en una arritmia. Cuando hablamos de arritmias nos referimos a alteraciones en el ritmo de las contracciones cardíacas, que pueden ser de varios tipos. Por ejemplo, un pulso anormalmente acelerado (taquicardias, aunque la mayoría de las taquicardias no son arritmias) o uno demasiado lento (bradicardia). También puede darse un pulso irregular y rápido (fibrilación auricular), una falta de pulso en el paro cardíaco (fibrilación ventricular) o un fallo en la transmisión de la señal eléctrica del pulso en el corazón (bloqueo cardíaco).

La mayoría de los casos de arritmia suelen ser benignos y prácticamente todos, si se diagnostican a tiempo, tienen tratamiento. Así que, cuando nos llega un paciente con una arritmia, lo primero que tenemos que averiguar es qué tipo de arritmia tiene para decidir cuál es el tratamiento adecuado. Sobre todo, tenemos que averiguar en qué parte del corazón se origina y si se ha iniciado espontáneamente o si es consecuencia de otra enfermedad. Veamos tres ejemplos.

La arritmia más habitual es la fibrilación auricular, que afecta a una de cada veinte personas mayores de setenta años y que suele ser benigna. Se origina en las aurículas —las cámaras de la parte superior del corazón— y el paciente nota que sus latidos son irregulares y rápidos. El tratamiento se basa en fármacos para frenar y estabilizar el ritmo cardíaco y se suele complementar con anticoagulantes.

Mucho menos frecuente, pero mucho más grave, es la taquicardia ventricular, que se origina en los ventrículos (las cámaras inferiores del corazón) y que puede degenerar en una fibrilación ventricular y una muerte súbita. Disponemos de fármacos para tratar el problema y, en pacientes de alto riesgo, implantamos un desfibrilador eléctrico bajo la piel para restaurar la señal eléctrica que hace latir el corazón en caso de paro cardíaco.

En las bradicardias nos encontramos con una situación opuesta. El corazón late tan lentamente que el paciente en ocasiones se desmaya porque no le llega suficiente sangre al cerebro. El origen del problema suele estar en el marcapasos natural del corazón, formado por dos grupos de células que regulan los latidos cardíacos. El tratamiento habitual en estos casos consiste en implantar un marcapasos artificial para que tome el control de la situación.

Varices, trombos en las venas y embolias pulmonares

Hay aún otro tipo de enfermedad valvular destacable, pero que no afecta a las válvulas del corazón sino a las que hay en las piernas: las varices. En las piernas, la sangre circula por las arterias en dirección descendente y, una vez consumido el oxígeno, es recogida por las venas que la transportan de nuevo hacia el corazón y los pulmones para reciclarla. Lo cual plantea un complicado problema de ingeniería: cómo vencer la fuerza de la gravedad y conseguir que la sangre que intenta subir hacia el corazón no se vea aplastada y empujada de nuevo hacia los pies por el peso de toda la sangre que tiene encima. La solución que ha encontrado la naturaleza es instalar válvulas en las venas para que la sangre avance en una sola dirección y no pueda volver atrás. En muchas personas, sin embargo, estas válvulas tienden a deteriorarse con la edad y la sangre se estanca en venas gruesas, visibles y en ocasiones dolorosas. Y aunque gran parte de los afectados consideran que las varices son ante todo un problema estético, conllevan un riesgo de dos problemas más graves que afectan a la circulación venosa de las piernas: la tromboflebitis y la trombosis venosa profunda.

En la tromboflebitis se forma un coágulo en la pared de una vena. Cuando la vena es superficial, la persona nota que la zona está inflamada y enrojecida y que resulta doloroso tocarla. La mayoría de estos casos superficiales son intrascendentes y no se considera necesario ir al médico a menos que la tromboflebitis persista durante más de dos o tres días o a menos que los síntomas sean importantes o empeoren.

Más grave, pero también más difícil de detectar, es la trombosis venosa profunda. Se trata de un problema similar, la formación de un coágulo en una vena, pero se origina siempre en vasos sanguíneos que no se notan al tacto y conlleva un riesgo de embolia pulmonar. Esto fue lo que le ocurrió a la mujer que murió en el aeropuerto de Heathrow después de pasar 21 horas en un avión.

Son especialmente vulnerables a la trombosis venosa profunda y a las embolias pulmonares los pacientes que permanecen largo tiempo encamados, por ejemplo tras una operación de cadera, por lo que requieren un tratamiento específico con neumáticos de compresión y anticoagulantes para prevenir el problema.

Casos similares al de Heathrow se han dado en personas que han volado en trayectos largos en clase turista pero que no sufren las complicaciones de la trombosis al bajar del avión sino dos o tres días más tarde. Por ello conviene pensar, si se tiene sensación de ahogo después de un largo viaje en avión, que pueda tratarse de una embolia pulmonar causada por el desprendimiento de un coágulo formado días antes en una pierna durante el vuelo.

Más de la mitad de los casos de trombosis venosa profunda se producen sin que ningún síntoma los delate. En los otros casos, se puede notar algún tipo de molestia en las piernas, especialmente al caminar, aunque pocas personas llegan a relacionarla con una trombosis. Dado que no hay síntomas que permitan un diagnóstico precoz eficaz, la prevención se basa en estimular la circulación sanguínea en las piernas para reducir el riesgo de que se formen coágulos: evitar permanecer mucho tiempo de pie sin caminar, procurar mover las piernas aproximadamente cada dos horas cuando se viaja en avión o se está mucho rato sentado y, para personas que tienen varices o que permanecen de pie o sentadas sin moverse varias horas al día, llevar calcetines elásticos hasta las rodillas para complementar el trabajo de las válvulas de las venas que puedan estar desgastadas.

CAPÍTULO VEINTICUATRO

Longevidad. Cuánto podemos llegar a vivir

No creo que haya en el mundo ninguna obra de ingeniería más perfecta que el corazón. Me he pasado más de treinta años estudiándolo y sigo sin comprender cómo puede latir 100.000 veces al día, en algunos casos durante más de cien años, sin pararse ni un solo segundo, sin desgastarse y sin deformarse como haría cualquier otro músculo. Un Boeing 747 puede parecer un prodigio de ingeniería, pero cada pocas semanas pasa por el hangar para realizarle operaciones de mantenimiento. El telescopio Hubble ha revelado misterios del Universo hasta ahora insospechados, pero ha sido preciso ir a repararlo tres veces desde que fue puesto en órbita en 1990. Como obra de ingeniería, un corazón está por encima de un avión, de un telescopio espacial o del más sofisticado de los cohetes. No hay ninguna ley, ninguna explicación física o química satisfactoria, que permita entender cómo un corazón puede bombear unos 8.000 litros de sangre al día desde antes del nacimiento hasta el momento de la muerte.

De todos los prodigios del corazón, el más fascinante es que no se desgasta. Puede averiarse si se le maltrata con un exceso de grasas o de drogas, o si sufre alguna infección accidental. Pero si se le respeta, puede mantener intacta su capacidad de latir hasta más allá de los ochenta, de los noventa y hasta de los cien años. Hay especies de tortugas, pese a que son animales con una biología muy distinta a la nuestra, en las que el corazón late más de doscientos años. Y la pregunta inevitable, cuando uno se para a pensar en la maravilla del corazón humano, es cuántos años podría llegar a latir. ¿Cuántos años podríamos llegar a vivir?

Hacia una esperanza de vida de más de cien años

La respuesta rápida es que nadie lo sabe. Pero cuando se analiza la evolución de la esperanza de vida en los países occidentales, se observa que lleva quince décadas seguidas aumentando a un ritmo constante de más de dos años por década. Todos los pronósticos que habían anunciado que se llegaría a un límite más allá del cual no se podría prolongar la esperanza de vida se han visto refutados por los hechos: uno tras otro, todos los límites predichos se han superado. Es probable que haya un límite biológico a la longevidad humana, pero si lo hay, aún no está a la vista. Si nos estuviéramos acercando al límite, el aumento de la esperanza de vida debería estar frenándose. Y no se está frenando: en los últimos treinta años, la vida media se ha prolongado más de seis años, al mismo ritmo que en los cien años anteriores. Así que no sé cuánto podemos llegar a vivir, pero no me parece descabellado suponer que, a medida que la medicina siga avanzando en las próximas décadas, la esperanza de vida puede seguir aumentando entre dos y tres años por década, que puede llegar a los cien años a mediados del siglo XXI, que las personas más longevas llegarán en ese momento a los ciento veinticinco años y que muchos de los niños nacidos en la última década del siglo XX verán empezar el siglo XXII.

A más largo plazo, es posible que la vida humana se prolongue aún más. La longevidad de cada especie está programada en el código genético. Esto es lo que permite que una mariposa viva una primavera, un perro quince años, un elefante sesenta o una tortuga más de doscientos: manipulando unos pocos genes, la naturaleza ha adaptado el ciclo vital de cada especie a su ciclo reproductivo, de modo que cada ser vivo tenga las máximas opciones de dejar descendencia. Así es como funciona la muerte porque así es como funciona la vida. Todo obedece a un sofisticado programa de reproducción.

Pero este tipo de manipulación genética que practica la naturaleza se ha empezado a ensayar también en laboratorios, donde biólogos que investigan la longevidad prolongan la vida de gusanos y moscas experimentando con unos pocos genes. Es posible que estas investigaciones ayuden a alargar algún día la vida humana, no lo sé. Pero si lo consiguen, seguro que no será fácil y seguro que no será pronto.

Por ahora, lo que parece un objetivo alcanzable a medio plazo es que cumplir cien años deje de ser un hecho excepcional y se convierta en algo habitual, por lo menos en los países desarrollados. La gran pregunta, por supuesto, es cómo conseguirlo.

Algunas investigaciones apuntan a que la clave puede estar en consumir pocas calorías: en experimentos con moscas, gusanos y hasta con ratones —que son mamíferos y por lo tanto tienen una biología parecida a la nuestra—, una dieta nutritiva y equilibrada pero baja en calorías ha demostrado ser capaz de prolongar la vida. Sin embargo, es discutible que los resultados de estas investigaciones se puedan aplicar a la especie humana, donde un índice de masa corporal bajo no prolonga la vida sino que aumenta el riesgo de muerte prematura. En realidad, las tasas de supervivencia máxima se registran en la franja del peso ideal, es decir, en personas con un índice de masa corporal situado entre 18,5 y 25.

A la espera de que las investigaciones sobre los genes de la longevidad o la restricción calórica aclaren por qué envejecemos, lo mejor que podemos hacer por ahora para retrasar el declive de la edad es mantenernos activos tanto físicamente como intelectualmente. Tenemos multitud de estudios que demuestran que las personas que no dejan de esforzarse por hacer actividades intelectuales estimulantes cuando se hacen mayores, actividades como leer, jugar al ajedrez y hasta resolver crucigramas, suelen mantenerse lúcidas hasta edades más avanzadas que las personas que se acomodan en la monotonía. Es como si el cerebro reaccionara de manera similar a un músculo: si se ejercita, se mantiene en forma; en cuanto deja de ejercitarse, se atrofia.

Tenemos también multitud de estudios que demuestran que las personas físicamente activas suelen mantenerse ágiles, autónomas y con buena salud hasta edades más avanzadas que las personas sedentarias: de nuevo, la inactividad acelera la atrofia.

Falta averiguar qué ocurre en nuestras células cuando realizamos un esfuerzo, ya sea físico o intelectual, para comprender por qué el esfuerzo actúa como un antídoto contra el envejecimiento. Pero sabemos que el envejecimiento está relacionado con el proceso de autodestrucción de las células, lo que llamamos apoptosis o muerte celular programada. Y mi hipótesis, a partir de los datos que tenemos, es que las células no siempre se autodestruyen porque se les exige demasiado y se ven desbordadas, sino muchas veces porque se les exige demasiado poco. De nuevo el ejemplo del músculo: cuando las células del músculo están activas, se mantienen vigorosas; en cuanto caen en la inactividad, se degradan. Es como si las células dijeran: «aquí no somos necesarias, mejor nos retiramos de circulación».

La medicina transformará la sociedad

Que la mayoría de la población pueda vivir hasta los cien años es un avance notable, pero las consecuencias que este avance tendrá para la sociedad y para nuestra manera de practicar la medicina pueden generar grandes conflictos. La consecuencia más obvia es que aumentará la proporción de las personas mayores de sesenta y cinco años respecto a la población total. Ya en la actualidad los mayores de sesenta y cinco años constituyen el grupo de población en crecimiento más rápido en los países occidentales. Lo cual presagia un importante problema económico: ¿cómo sostener una sociedad donde la proporción de población no activa aumenta sin cesar gracias al progreso médico? ¿Cómo pagar los crecientes gastos sanitarios de las personas mayores si la proporción de personas que deben cubrir estos gastos se reduce?

Afortunadamente, el progreso de la medicina no sólo plantea el problema sino que también ofrece una solución. Cuando se fijó la edad de la jubilación a los sesenta y cinco años, gran parte de las personas de esa edad se consideraban ya muy mayores y no era raro morir antes de los setenta. Hoy día, cuando alguien muere antes de los setenta, consideramos que muere joven. La mayoría de personas llegan ahora a la edad de la jubilación en plenitud de facultades físicas e intelectuales y en condiciones de seguir contribuyendo a la sociedad.

Para que la esperanza de vida pueda seguir aumentando sin que el sistema se colapse no hay otra opción que ofrecer a los ciudadanos la posibilidad de contribuir a la sociedad más allá de los sesenta y cinco años. Una oportunidad sería retrasar la edad de la jubilación. Una posibilidad alternativa, o complementaria, sería que los ciudadanos se pudieran integrar en servicios de asistencia social o prestar algún otro servicio a la comunidad después de jubilarse.

Esto ya hacen en la actualidad, por ejemplo, las personas mayores que cuidan de sus nietos mientras los padres trabajan. O las personas jubiladas que se encargan de resolver los problemas de una comunidad de vecinos. Pero estas iniciativas de una minoría de personas de una minoría de familias no van a ser suficientes para sostener el sistema.

Si queremos que la esperanza de vida siga aumentando en las próximas décadas, y no conozco a nadie que esté en contra, vamos a tener que replantearnos el lugar de las personas mayores de sesenta y cinco años en la sociedad. Desde luego no va a ser fácil: hay mucha gente que está encantada con la jubilación tal como está planteada hoy día, tanto entre empresarios como entre asalariados. Pero a menos que encontremos alguna fórmula para que los ciudadanos puedan seguir contribuyendo a la comunidad mientras se encuentren en condiciones, y espero que la encontremos, nos vamos a ver en una situación dramática: tendremos tratamientos para salvar a personas enfermas, pero no tendremos dinero suficiente para pagarlos.

¿Longevidad o calidad de vida?

Si no resolvemos este problema, el lugar que ocupan las personas mayores en la sociedad, iremos hacia un futuro en que el progreso de la medicina se verá limitado porque lo que será posible a nivel teórico no será viable a nivel económico. Y lo que limitará el aumento de la esperanza de vida, más que la ciencia, será la economía.

De algún modo, esto ya está empezando a ocurrir. En el Reino Unido, la sanidad pública ya ha dejado de cubrir tratamientos que salvan vidas, pero cuyo coste se considera excesivo. Tenemos los conocimientos para desarrollar nuevas terapias frente a viejas enfermedades, pero no tenemos las inversiones porque es dudoso que estas terapias vayan a ser rentables. Los ensayos clínicos de nuevas técnicas de diagnóstico y de nuevos fármacos ya no sólo analizan si son útiles para curar enfermedades o para prolongar la vida; ahora analizan su coste y creo que pronto tendrán en cuenta también si son útiles para mejorar la calidad de vida de los pacientes.

Lo que todo esto demuestra es que la medicina está entrando en una nueva etapa de su historia. El objetivo de evitar enfermedades y muertes prematuras sigue siendo prioritario, y gran parte de los consejos que se dan en este libro persiguen precisamente este objetivo. Pero una vez se reduce la mortalidad prematura, como se está consiguiendo en segmentos amplios de la población, el énfasis se desplaza de la supervivencia y la longevidad, lo que podríamos llamar la cantidad de vida, a la calidad de vida.

Imaginemos por un momento que tenemos éxito en nuestros intentos para prevenir y tratar las enfermedades cardiovasculares. Que las investigaciones sobre cáncer fructifican en nuevos tratamientos capaces de curar la enfermedad del mismo modo que los antibióticos curan hoy infecciones que eran mortales hace un siglo. Que se descubren tratamientos eficaces contra el alzheimer, como es posible que ocurra en las próximas décadas. ¿Cuál será entonces el objetivo de la medicina? Creo que llegará un día que los médicos trabajaremos para que el cuerpo humano complete su ciclo vital sufriendo las mínimas enfermedades posibles, gozando de la máxima calidad de vida, y para que la muerte llegue al final, no por la enfermedad, sino por el propio envejecimiento del organismo.

Y creo que esto nos llevará a replantearnos otras prioridades, como la importancia que le damos a la longevidad. Hasta ahora la hemos considerado prioritaria: aparte de que todo el mundo nace con el instinto de no querer morir, desde sus orígenes la medicina ha intentado curar enfermedades, lo cual ha llevado a vivir más; una mayor longevidad ha sido un reflejo del éxito de la medicina.

Pero lo más importante no es vivir muchos años, lo que importa de verdad es vivirlos bien. Con la tecnología actual, podemos mantener, a veces durante mucho tiempo, a enfermos que tienen una calidad de vida muy pobre y que no tienen perspectivas de recuperación. Personalmente, no creo que este uso de la tecnología sea razonable. Creo que tiene que haber un punto en el que debemos aprender a decir basta. Y no sé dónde habrá que situar este punto, pero no podemos seguir guiándonos sólo por un criterio de máxima supervivencia.

Futuro solidario

Lo que aportará la medicina si consigue garantizar una buena calidad de vida a las personas mayores no será sólo que se encuentren bien y disfruten de su longevidad, que es un objetivo noble, sino también que puedan seguir contribuyendo a la comunidad, que es aún más noble. La idea nunca ha sido que unas personas se aprovechen de lo que les ofrece la sociedad, en este caso los avances de la medicina, sin ofrecer nada a cambio. Los humanos somos una especie social y ésta es en su origen la regla básica del juego: los demás nos ayudan y nosotros ayudamos a los demás. El problema es que la evolución del capitalismo no nos conduce en esta dirección sino en dirección contraria, hacia un individualismo feroz.

Y existe un riesgo real de que los avances médicos de las próximas décadas, que posiblemente fructificarán en técnicas de diagnóstico y tratamientos más costosos que los actuales, no lleven a una mayor solidaridad sino a mayores desigualdades, porque unas personas —o unos países— podrán permitirse unas tecnologías que para otras serán inasequibles. Pensar que las desigualdades son un efecto secundario inevitable del progreso tecnológico me parece un acto de cinismo. Personalmente, pienso más bien que un aumento de las desigualdades es un riesgo que no nos podemos permitir.

La paz y el bienestar en las próximas décadas pasan por reducir las desigualdades tanto en el interior de cada país como entre países. Por eso los países occidentales no pueden contentarse con que la medicina prevenga y cure las enfermedades crónicas que se han convertido en la primera causa de muerte entre sus ciudadanos, sino que deben involucrarse en erradicar la pobreza y las enfermedades infecciosas en los países pobres. Si no lo hacen por altruismo, conviene que lo hagan aunque sólo sea por egoísmo, porque, de lo contrario, las tensiones entre riqueza y pobreza no harán más que acrecentarse y, en un mundo globalizado donde millones de personas tienen acceso a tecnologías destructivas, los resultados pueden ser imprevisibles.

No es sólo el progreso de la medicina lo que conduce de manera inevitable a profundos cambios sociales, que afectarán tanto al papel que las personas mayores desempeñan en la sociedad como, posiblemente, a nuestra manera de gestionar la riqueza y aplicar la solidaridad. Junto a los avances médicos, los cambios en otras áreas como la informática, la electrónica, los transportes o nuestra relación con el medio ambiente tampoco nos dejan otra opción que evolucionar hacia un nuevo modelo de sociedad. Una sociedad que sólo será viable y pacífica si supera el individualismo actual y se basa en la cooperación. Puede que suene a utopía, pero no es misión imposible: la tendencia a cooperar, a ayudarnos unos a otros, forma parte del programa con el que nacemos los humanos. La gran incógnita es si la transición hacia esta nueva sociedad será traumática o si seremos capaces de dejar de lado nuestros egoísmos y hacer una transición sin sufrimiento.

Diccionario de emergencia

Angina de pecho. Dolor en el pecho debido a un estrechamiento de las arterias coronarias, lo que hace que las células del corazón reciban menos sangre de la que necesitan. Ocurre en particular cuando aumenta la demanda de oxígeno por ejemplo, al hacer actividad física.

Angioplastia. Técnica para abrir arterias ocluidas que consiste en introducir un pequeño globo deshinchado en el interior de la arteria con un catéter y en hincharlo en el lugar de la oclusión, de modo que la arteria se abre por la fuerza que ejerce el globo hacia afuera. Para evitar que la arteria se vuelva a ocluir, se implanta en su interior un pequeño cilindro de malla metálica llamado stent. Véase el gráfico de la página 260.

Arritmia. Alteración de la regularidad en las contracciones del corazón. Los dos tipos de arritmia más habituales son taquicardias (pulso anormalmente rápido, aunque no todas las taquicardias son arritmias) y bradicardias (pulso anormalmente lento).

Arteria aorta. Es la gran arteria por la que sale del corazón la sangre que se distribuye después por todo el cuerpo.

Arterias coronarias. Son las pequeñas arterias que alimentan el músculo cardíaco.

Arterias carótidas. Son las dos grandes arterias que suben por el interior del cuello y por las que pasa la sangre que va hacia la cabeza.

Arterias y venas.   La sangre circula por el interior de los vasos sanguíneos, que pueden ser de dos tipos. Las arterias llevan la sangre oxigenada en el viaje de ida del corazón a los distintos órganos del cuerpo. Las venas conducen la sangre en el viaje de vuelta una vez consumido el oxígeno.

Arteriosclerosis.   Enfermedad en la que las paredes de las arterias aumentan de grosor y pierden elasticidad. La forma más común de arteriosclerosis, llamada aterosclerosis, se debe a la acumulación de depósitos de grasa y de otros componentes en las paredes de las arterias, lo que reduce el diámetro del interior del vaso sanguíneo.

By-pass.   Intervención quirúrgica para restaurar la circulación sanguínea en arterias obstruidas. Consiste en empalmar un fragmento de vaso sanguíneo en la arteria formando un puente sobre el punto de la obstrucción, de modo que la sangre pueda salvar el obstáculo. Véase gráfico de la página 260.

Catéter.   Tubo estéril y flexible que se introduce en el organismo para realizar un diagnóstico o aplicar un tratamiento. Los catéteres vasculares, que se suelen introducir por un vaso sanguíneo de una pierna, un brazo o el cuello, permiten acceder al corazón.

Colesterol HDL.   Colesterol bueno: cuanto más se tiene, mejor. No se trata de colesterol en estado puro sino de una proteína que transporta colesterol en la sangre. El HDL contiene una gran cantidad de proteína para una pequeña cantidad de colesterol. Como la proteína pesa más que el colesterol, tiene una densidad elevada. Las siglas HDL se refieren precisamente a las iniciales inglesas de Lipoproteína de Alta Densidad (High-Density Lipoprotein).

Colesterol LDL.   Colesterol malo: cuanto menos se tiene, mejor. En realidad, se trata de una proteína que contiene una gran cantidad de colesterol. Las siglas LDL se refieren a las iniciales inglesas de Lipoproteína de Baja Densidad (Low-Density Lipoprotein).

Colesterol VLDL.   Aunque se le suele englobar en el grupo de los colesteroles, el VLDL es una proteína que contiene una pequeña parte de los triglicéridos de la sangre, más que colesterol. El exceso de triglicéridos y VLDL, al igual que el de LDL, es perjudicial. Las siglas VLDL se refieren a las iniciales inglesas de Lipoproteína de Muy Baja Densidad (Very Low-Density Lipoprotein).

Desfibrilador.   Aparato que aplica una descarga eléctrica al corazón para restaurar la capacidad de latir en caso de paro cardíaco.

Diabetes tipo 1.   Enfermedad en la que el cuerpo no puede regular el nivel de glucosa en la sangre debido a que las células del páncreas que producen insulina han resultado destruidas. Suele iniciarse en la infancia o la adolescencia. Es la forma más grave, pero menos común, de diabetes.

Diabetes tipo 2.   Enfermedad en la que el cuerpo regula mal la cantidad de glucosa en la sangre debido a que la insulina deja de ser eficiente. Asociada en general a la obesidad, suele iniciarse en la edad adulta.

Electrocardiograma.   Registro de la actividad eléctrica del corazón. No causa molestias y es de gran utilidad para el diagnóstico de enfermedades cardíacas.

Embolia.   Oclusión de una arteria por algún elemento —casi siempre un coágulo, aunque también puede ser un conglomerado de calcio, un fragmento de grasa o una burbuja de aire— que llega transportado por la sangre.

Endotelio.   Fina capa de células que recubre, entre otros conductos, la pared interior de los vasos sanguíneos.

Enfermedad coronaria.   Arterioesclerosis en las arterias del corazón.

Enfermedad equivalente a coronaria.   Enfermedad que comporta un riesgo de sufrir una enfermedad cardíaca en el futuro tan alto como el de las personas que sufren enfermedad coronaria.

Estatinas.   Fármacos que se recetan para reducir el nivel de colesterol LDL. Tienen también una acción antiinflamatoria.

Glucemia.   Nivel de glucosa (o azúcar) en la sangre.

Ictus.   Accidente vascular cerebral en el que se produce una destrucción masiva de neuronas. Puede deberse tanto a la obstrucción de un vaso sanguíneo en el cerebro como a una hemorragia.

Infarto de miocardio.   Muerte de una parte del músculo del corazón tras verse privada de sangre por la oclusión de una arteria coronaria. Véase gráfico de la página 251.

Insulina.   Hormona que regula el nivel de glucosa en la sangre para evitar que suba por encima o baje por debajo de niveles peligrosos.

Marcapasos.   Un corazón sano dispone de un marcapasos natural formado por grupos de células que regulan los latidos. Cuando falla, se puede implantar un marcapasos artificial: un aparato que indica al corazón cuándo tiene que latir.

Miocardio.   Músculo cardíaco. Es una palabra técnica formada con las raíces mio (músculo) y cardio (corazón).

Síndrome metabólico.   Conjunto de síntomas que suelen ser la antesala de la diabetes tipo 2: obesidad abdominal, exceso de triglicéridos, exceso de glucosa en la sangre, déficit de colesterol HDL y tensión arterial alta. Se estima que una persona que tenga tres de estos cinco síntomas tiene síndrome metabólico.

Stent.   Pequeño cilindro de malla metálica que se implanta en el interior de arterias obstruidas para mantenerlas abiertas. Suele medir de uno a tres centímetros de longitud y de tres a cuatro milímetros de diámetro. Véase gráfico de la página 260.

Triglicéridos.   Tipo de grasa que el cuerpo humano utiliza para almacenar energía y como combustible para los músculos pero que, en exceso, aumenta el riesgo cardiovascular.

Trombosis.   Formación de coágulos en el interior de los vasos sanguíneos.

Planeta

España
Av. Diagonal, 662-664
08034 Barcelona (España)
Tel. (34) 93 492 80 36
Fax (34) 93 496 70 58
Mail: info@planetaint.com
www.planeta.es

Argentina
Av. Independencia, 1668
C1100 ABQ Buenos Aires
(Argentina)
Tel. (5411) 4382 40 43/45
Fax (5411) 4383 37 93
Mail: info@eplaneta.com.ar
www.editorialplaneta.com.ar

Brasil
Rua Ministro Rocha Azevedo, 346 -
8º andar
Bairro Cerqueira César
01410-000 São Paulo, SP (Brasil)
Tel. (5511) 3088 25 88
Fax (5511) 3898 20 39
Mail: info@editoraplaneta.com.br

Chile
Av. 11 de Septiembre, 2353,
piso 16
Torre San Ramón, Providencia
Santiago (Chile)
Tel. Gerencia (562) 431 05 20
Fax (562) 431 05 14
Mail: info@planeta.cl
www.editorialplaneta.cl

Colombia
Calle 73, 7-60, pisos 7 al 11
Santafé de Bogotá, D.C.
(Colombia)
Tel. (571) 607 99 97
Fax (571) 607 99 76
Mail: info@planeta.com.co
www.editorialplaneta.com.co

Ecuador
Whymper, 27-166 y Av. Orellana
Quito (Ecuador)
Tel. (5932) 290 89 99
Fax (5932) 250 72 34
Mail: planeta@access.net.ec
www.editorialplaneta.com.ec

Estados Unidos y Centroamérica
2057 NW 87th Avenue
33172 Miami, Florida (USA)
Tel. (1305) 470 0016
Fax (1305) 470 62 67
Mail: infosales@planetapublishing.com
www.planeta.es

México
Av. Insurgentes Sur, 1898, piso 11
Torre Siglum, Colonia Florida, CP-01030
Delegación Álvaro Obregón
México, D.F. (México)
Tel. (52) 55 53 22 36 10
Fax (52) 55 53 22 36 36
Mail: info@planeta.com.mx
www.editorialplaneta.com.mx
www.planeta.com.mx

Perú
Grupo Editor
Jirón Talara, 223
Jesús María, Lima (Perú)
Tel. (511) 424 56 57
Fax (511) 424 51 49
www.editorialplaneta.com.co

Portugal
Publicações Dom Quixote
Rua Ivone Silva, 6, 2.º
1050-124 Lisboa (Portugal)
Tel. (351) 21 120 90 00
Fax (351) 21 120 90 39
Mail: editorial@dquixote.pt
www.dquixote.pt

Uruguay
Cuareim, 1647
11100 Montevideo (Uruguay)
Tel. (5982) 901 40 26
Fax (5982) 902 25 50
Mail: info@planeta.com.uy
www.editorialplaneta.com.uy

Venezuela
Calle Madrid, entre New York y Trinidad
Quinta Toscanella
Las Mercedes, Caracas (Venezuela)
Tel. (58212) 991 33 38
Fax (58212) 991 37 92
Mail: info@planeta.com.ve
www.editorialplaneta.com.ve